1001の自然生活術

ローレル・ヴコヴィッチ 著
ナチュラルヘルス マガジン 編集
豊田 成子 訳

1001 Natural Remedies

Project Editor: Pip Morgan
Project Designer: Phil Gamble
Senior Editor: Penny Warren
Senior Art Editor: Margherita Gianni
Picture Researcher: Juliet Duff
Managing Editor: Stephanie Farrow
Managing Art Editor: Mabel Chan
DTP Designer: Sonia Charbonnier
Production Controller: Wendy Penn

First published in Great Britain in 2003 by Dorling Kindersley Limited, 80 Strand, London WC2R 0RL

Copyright © 2003 Dorling Kindersley Limited, London
Text copyright © 2003 The Philip Lief Group, Inc. and Weider Publications, Inc.

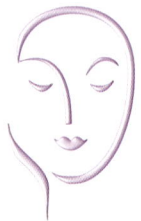

Japanese translation rights
arranged with Dorling Kindersley Limited, London through Tuttle-Mori Agency, Inc., Tokyo.

All rights reserved. No part of this publication may be reproduced, stored in a retrieval system, or transmitted in any form by any means, electronic, mechanical, photocopying, recording or otherwise, without the prior written permission of the copyright owner.

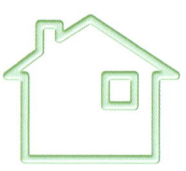

Printed and bound in Singapore by Star Standard Industries Pte.Ltd.

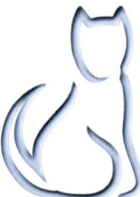

PHOTO CREDITS
All images © DK except 5: Photonica; 22: Rex Interstock Ltd/Organic Picture Library; 66: James Merrell; 151: Bruce Coleman Ltd/P.Kaya; 17: RSPCA/Angela Hampton; 160-161 Photonica.

目次

まえがき 4　　はじめに 5

ナチュラルな健康法 6
ハーブティー、クリーム、湿布の作り方、使い方。頭痛、腰痛、消化不良、おむつかぶれ、吐き気などの様々な病気の治療法。また、健康維持・増進のちょっとした秘訣も、いろいろと紹介します。

ナチュラルな美容法 60
エッセンシャルオイル、ウィッチヘーゼル、バラの花びら、レモン果汁などの天然素材をベースにした、ぜいたくなクリーム、マスク、シャンプー、マッサージオイル、洗顔料、ピーリング化粧品、バスソルト、アフターシェーブ・ローション、リップ・クリームほか多数の美容用品の作り方をお教えします。

ナチュラルな住まいと庭 118
芳香剤、家具のつや出し剤、キッチンやバスルーム用洗剤、しみ抜き剤、ガーデン・スプレーなど。どれもみんなエッセンシャルオイル、ベーキングパウダー、酢、ハーブなどの、刺激が少なく、環境にやさしい素材を使っています。

ナチュラルなペットケア 160
犬や猫の健康と幸福維持に、そして、寄生虫、筋違い、ねんざ、消化器の不調等のよく起こる病気治療に、ハーブ、ニンニク、天然サプリメントなど、安全な天然の材料を使った、秘訣、ヒント、治療法をお教えします。

本書に出てくる植物名（学名） 188　　索引 189

まえがき

　ナチュラル・ヘルス・マガジンの読者は10年近く、生活のあらゆる側面に対応した自然療法のアドバイスをローレルに求めてきました。たとえば、体の不調の治療、天然素材を使ったハウスクリーニング、有機栽培でのガーデニング、おだやかな対症療法を使ったペットケアなど。わたしたちの雑誌の読者を対象にした調査やディスカッションによれば、ローレルの家庭療法はつねに読者のお気に入りのひとつに挙げられてきました。たぶんそれは、彼女の記事がナチュラル・ヘルス・マガジンとはどういうものか──読者が自分の体と精神の健康を自然に増進できるようにする雑誌であるということ──をよく物語っているからでしょう。

　ローレルとは長年ともに仕事をしてきましたが、ナチュラルなライフスタイルに専念する彼女の姿には驚かされ、励まされ続けています。ローレルはわたしがこれまでに出会った中で、自然ともっとも強いつながりを持っている人です──実際、個人的な関係と呼びたいほど。ローレルは自分の本能を信じています。そして、自分のケアに必要なものは自然が与えてくれるということを知っています。だから、自家製ハーブやその他の自然薬品を使ってたまの病気を治療し、エッセンシャルオイルのような天然品を使って家を掃除し、手作りのナチュラルな美容用品や化粧品を使っています。ローレルという名前まで、植物に由来していますね。

　本書で、ローレルはまったくナチュラルなライフスタイルで30年近く暮らして蓄積した1001の実証済みの秘訣、レシピ、フォーミュラを教えてくれます。簡単な健康療法、手軽に作れる美容用品、ナチュラルな住まいとガーデニングのアイディア、新しいペットケア法を含めて、ひじょうに多くの秘訣がわかります。ずっと以前からのナチュラル・ヘルスのファンの方も、自然療法をはじめたばかりの方も、本書が自然と調和した暮らし方のアイディアの宝庫であることが、きっとおわかりになることと思います。

ナチュラル・ヘルス・マガジン編集長
レイチェル・ストライト

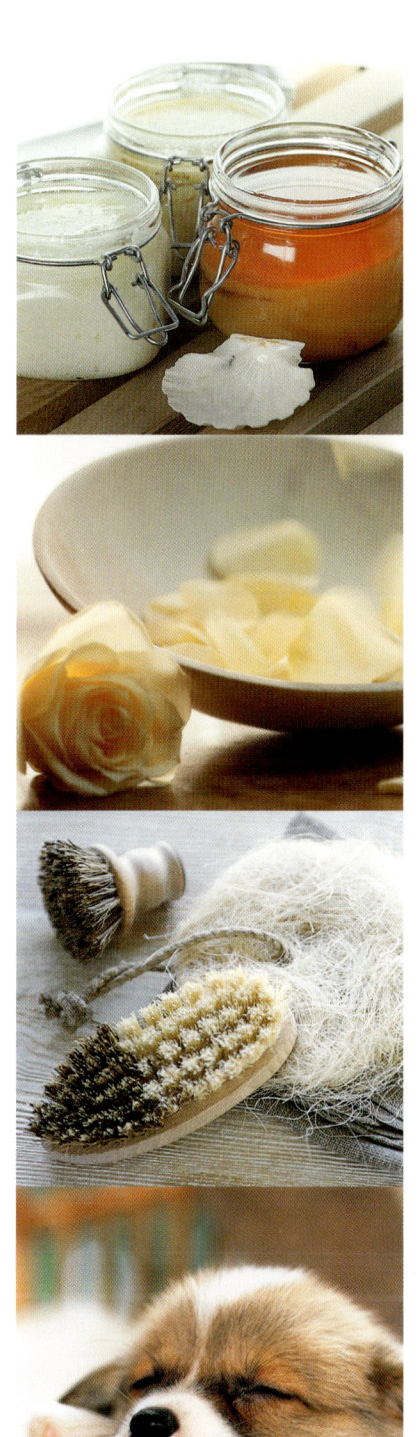

はじめに

　複雑さを増す現代生活は、物事をシンプルにしたい、ゆとりを持ちたい、自然界と再びつながりたい、という内心の欲求を強く喚起しているように思えます。わたしはこのつながりを日常生活を送る基本的な方法の中に見出しました。そして、もうほとんど30年、自然な方法で生活することに専心してきました。わたしは有機栽培でのガーデニングをして、狭い裏庭で様々な野菜、果物、花を育てています。食卓に載せる食物を育てていると、完熟トマトや甘くジューシーなイチゴを食べる喜びだけでなく、土とのつながりも、季節の変化とのつながりも、肌に感じることができるのです。エキナシア、カレンデュラ、ヤロウ、タイムなど、庭で採れるいろいろなハーブは、自然薬品を作るための材料を提供してくれます。

　家族の健康維持には、シンプルで、ナチュラルな家庭治療法を利用していて、現代医学の適切な使用には反対ではありませんが、実際、わたしはもう20年以上、抗生物質その他の処方薬のお世話になっていません。これは家庭治療法の知識があるおかげだと思い、その多くをこの本の中でお教えします。健康な家庭を作ることが個人と地球両方の福利のために欠くことができないとの信念から、わたしは家の掃除や庭の手入れにナチュラルで毒性のない素材だけを使うようにして、必要なものはほとんど、ベーキングパウダー、酢、液体石けんなどの日用品に、ラベンダーやレモンのエッセンシャルオイルを加えて作っています。くり返しになりますが、この本ではわたしのお気に入りのナチュラルな家事や庭の手入れの方法を数多く紹介しています。

　ここで紹介する秘訣やレシピから、シンプルで体によい方法を使って行う、あなた自身、家族、ペット、住まい、庭のケアに必要なことがおわかりいただけるでしょう。この本がみなさまのお役に立ち、ナチュラルなライフスタイルを創造するプロセスを楽しんでいただければと思っております。

Laurel Vukovic　　ローレル・ヴコヴィック

出版社からのお断り

本書に収められている情報は、医学的な指示の役割を果たすものではありません。治療の必要な状態にある方はかならず、資格を持つ医師や療法士の診断を受けてください。また妊娠中、授乳中の方は、エッセンシャルオイルや自然薬品の使用に先立って、専門家の助言を求めてください。

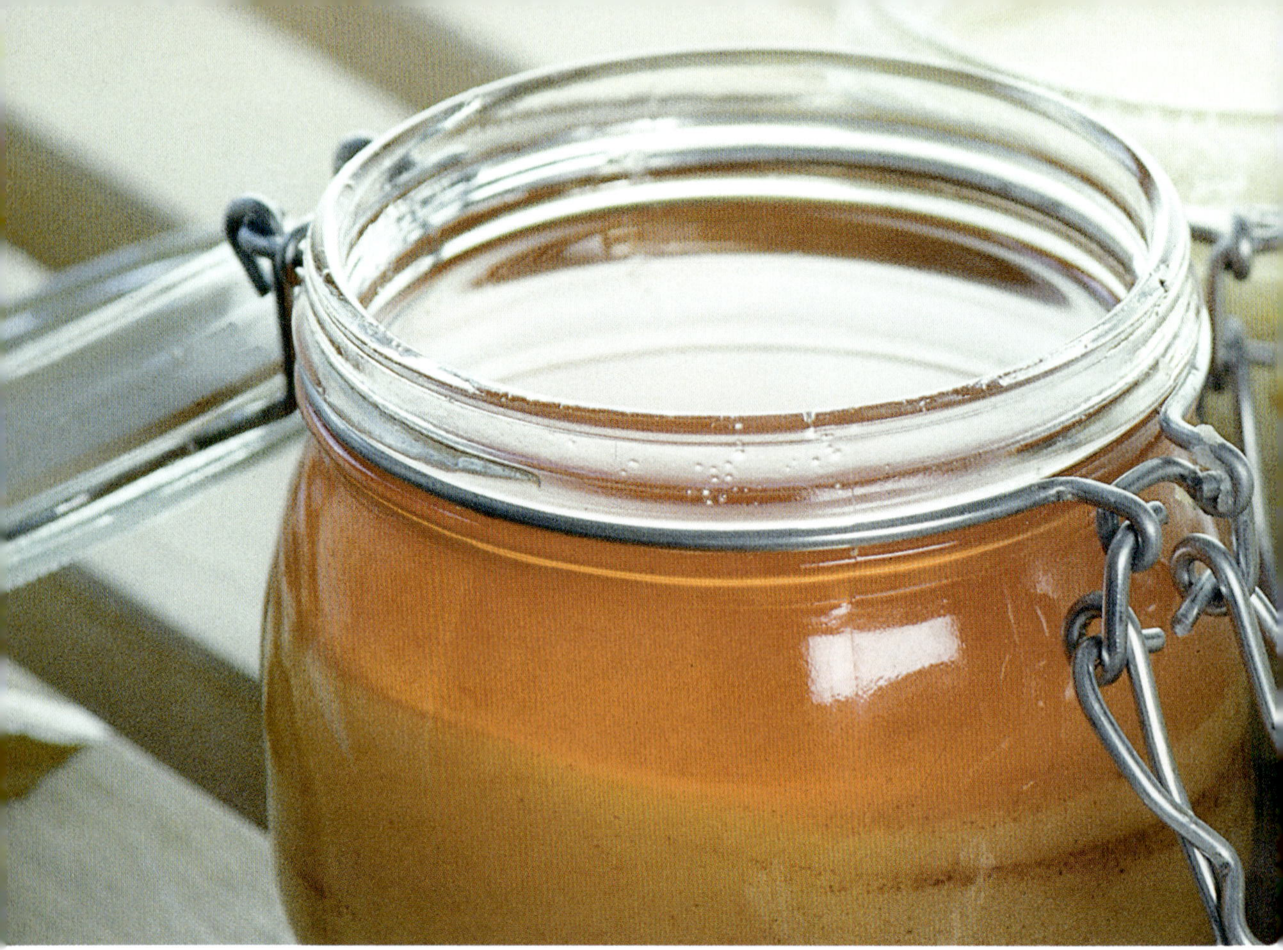

ナチュラルな健康法

〝体は自分の治し方を知っているんだよ〟これが、子供のころから聞かされてきた父の持論でした。この考え方に魅了され、わたしは自然由来の薬の使い方を学びはじめました。この25年、ただの風邪、腹痛から、膀胱炎、気管支炎にいたるまで、いろいろな病気の治療はもっぱら自然療法です。

　最近、3日がかりで、重症のインフルエンザにかかった親しい友人の看病をしました。体の痛みを訴えて、発熱し、ひどい状態だったので、

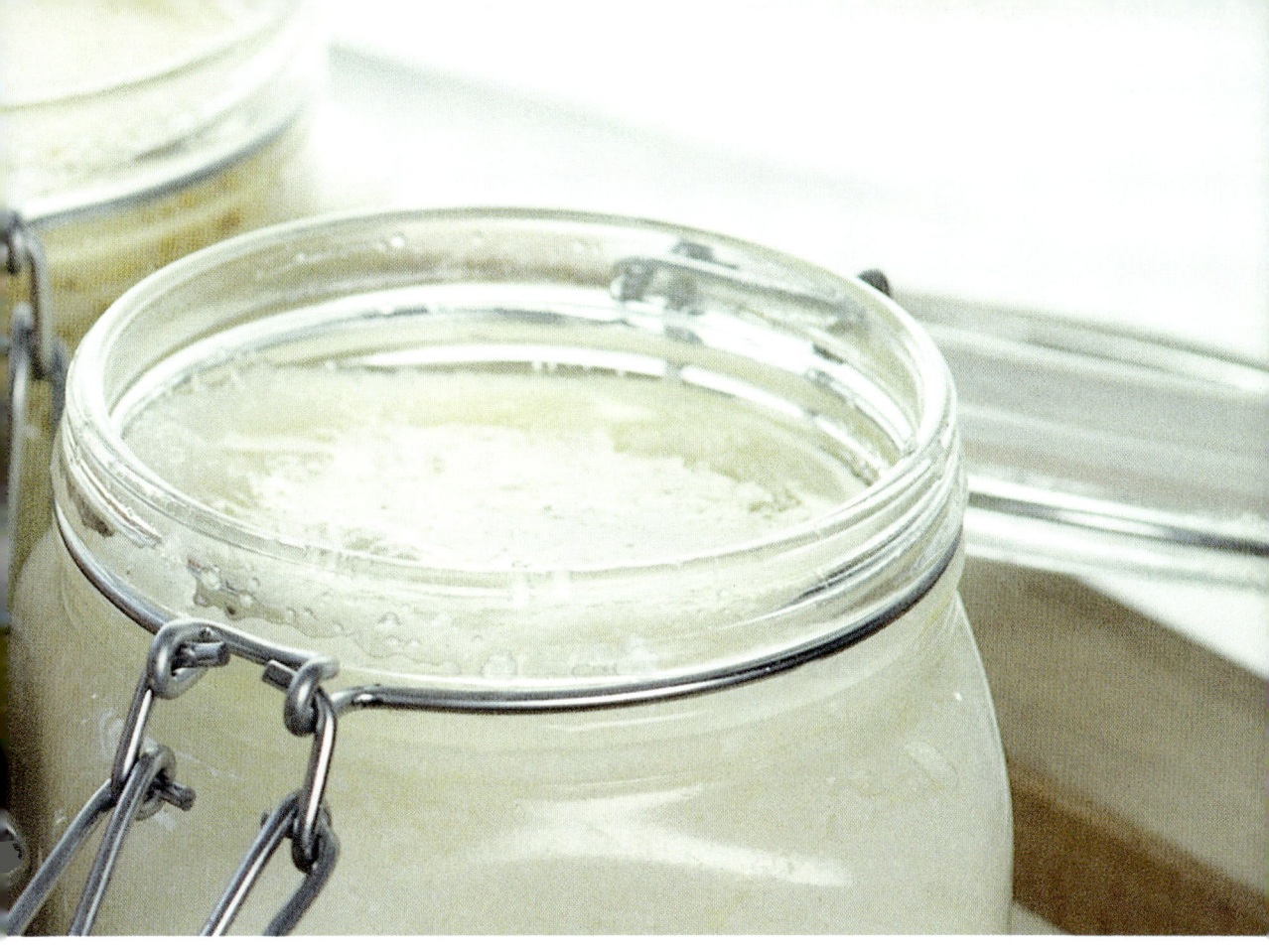

よく病気のときに母がしてくれたことを全部してあげました。そして、これまで学んだこともいくつかプラスしました。すると、4日目の朝、彼はもういつでも普段どおりの生活に戻れる万全の体調になったのです。

　病状の割に回復が早かったので、驚かされました。その友人は、すばらしい看病をしてもらったからだと言うのです。治療にはいかに愛情が大切かをあらためて実感した出来事でした。家庭治療は、愛情という漠然としているけれど必要不可欠なものを、はぐくみ、治療に盛り込むチャンスを与えてくれるのです。

　ナチュラルな健康療法を取り上げたこの章では、頭痛、下痢から、咳、静脈瘤にいたるまで、誰でもなる可能性が高い、ごく一般的な病気を治療するための多岐にわたる提案をしています。また、自然治療薬を購入、保存、準備するためのさまざまなアドバイスもしています。

自然薬品

自然薬品には、ハーブ、エッセンシャルオイル、ホメオパシー（同種療法）の薬、栄養剤、それに、氷、シーソルト、コショウなど、ありふれた品も含まれます。この章の治療に使用する材料は、すべて自然食品店で見つかります。自然薬品の人気が高まっているので、多くのドラッグストアや大型スーパーマーケットでも、たぶんそのほとんどが見つかるでしょう。薬品キャビネットは通常バスルームに設置されていますが、熱や湿気はハーブ、エッセンシャルオイル、サプリメントにダメージを与えます。自然薬品は、低温で、暗く、乾燥したキャビネットかクロゼットで保管してください。

エッセンシャルオイル

エッセンシャルオイルを購入するときは、必ず最高品質のものを探してください。このオイルは特定の植物から精製されたもので、純粋な原液のときがもっとも効果的です。蒸発しやすいので、栓がしっかりした遮光瓶に保存しましょう。効果は約3年。

注意：指示がある場合を除き、エッセンシャルオイルは直接肌に使用しないでください（肌がヒリヒリするものあり）。専門家の指示がある場合を除き、絶対に内用しないでください。

乾燥ハーブ

この章のハーブ治療薬のレシピの多くは、ご自身で作っていただく必要があるので、必ず最高級のハーブを選んでください。でき上がる薬は使用したハーブの効果しか期待できないからです。色がきれいで、よい香りのするハーブを探してください。ハーブはそれぞれ、ふたのしっかりした専用ガラス容器に保存しましょう。適切な保存で、薬効は約1年。ハーブの軟膏やオイルは、冷蔵庫で保存すれば、半年ほど鮮度が落ちません。

ハーブ治療薬をとる

ハーブ治療薬の形態は3つ。お茶（煎じ薬）、カプセル、チンキ剤（エキス）です。ハーブ治療薬のもっともよい準備の仕方、とり方を知れば、最大限のメリットが得られます。

注意：妊娠中、授乳中、妊娠に努めている女性は、ハーブ治療薬の使用に先立って、医療専門家の助言を求めてください。

ハーブティー

ハーブティーは長年かけて有効性が実証されている伝統的なハーブ利用法で、費用はあまりかかりません。ハーブがすぐに消化管に接触するため、ハーブティーは消化器官の不調を治療するのにすぐれています。また、液体が膀胱を洗い流すため、尿路感染症の治療にも有効です。反面、カプセルやエキスを利用する場合より、作る手間がかかります。ゴールデンシールやカバのような、ある種のハーブの場合、薬効成分をすべて引き出すことはできません。また、嫌な味のするハーブもあります。

医者にかかるべきとき

自然療法が有効なのは、通常医者にかからなくても治るような普通の病気です。次のような健康上の問題やケガは迅速な治療が必要です。

- 骨のひび、骨折、脱臼。
- 動物や人に噛まれた傷。
- 高熱（大人40.5℃、小児39.4℃、生後6ヶ月未満の乳児37.7℃）、あるいは3日以上続く発熱。
- 頭部、頸部、脊髄のケガ。
- 原因不明のこぶ、しこり。
- 刺し傷、その他の重傷。
- 3度の火傷、あるいは広範囲にわたる2度の火傷。
- 意識不明、あるいは周期的に起こるめまい。
- 吐血、2日以上続く嘔吐、あるいは幼児の嘔吐や下痢。

カプセル

カプセルは便利で、よく使用されています。正確な量で、おいしいとは言いがたいハーブを楽に摂取できます。反面、カプセルには細かく挽かれた乾燥ハーブが入っているため、熱や光や酸素のダメージにさらされるハーブの表面部分が多くなり、効力が早く失われます。必ず信頼できるメーカーのカプセルを購入し、3ヶ月以内に使用しましょう。

チンキ剤

チンキ剤、別名、液体ハーブエキスは、お茶よりも広い範囲の植物の有効成分を含んでいます。これはある種の物質がアルコールに溶けても、水に溶けないためです。有効期間は3年から5年。使い勝手がいいのは、チンキ剤が高濃度（小さじ1/4～1/2で、ハーブティー250mlに相当）で、血液にすばやく吸収されるからです。反面、アルコールを含んでいるので、避けたい向きもあるかもしれません。ある種の物質の溶解が多少低下しますが、植物グリセリンで作られたノンアルコールのチンキ剤があります。カップに規定量を入れ、熱湯60mlを加えると、チンキ剤に含まれるアルコールのほとんどは蒸発します。

標準化エキス

標準化エキスというのは、そのハーブの主要有効成分であると考えられるものを規定量含むよう加工された、カプセルやチンキ剤のことです。ただ、ハーブには同じように重要な他の成分が含まれていることがあります。高血圧症のような重症の治療に標準化エキスを使用するのは結構ですが、一般的な使用にはまず普通のハーブエキスを使いましょう。1ヶ月しても思うような結果が得られなかった場合、標準化エキスに変えて、顕著な違いがあるかどうか見ましょう。疑問がある場合は、必ず薬草医に相談してください。

ハーブはいつとるべきか

液体エキスを少量のお湯で薄め、食事の15分ほど前に飲みましょう——ハーブがすばやく血液中に吸収されるのは空腹時です。カプセルは食後に飲むのがベスト。そうすればお腹が悪くなる可能性が低くなります。ハーブティーをとるのは、食前でも、食後でもかまいません。

あなたの自然薬品戸棚

次に挙げるハーブ、エッセンシャルオイル、その他の品目は、家庭用の基本的な自然薬品戸棚に不可欠なものと考えます。

- アルニカ——ジェル、またはクリーム。筋違い、打撲に。
- カレンデュラ——ジェル、クリーム、または軟膏。火傷、切り傷、擦り傷、虫刺されに。
- カモミール——乾燥させた花。ストレス、胃の不調に。
- エキナシア——エキス、またはカプセル。風邪、インフルエンザ、切り傷、感染症、擦り傷に。
- エルダーベリー——エキス。風邪、インフルエンザに。
- エプソムソルト——筋肉痛、リラックス、緊張緩和に。
- ユーカリ——エッセンシャルオイル。呼吸器のうっ血、筋肉痛に。
- ジンジャー——生の根。風邪、呼吸器のうっ血、吐き気、胃の不調に。
- ラベンダー——エッセンシャルオイル。ストレス、不眠症、頭痛に。
- シーソルト（海塩）——喉が痛いときのうがい薬に。バス・ソルトに。
- ティーツリー——エッセンシャルオイル。皮膚の感染症、虫刺されに。
- バレリアン——エキス。おだやかな鎮痛薬。不眠症に。

子供の服用量を規定する

子供向けに自然薬品の服用量を調整する場合、このガイダンスに従ってください。この章における大人向けの服用量は、すべて体重68kgの人を基準にしています。子供の服用量はその体重に応じて調節する必要があります。たとえば、大人の服用量が小さじ1の場合、体重23kgの子供の服用量は小さじ1/3になります。一般的に、ティーンエイジャーは大人の服用量でかまいません。しかし、12歳未満の子供の服用量は必ず調節してください。疑問がある場合は、資格のある薬草医に問い合わせてください。

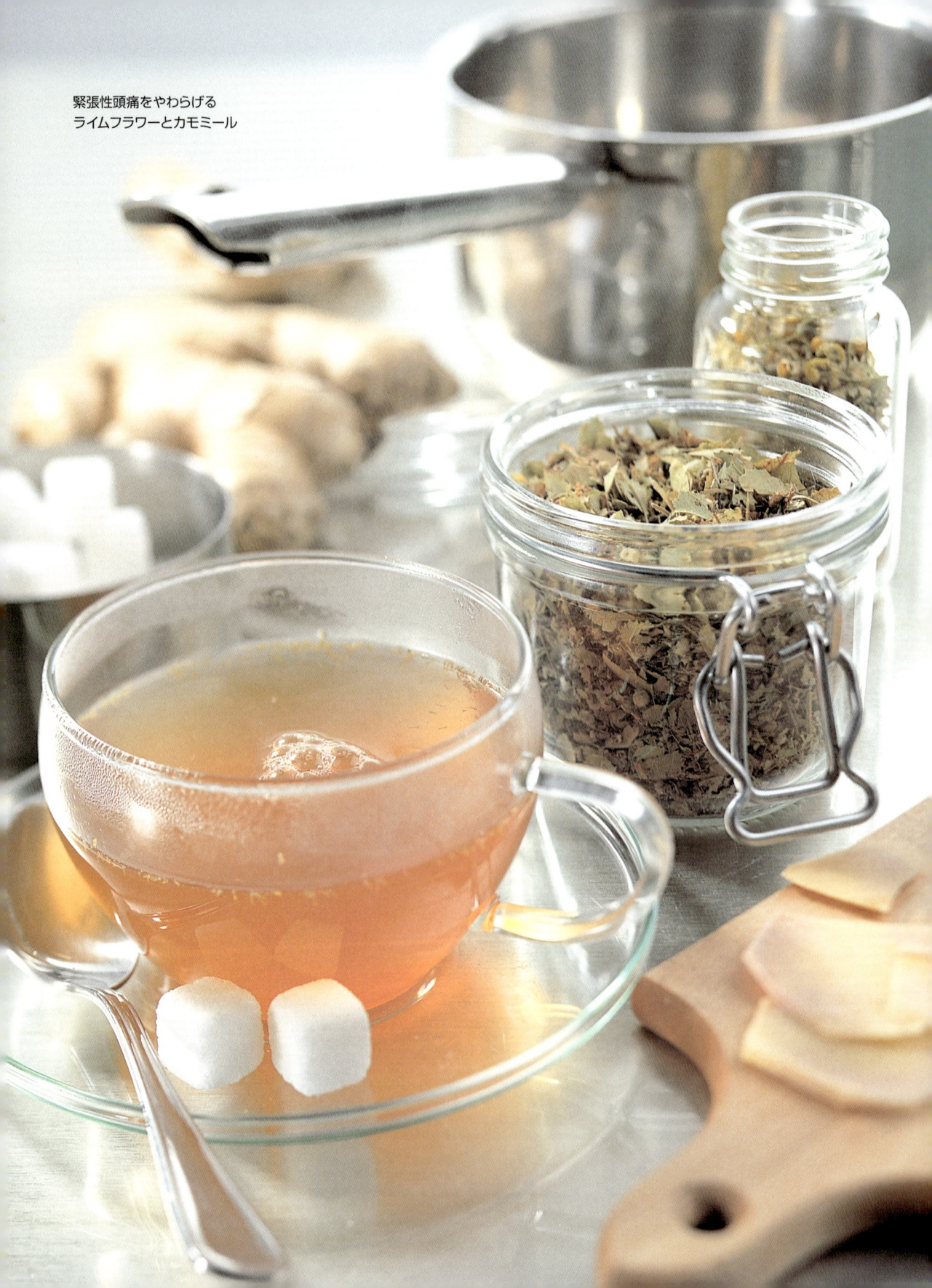

緊張性頭痛をやわらげる
ライムフラワーとカモミール

頭痛

緊張性頭痛は、不安、神経緊張、眼精疲労、肩や首の筋肉の凝りによって起こります。偏頭痛は、頭部の血管の拡張によって起こります。風邪、インフルエンザ、アレルギー、月経前症候群、消化器系の病気によっても、頭痛が起こることがあります。

1 緊張性頭痛に効くハーブティー

ショウガは痛みを引き起こす体内物質の生成を減らします。カモミールとリンデンは心身の緊張緩和に効くおだやかな弛緩薬です。

水　250ml
粗みじんにした生の根ショウガ
　　小さじ1
乾燥カモミール　小さじ1
乾燥リンデンフラワー　小さじ1

ショウガを水の入った鍋に入れ、ふたをして5分煮立てます。火からおろし、カモミールとリンデンを加えて、10分浸します。こして、お好みに応じて甘味をつけ、熱い状態で飲みましょう。

2 アロマセラピー湿布で頭痛をやわらげる

ラベンダーは心身のストレスを緩和し、マジョラムには深いリラックス作用があります。水を入れた洗面器に、ラベンダーとマジョラムのオイルを各5滴加えます。2枚の小型タオルを浸して、軽く絞ります。横になって、1枚を額に、もう1枚をうなじにあてがいます。そのまま30分休みましょう。

3 ラベンダー・マッサージ

緊張性頭痛の緩和に、ラベンダー・エッセンシャルオイルを2、3滴つけて、こめかみのマッサージをしましょう。

4 痛みにはバレリアン

バレリアンは緊張性頭痛や偏頭痛の痛みをやわらげるのに役立ちます。痛みが治まるまで30分おきに、お湯で薄めたバレリアンエキス小さじ½をとりましょう（1日最大小さじ3まで）。

5 頭痛緩和にフットバス

頭痛緩和に、お湯（耐えられる限界の熱さ）を入れたバケツに足を15分浸けてみましょう。それと同時に、布を氷水に浸けて絞り、額、こめかみ、うなじなど、痛みが集中する箇所に冷湿布をしましょう。お湯が血管を拡張させて、足への血流を増加させる一方、冷湿布が頭部の血管を収縮させ、血流を減少させるので、痛みが軽減します。

6 鼻が通るようにする

ホースラディッシュやトウガラシなど、スパイシーな食品は、血流を増加させ、鼻汁の分泌を促します。これは、副鼻腔炎による頭痛を引き起こす、うっ血を緩和する効果があります。

7 緊張性頭痛をマッサージで吹き飛ばす

簡単な指圧マッサージが、緊張性頭痛の緩和に役立ちます。首と頭蓋骨が交わっている、脊柱に最上部に指を置きます。頭蓋骨の基部に沿って5センチほど指を動かすと、両側に小さなくぼみがあります。この箇所は圧力をかけると、わずかにやわらかく感じられます。指の腹でしっかり押さえて、指を小さく回転させます。その箇所をマッサージすればするほど、気分がよくなります。深く息を吸い、息を吐くたびに緊張がやわらいでいくと想像しましょう。1〜3分続け、必要に応じてくり返しましょう。

8 偏頭痛に効くショウガ

偏頭痛の最初の徴候が現れたら、粉末ショウガ小さじ⅓をグラス1杯の水にまぜて、飲みましょう。ショウガには抗炎症作用と鎮痛作用ある物質が含まれているので、偏頭痛の痛み止め効果が期待できます。

不安とストレス

慢性的なストレスは副腎機能を低下させ、それが免疫系の低下や変性疾患につながります。ハーブはストレスのとき強い味方になってくれますが、ハーブの鎮静作用に頼るよりも心配事の根本原因を突き止めることの方が重要です。

9 カモミールとキャットニップのハーブティー

ハーブはストレスのときの強い味方です。カモミールとキャットニップには、リラックス効果とおだやかな鎮静作用があります。

熱湯　250ml
乾燥カモミール　小さじ1
乾燥キャットニップ　小さじ1

ハーブに熱湯を注ぎます。ふたをして、10分蒸らして、こします。お好みに応じてハチミツで甘味をつけ、1日にカップ3杯飲みましょう。

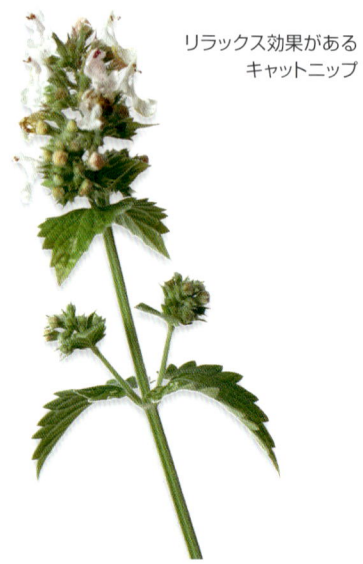

リラックス効果がある
キャットニップ

10 ストレス予防のための正しい食事

副腎はホルモンを分泌する内分泌系の臓器で、体のストレス反応を調節する重要な役割を果たしています。副腎に負担がかかる食物、とくにカフェイン、糖分、アルコールは避けましょう。副腎の健康維持に大切な栄養素は、ビタミンC、パントテン酸（ビタミンB5）、ビタミンB6、マグネシウム、亜鉛です。ビタミンCは、カンタループメロン、ブロッコリー、赤トウガラシ、オレンジ、イチゴなど、多くの果物や野菜に含まれています。パントテン酸の豊富な源には、アボカド、卵、鶏肉、マッシュルーム、サケ、ヨーグルトなどがあります。レンズマメ、テンペ、マス、マグロ、バナナには、ビタミンB6が豊富です。亜鉛は、カボチャ、ごま、黒豆、カキ、イガイに含まれています。マグネシウムが豊富な食物には、アーモンド、トウモロコシ、オヒョウ、豆腐、エンドウマメがあります。

11 ストレスに効くサプリメント

さまざまなサプリメントが、情緒的ストレスに対する抵抗力をつけます。副腎をサポートするビタミンB複合体（1日2回50mg服用）、天然の鎮静剤であるマグネシウム（1日1回500mg服用）とカルシウム（1日1回1,000mg服用）などがあります。

12 自分のために時間を取る

リラックスする時間が取れないと思ったら、それこそリラックスが必要だというシグナルです。心を落ち着け、精神統一をはかるために、毎日15分の休憩を最低2回は予定に入れましょう。そして、瞑想するもよし、アロマセラピー・バスに浸かるもよし、心を静める音楽を聴くのもよし、あるいは、ただ何もしないのもいいでしょう。さらに、週1回、友達とのお茶、マッサージ、ウオーキングなど、何か気分が晴れることをする予定を組んでください。ほかの重要な約束と同じように、これらの予定も予定表に書き込みましょう。

13 ラベンダー吸入

ストレスや不安の緩和に、ハンカチやティッシュペーパーにラベンダーオイルを1滴垂らして、必要なときに吸入しましょう。

14 薬用人参でストレスへの抵抗力を高める

シベリアン・ジンセン（エゾウコギ）は副腎の強化にすぐれ、心身のストレスに対する体の適応を助けます。エレウテロサイド（シベリアン・ジンセンの主要有効成分と見なされている）標準化エキスを購入し、1日2回、約250mlを服用します。6週間まで服用しても心配ありません。注意：高血圧症の方は、どのタイプの薬用人参でも、使用前に医師に相談してください。

不安とストレス

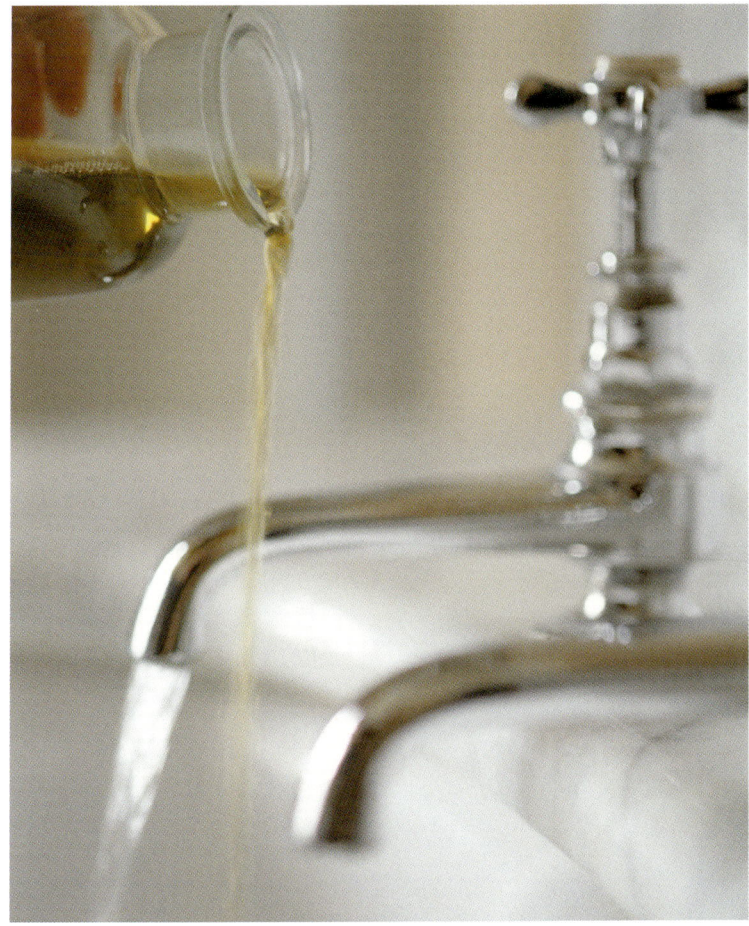

自分のために時間を取り、アロマセラピー・バスでリラックスしましょう

16
ストレスを緩和するバス

　ラベンダー、サンダルウッド、イランイランのエッセンシャルオイルは、鎮静効果のあるお風呂になります。エプソムソルトは、心身の緊張緩和を助けるマグネシウムが豊富です。

エプソムソルト　250g
ラベンダー・エッセンシャルオイル
　5滴
サンダルウッド・エッセンシャルオイル
　5滴
イランイラン・エッセンシャルオイル
　2滴

　浴槽にお湯を満たし、エプソムソルトを加えます。さらにエッセンシャルオイルを加え、入浴直前にお湯をかきまぜます。最低20分は、お湯に浸かってリラックスしましょう。キャンドルライト、バス・ピロー、入浴後に着る厚手のローブを用意すると、いっそうぜいたくな気分が味わえます。

17
呼吸でリラックス

　意識的に呼吸を遅くし、リズミカルなパターンでくり返すと、心身をリラックスさせるマッサージになります。楽な姿勢ですわるか、横になりましょう。深く息を吸い、軽く口を開けて完全に息を吐き出します。口を閉じ、心の中で5数えるまで鼻からゆっくりと息を吸います。5数えるあいだ、息を止めます。そして10数えるまで口から完全に息を吐き出します。あわてず、ゆっくりと、息を吐く時間は吸う時間の2倍に。そしてまた息を吸い、深呼吸5回を1セットとして、くり返します。1日最低2回、緊張や不安を感じたら、すぐに実行しましょう。

15
鎮静効果のある
バレリアン・ティー

　バレリアンは強力ですが、安全なハーブの鎮静剤で、極度のストレスや不安を感じている場合に有効です。

熱湯　250ml
乾燥バレリアンルート　小さじ1

　バレリアン・ティーの作り方は、まず、乾燥した根に熱湯を注ぎ、ふたをして、薬効成分のエッセンシャルオイルの蒸発を防ぎます。10分蒸らして、こします。1日カップ3杯を限度に飲みましょう。バレリアンは強い味がするので、むしろカプセルやエキスでとりたいと思われるかもしれません。カプセルでとるなら、300-500mgのものを1〜2錠、エキスなら、小さじ1/2〜1。1日3回を限度に服用します。
注意：バレリアンは頭痛や筋けいれんを引き起こすことがあります。過剰摂取、長期使用はおやめください。

うつ

気分の落ち込みの最初の徴候を感じると、多くの人はハーブや処方の抗うつ剤に救いを求めます。しかし、気分というのは体と心からの大切なメッセージです。薬やハーブその他に頼る前に、そのメッセージに注意を払い、人生のバランス感覚を回復する適切な処置をとる方が、ずっと望ましいことなのです。

18
うつに役立つハーブ

気分の落ち込みが一過性でない場合、セントジョンズワートが有効でしょう。カプセル状のものが普及しています。0.3％ヒペリシンと5％ハイパーフォリン（ともに主要有効成分）含有の標準化エキス300mgを、1日3回、とりましょう。効果が現れるまで、6週間ほどかかります。注意：妊娠中、または他の薬を服用中の方は、セントジョンズワートの使用に先立って、医師に相談してください。

19
アロマセラピーを使ったセルフ・ナーチャリング

気分が落ち込んで、気分を高揚させるものがほしいとき、必ず必要になるのがセルフ・ナーチャリング。ラベンダーやベルガモットを入れたアロマセラピー・バスは、心身のリラックスと気分高揚の効果があります。浴槽にお湯を満たし、ラベンダー・エッセンシャルオイル10滴、ベルガモット・エッセンシャルオイル5滴を加えます。たっぷり20分浸かりましょう。

20
落ち込んだ気分を上向かせるウオーキング

45分の早足歩行で、エンドルフィン（天然の気分高揚物質）の生成が促進されます。今度気分が落ち込んだときに試してみてください。毎日のウオーキングで、予防的な心の健康管理をしましょう。

21
日記をつける

日記をつけると、自分の心を洞察するのに役立ちます。毎日20分、すわって書きましょう。文法や句読点を気にしたり、面白いことを書こうとする必要はありません。ただ心に浮かんだことを書き、自分のあら探しはやめます。自分の思いを文字にすることは、つらい気持ちを整理し、決意を明確にし、人生を歩み続けるのに役立つはずです。

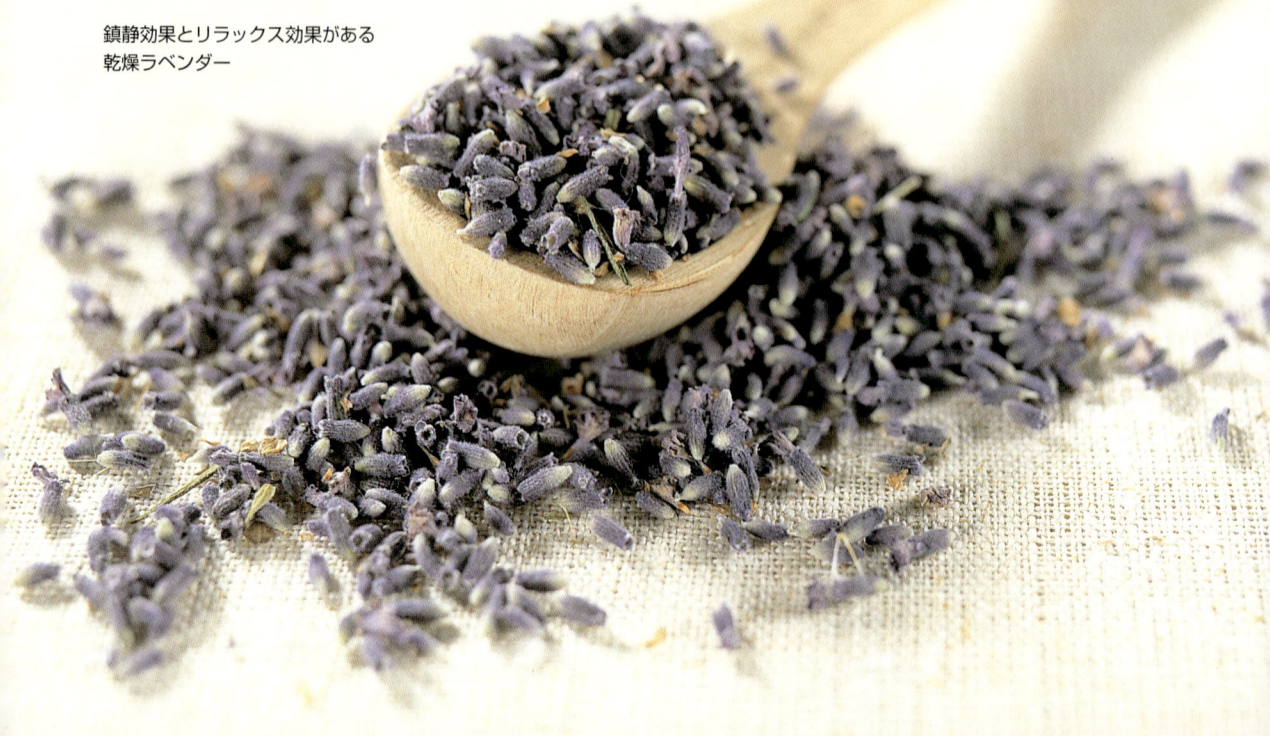

鎮静効果とリラックス効果がある乾燥ラベンダー

不眠症

不眠症は、緊張、不安、カフェインのような興奮性飲食物が原因になっているケースが多く見受けられます。食事からすべての興奮性飲食物を排除し、自然の催眠薬を試してみてください。

22
安らかな睡眠のためのヒント

就寝前の2時間、リラックスする本を読むか、温かいお風呂に入るか、心がなごむような音楽を聴きます。決まった時間にベッドに入り、週末もそれを貫きます。一定の時間になったら体が眠るように習慣づけるためです。寝室はできるだけ静かに、そしてまっ暗になるようにします。部屋を暗くするブラインド、カーテン、ドレープをつけましょう。

23
新鮮な空気

新鮮な空気をたくさん吸うと、さらによく眠れます。冬でも少しだけ窓を開けておきましょう。

24
エプソムソルトバスでリラックス

睡眠障害がある場合、就寝直前にエプソムソルトバスを試してみてください。エプソムソルトは、筋肉弛緩剤、神経系の鎮静剤としてすぐれているマグネシウムが豊富です。浴槽にエプソムソルト250gを入れ、体温くらいのぬるま湯を満たします。リラックス効果を高めるために、ラベンダー・エッセンシャルオイル10滴を加えます。20分浸かり、体を拭いて乾かしたら、ただちにベッドに向かいます。心身の刺激を避けるためです。

25
ハーブの鎮静剤

バレリアンとホップは神経を静め、不眠症を緩和します。バレリアンエキス30mlとホップエキス15mlを遮光瓶で混合します。混合液小さじ1を少量のお湯で薄め、就寝30分前に飲みます。必要に応じて、くり返し服用してください。

注意: バレリアンは頭痛や筋けいれんを引き起こすことがあります。過剰摂取、長期使用はおやめください。うつ病の方は、ホップを使用しないでください。

26
パッションフラワー・ティーを飲む

パッションフラワーとカモミールは、安らかな睡眠を促すおだやかなお茶になります。

熱湯　250ml
乾燥パッションフラワー　小さじ1
乾燥カモミール　小さじ1

ハーブに熱湯を注ぎ、ふたをして、10分蒸らします。こして、就寝30分前に飲みましょう。

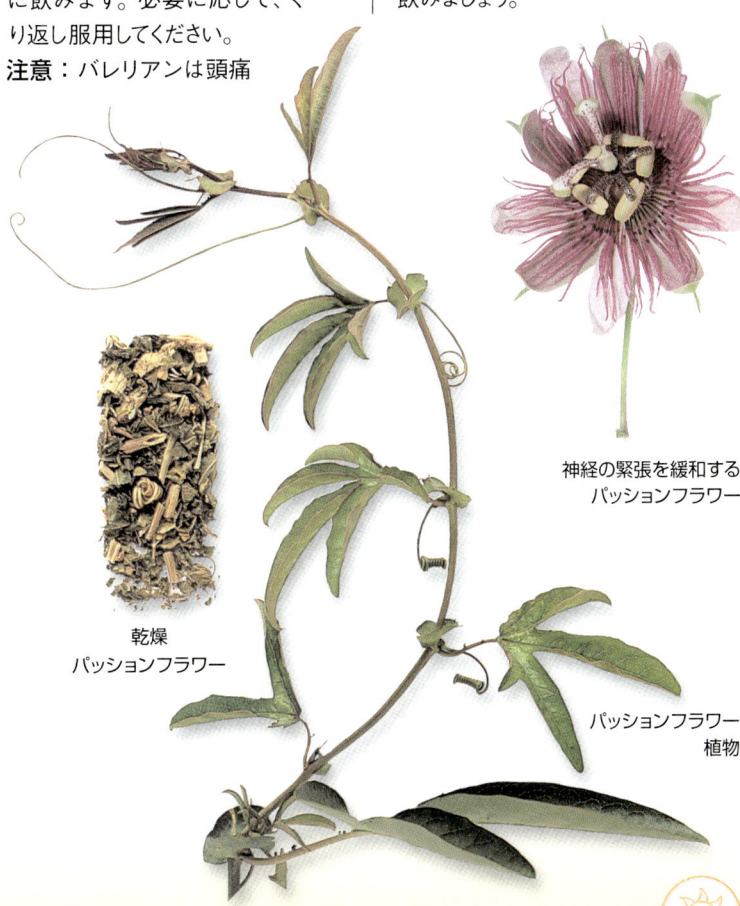

神経の緊張を緩和する
パッションフラワー

乾燥
パッションフラワー

パッションフラワー
植物

時差ぼけ

時差ぼけの症状である、失見当、イライラ、睡眠障害は、体が異なるタイムスケジュールに体内時計をリセットしようとするために起こります。飛行機でタイムゾーンを越えて移動すると、心拍、体温、ホルモン値、睡眠パターンの調整が必要になります。

27
体内時計をリセットする
　時差ぼけ克服には、旅行中、できるだけ早く太陽のもとに出ることです。太陽の光は体内時計のリセットを助けてくれます。

28
時差ぼけを極力抑える
　時差ぼけを極力抑えるには、なるべく日中に飛行機に乗ることです。それによって、目的地に到着後、散歩をして、夕食をとって、現地時間で就寝できます。そのすべてが適応を早めるのに役立ちます。到着したとたん昼寝がしたくなりますが、その衝動は抑えてください。現地時間への適応がさらに困難になるだけです。

29
時差ぼけを克服する運動
　目的地に到着後、できるだけ早く運動をしましょう。30分の早足歩行がリラックスと睡眠に役立ちます。旅行中、毎日運動を続けるよう心がけてください。定期的な運動は、体の回復力を早め、(飛行機移動のような)ストレス要因への適応を早めるのに役立ちます。

30
メラトニンの助けを借りる
　メラトニンは、就寝時間を知らせる働きをする体内ホルモン。時差ぼけ対策にはきわめて効果的です。眠りたいと思う1時間前に、メラトニン1mgの錠剤を飲みます。(現地時間に慣れたと感じるまで)数日間、服用してみてください。

31
エッセンシャルオイルで旅行のストレスをやわらげる
　エッセンシャルオイルは、旅行の情緒的ストレスをやわらげ、体のバランス調整を早めるのに役立ちます。就寝前に体と心をリラックスさせる助けとして、ラベンダーとサンダルウッドのエッセンシャルオイル各6滴を入れた温かいお風呂に浸かりましょう。

疲労

精神的、肉体的緊張、栄養が乏しい食事、睡眠不足、運動、不適切な呼吸習慣など、疲労の原因としてあげられる要因は数多くあります。ただ、血糖の異常、甲状腺機能低下、慢性病の徴候である可能性もありますので、疲労がいつまでも続くようなら医師の診察を受けてください。

32
十分な睡眠を取る
　必要な睡眠時間は、年齢、ストレスや活動の程度など、多くのことによって異なります。一般に、夜8時間の睡眠が必要な人がほとんどです。起床に目覚まし時計が必要なら、たぶん十分な睡眠が取れていません。

33
飲食物の改善
　カフェイン、アルコール、高濃度の糖類は、副腎に負担をかけ、体力を奪うので、とらないようにしましょう。副腎の健康とエネルギーを回復するために、1日2〜3品の脂肪の少ないタンパク質食品(鶏肉、魚、卵、豆)を含むバランスの取れた自然食品の食事と、強力な総合ビタミン剤やミネラルのサプリメントをとりましょう。

34
毎日の運動
　たとえ疲労感があっても、歩くと、緊張がほぐれ、細胞に酸素が供給され、持久力が養われます。毎日、最低30分の適度な有酸素運動をするよう心がけてください。ヨーガや太極拳のような瞑想的でよどみない動きの運動は、エネルギーを高めると同時に、臓器や腺の機能も向上させます。

目のトラブル

よくある目のトラブルとしては、目のまわりの黒あざ、結膜炎、眼精疲労などが挙げられます。目のまわりの黒あざは、目のまわりの皮膚の表面近くにある毛細血管が周囲組織に血液を漏出している状態です。結膜炎は、目が赤くなる、光に過敏になる、まばたきしたときに〝ザラザラした〟感じがする、涙目になるなどの症状が出ます。眼精疲労の症状は、倦怠感、頭痛、目の痛みなどです。

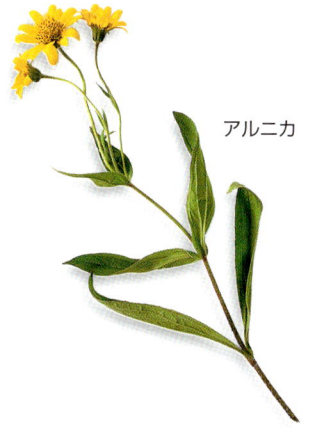

アルニカ

35
目のまわりの黒あざを アルニカで治す

アルニカは、血行をよくし、痛みをやわらげ、腫れを軽減することによって、回復を促します。肌が元に戻るまで、あざ部分に、1日2回、アルニカ・ジェルを塗りましょう。

注意：アルニカが目に入らないようにしてください。切れたり、傷ついた肌には使用しないでください。

36
目のまわりの黒あざの 痛みを氷で緩和する

できるだけ早く、傷にアイスパックをしましょう。氷は即座に痛みを軽減し、腫れを引かせ、損傷した血管を収縮させることによって、出血を止めます。凍傷にならないように、コールドゲルパックやアイスパックは薄い綿のタオルに包んで使いましょう。目元にコールドパックを10分あて、5分休んで、10分あてます。腫れや痛みがやわらぐまで、このサイクルをくり返します。

37
目のまわりの 黒あざに湿布をする

1～2日経って、腫れが引いてきたら、患部に温湿布と冷湿布を交互に行いましょう。血行がよくなり、治療が早まります。熱いフランネルを5分あて、そのあと冷たいタオルを1分あてます。1日2回、このサイクルを3回くり返します。

38
ゴールデンシールで 結膜炎をやわらげる

ゴールデンシールで作った生ぬるい洗眼液は、炎症を抑え、感染症を予防します。

熱湯　250ml
粉末ゴールデンシールルート　小さじ1

ゴールデンシールのルートパウダーに熱湯を注ぎます。ふたをして、15分蒸らします。コーヒーのペーパー・フィルターで液をこして、細かいハーブをすべて取り除きます。アイカップ1/3（80ml）ほどの量で、1日3回、罹患した目をすすぎます。ゴールデンシールは衣服やタオルにしみをつけることがあるので、気をつけてください。

39
結膜炎に カレンデュラの湿布

カレンデュラ・ティーで作った温湿布は、結膜炎のかゆみや不快感を緩和できます。カレンデュラには抗ウイルス・抗菌作用があり、治癒を早めます。

熱湯　250ml
乾燥カレンデュラ　小さじ2

お茶を作るために、まずカレンデュラに熱湯を注ぎます。ふたをして、15分蒸らして、こします。その液に清潔な薄い綿の洗顔タオルを浸けて、軽く絞ります。カレンデュラの温湿布を罹患した目にあてます。2～3分ごとに、15分の湿布をくり返します（必要ならお茶を再加熱）。1日数回、これをくり返しましょう。

40
眼精疲労の予防

多くの人々が、読書、コンピューター、テレビなど、近くのものに焦点を合わせる活動を長時間行っています。しかし、健康な視力を維持するためには、遠くのものを見ることが必要です。近くのものを見る仕事をしている場合、半時間ごとに数分、窓の外を眺めるなどして、眼精疲労を予防しましょう。

41
眼精疲労に効く目の体操

眼精疲労の緩和に役に立つ目の体操があります。まず自分の鼻先に目の焦点を合わせ、次に焦点を部屋の向こうにあるものに移動。これを数回くり返します。今度は、できるかぎり、上、左、下、右と、ゆっくりと目を回転。逆方向にくり返します。目を閉じて、両手で目を覆って、完全な闇を作り、しばらくリラックス。その間、呼吸とリラックス（17参照）を忘れないようにします。

42
眼精疲労に効く湿布

疲れた目に温湿布と冷湿布を交互にすると、血行がよくなり、緊張が解けます。ボウルを2つ用意して、一方には適温のお湯、もう一方には冷水を入れます。お湯のボウルにタオルを浸して絞り、閉じた目にあてます。少し間をおいて、熱いタオルを冷たいタオルに交換します。これを数回くり返し、最後は冷湿布をします。

耳の病気

子供の病気でとても多いのが中耳炎です。たいてい風邪に伴って起こります。うっ血で中耳の通過性が悪くなり、液体が滞留して、バクテリアやウイルスの温床になるからです。その結果生じる腫れが、敏感な神経終末を圧迫して、激しい痛みを起こします。家庭治療で24時間以内に改善が見られなければ、医師の診察を受けてください。

43
耳の病気を防ぐ

アレルギー、とくに食物アレルギーは、しばしば慢性中耳炎の一因となります。乳製品、小麦、トウモロコシ、オレンジ、卵、ピーナッツバターなど、一般な食物アレルゲンを避けましょう。
注意：子供の食事制限は、栄養士と相談の上で行ってください。

44
エキナシアで免疫力アップ

免疫機能を高めるために、エキナシアエキスを与えましょう。6歳以上の子供には、1日3回、小さじ1/2、6歳未満の子供には、1日3回、小さじ1/4を与えてください。

45
ガーリックオイル（ニンニク油）で感染症を抑える

耳の感染症には、ガーリックオイル点耳剤がすぐれています。新鮮なニンニク大1個をみじん切りにして、厚手の深鍋に入れ、オリーブオイルを25mmまで加えます。鍋にふたをして、弱火で1時間加熱します。冷まして、重ねたモスリン布でこし、ふたつきガラス瓶に入れて、冷蔵保存します。オイルを使うときは、少量を金属スプーンにとり、ろうそくの炎にかざして、適温（手の甲でオイルの温度を確認）まで温めます。点耳器でオイルを吸い上げ、耳の奥に2滴さし、脱脂綿を詰めます。症状が軽快するまで、必要に応じて、1時間ごとにそれをくり返します。
注意：外耳炎（外耳道の炎症）、または鼓膜が破れているおそれがある場合は、ガーリックオイルを使用しないでください。

46
汚染物質を避ける

煙草の煙や薪ストーブから出る空気中の汚染物質は、高い確率で中耳炎を引き起こします。できれば、そういう刺激になるものを避けるようにしましょう。

47
耳痛をやわらげる

布でくるんだ温かい湯たんぽを耳にあてると、耳の痛みをやわらげるのに役立ちます。湯たんぽに入れるお湯は熱すぎないように気をつけてください。

口と歯ぐきの疾患

舌、頬の内側、歯ぐきに起こる口内炎は、1週間から2週間続きます。歯ぐきが赤くぶよぶよになって出血する場合、それは歯垢を糧にする細菌によって引き起こされる歯周炎の徴候です。口臭はたいてい不十分な口腔衛生か、胃腸疾患が原因となっています。もし口臭が続くようなら、医師の診察を受けましょう。

48
口内炎には
シーソルトで口をすすぐ

口内炎の治癒を促すために、海塩小さじ½を、お湯125mlに溶かして、1日数回、口をすすぎましょう。

49
潰瘍の治療のために
ミルラ樹脂を塗る

ミルラノキの樹脂は、アーユルヴェーダ医療で何世紀にもわたって潰瘍の治療に使われてきました。消毒・抗菌作用があり、タンニンも豊富で、炎症を起こした粘膜の治癒を促します。粉末ミルラ樹脂のカプセルを開け、1日数回、潰瘍に直接つけてください。

50
痛みの長期的な軽減に
リコリス(甘草)を

グリチルリチンの入っていないDGLタイプのリコリスは、保護粘膜の形成を促し、粘膜の治癒を早め、口内炎を引き起こす微生物を押さえます。グリチルリチン(この酸は水分分泌閉止や高血圧症を引き起こす可能性あり)を含まないDGLタイプのチュアブル錠剤を購入しましょう。1日3回、380mg錠剤を1~2錠とりましょう(口の中で完全に溶かすこと)。必要に応じて、随時服用し、慢性的な口内炎には長期(最低3ヶ月)服用を検討してください。

51
口内炎の予防

口内炎になりやすいのは、特定の食品が要因になっているのかもしれません。もっとも一般的な原因は、柑橘類、トマト、パイナップル、酢など、強い酸性の食品です。ただ、他の食品が問題である可能性もあります。口内炎が発症した当日~2日前に食べたものを書き出し、原因を特定してください。

52
健康な歯ぐきのために
セージのマウスウォッシュ

毎日、セージ茶とシーソルトの溶液で口をすすぐと、歯周病予防に役立ちます。セージもシーソルトも弱い殺

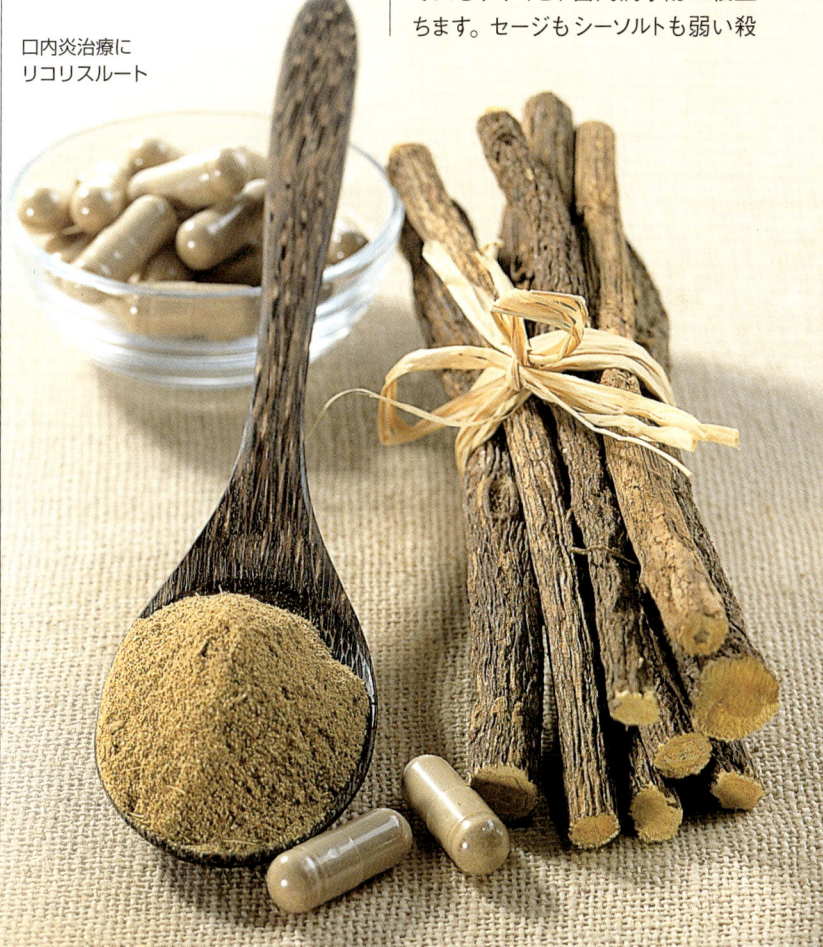

口内炎治療に
リコリスルート

菌作用があり、炎症をやわらげ、治癒を早めます。収斂作用があるので、歯ぐき組織を引き締めるのにも役立ちます。

熱湯　250ml
乾燥セージ　小さじ2
シーソルト　小さじ1/2

セージに熱湯を注ぎ、ふたをして、15分蒸らします。こして、シーソルトを加え、生ぬるくなるまで冷まします。60mlほど使用し、歯磨き後に口の中をくちゅくちゅ洗浄します。残りの洗浄液は、2日以内に使用してください。

53
健康な歯ぐきのために シーソルト

歯磨きとフロッシングのあと、お湯60mlに、シーソルト小さじ8を溶かした溶液で、口と歯ぐきをすすぎましょう。シーソルトは、歯ぐきの引き締めと健康維持に役立つおだやかな殺菌剤です。

54
健康な歯ぐきのために ミルラ樹脂のマウスウォッシュ

ミルラ樹脂の強力な抗菌・収斂作用は、殺菌と歯ぐき組織の保護に有効です。

お湯　125ml
シーソルト　小さじ1/4
ミルラ樹脂エキス　小さじ1/4

材料をまぜ合わせます。60mlを使って、歯磨きとフロッシングのあと、1日2回、口の中をよくすすぎます。

55
歯ぐきの痛みに ゴールデンシールの湿布

ゴールデンシールとミルラ樹脂で作った湿布は、歯ぐきの痛みによく効きます。ミルラ樹脂エキス数滴と粉末ゴールデンシールをまぜ、どろっとしたペーストを作ります。それを滅菌ガーゼで包み、1時間ほど患部付近にあてます。1日2回、くり返し。

56
食事面からの口臭対策

消化管の機能不全はよく口臭の原因になります。消化管を最高のコンディションに保つために、たくさんの果物、野菜、全粒穀物など、高繊維質の食事をとりましょう。さらに、毎日、アシドフィルス菌のサプリメント（健康食品や栄養食品の店でカプセル状のものが入手可能）をとって、善玉の腸内細菌の優勢を維持してください。脱水が口臭の原因になることもあります。水分不足にならないように、毎日、最低グラス6杯の水を飲みましょう。

57
口臭を防ぐ

毎日の歯磨きが、歯のあいだにたまって口臭の原因になる食べ物かすを取り除いてくれます。必ず舌もブラッシングしましょう。1日1回のフロッシング、1日最低2回の歯磨きを──できれば毎食後に。食後の歯磨きが無理なら、せめて水で口をすすぐことだけでもしてください。

58
口臭を消す

ベーキングパウダーはすぐれた歯磨きで、口臭を消してくれます。小さじ1を手に取り、湿らせた歯ブラシに塗って、歯磨き粉を使う要領で使います。

59
ブレス・フレッシュナー

息をさわやかにするために、フェンネルかアニスの種を噛んでみましょう。

60
口の中をさわやかにするマウスウォッシュ

従来のマウスウォッシュは、含有成分のアルコールが口の中の粘膜を乾燥させるため、実は口臭を引き起こす可能性があるのです。その代わりに、ペパーミントとウィッチヘーゼルで作ったマウスウォッシュで、息をさわやかにしましょう。

ウィッチヘーゼルエキス　小さじ1
植物グリセリン　小さじ1/2
ペパーミント・エッセンシャルオイル　3滴
水　125ml

材料をまぜ合わせ、よく振ります。歯磨き後、あるいは、息をさわやかにしたくなったらいつでも、マウスウォッシュで口をすすぎましょう。

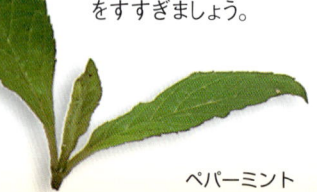

ペパーミント

乾癬
かんせん

乾癬は赤くて濃いうろこ状の斑点が生じる皮膚病で、胴、肘、膝によく発症します。散発的に起こる傾向があり、自己免疫疾患とされています。

61
治療効果のある太陽光線

週に数回、(肌を焼きすぎないように気をつけて)適度に日光浴をすると、乾癬の特徴であるうろこ状の斑点を治す効果がしばしば見られます。

62
炎症を軽減する

オメガ3脂肪酸は、乾癬に関係する炎症性物質を低減するのに役立ちます。サケ、イワシ、サバなどの冷水魚を週に最低3回、小さじ1杯のフラックスシード・オイル(亜麻仁油)は毎日とりましょう。

63
タンパク質の消化をよくする

タンパク質の消化が悪いと、乾癬の原因ともなる毒素が生成されます。

お湯　60ml
ハーブ・トニック　小さじ1/2

消化を促進するハーブ・トニックをお湯にまぜます。各食事の15分ほど前に飲みましょう。消化液の分泌が刺激され、消化がよくなります。

64
カモミールで肌を癒す

カモミールには抗ヒスタミン効果があります。乾癬の炎症をやわらげ、皮膚の治癒を早めるため、1日3回、カモミール含有クリームを塗りましょう。

65
サルサパリラで解毒

サルサパリラは解毒作用があり、お茶として乾癬のような皮膚疾患の治療に使われてきた長い歴史があります。

水　250ml
乾燥サルサパリラルート　小さじ2

鍋に水とサルサパリラルートを入れ、ふたをして10分煮出し、サルサパリラ茶を作ります。それをこして、1日750mlを限度に飲みましょう。もしくは、液体のサルサパリラエキス小さじ1/2を少量のお湯で薄めて、1日3回、飲みましょう。

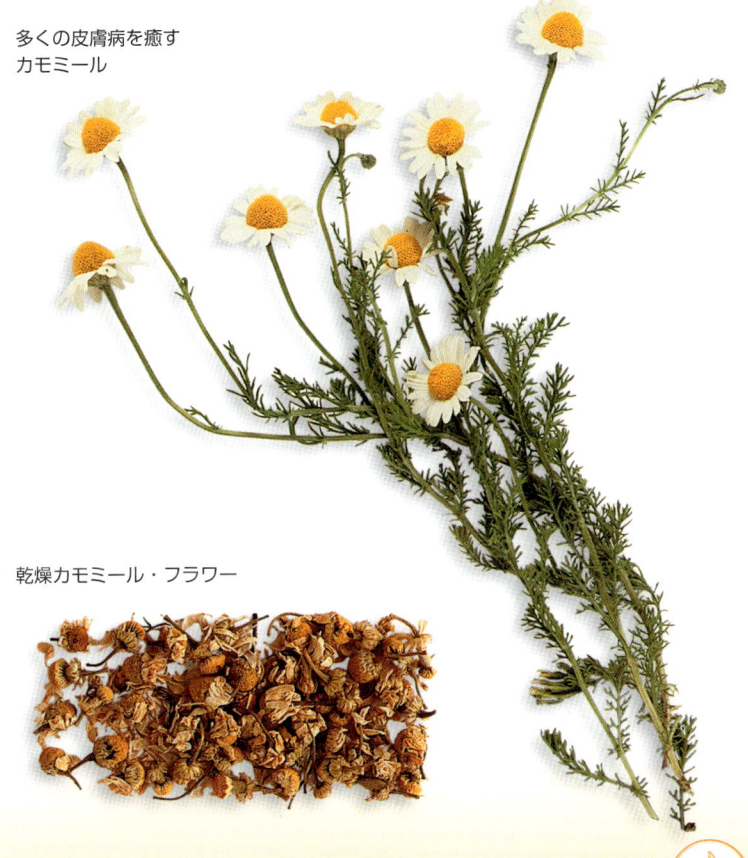

多くの皮膚病を癒す
カモミール

乾燥カモミール・フラワー

虫刺されとかぶれ

虫刺されとかぶれは痛くてつらいものです。虫刺されで緊急の治療が必要なひどいアレルギー反応が起きることもあります。虫刺されには次のような治療法を用いることで、治癒を早め、かゆみを軽減することができます。

66
虫刺されの応急手当

ハチなどに刺された場合、肌に刺さった毒針を不要のクレジットカードか、爪で慎重に取り除きます。患部にただちに氷をあてがって、痛みを緩和し、毒素が体内に拡散するのを阻止します。同量のティーツリー・エッセンシャルオイルとウィッチヘーゼルエキスで作った消毒液で患部を洗いましょう。

67
かゆみを止める

パック用クレイ小さじ1に水をまぜて、ペーストを作ります。ペパーミント・エッセンシャルオイル3滴を加えます。それを患部につけましょう。

68
炭を使って毒を抜く

虫刺されの箇所に活性炭のペーストを塗って、炎症、腫れ、かゆみの原因となる毒素を抜き取りましょう。活性炭はカプセル状のものもあります。カプセル2錠を開け、中身に水数滴をまぜて、患部に塗ります。半時間後にペーストを洗い流します。

69
かゆみをやわらげる
ハーブ・ローション

ウィッチヘーゼルにはおだやかな収斂作用があり、炎症を静める効果があります。ペパーミントは炎症を起こした肌を冷やして、かゆみをやわらげます。ラベンダーには消炎作用と抗菌作用の両方があります。

ウィッチヘーゼルエキス　30ml
ペパーミント・エッセンシャルオイル
　20滴
ラベンダー・エッセンシャルオイル
　20滴

小さな瓶に材料を入れます。よく振って、脱脂綿で随時つけましょう。

70
クレイで発疹を治療する

植物による発疹には、パック用クレイ、アロエベラ・ジェル、ペパーミント・エッセンシャルオイルで作った湿布をします。パック用クレイは乾燥作用があり、アロエベラは治癒を早めます。ペパーミント・オイルは一時的にかゆみをやわらげます。

パック用クレイ　小さじ2
アロエベラ・ジェル　混合用に
ペパーミント・エッセンシャルオイル　2滴

クレイにアロエベラ・ジェルをまぜて、薄くのばせるペーストを作ります。ペパーミント・エッセンシャルオイルを加え、患部にのばして、乾燥させます。随時、使用してください。

刺されると痛いミツバチ

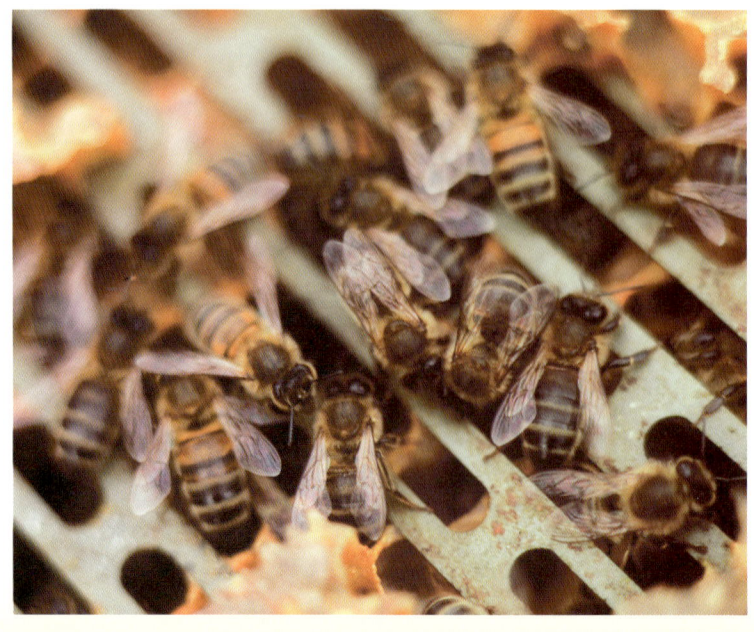

アタマジラミ

アタマジラミは帽子、櫛、タオルを介し、またシラミがわいた人の髪への接触を通じて、人から人へと容易に感染します。シラミは頭皮から血を吸い、激しいかゆみと苦痛を引き起こします。ハーブとエッセンシャルオイルは、化学製品に代わる安全かつ効果的な治療薬になります。次のような自然治療薬を使ってシラミを退治し、新たに孵化したシラミを退治するために、1週間後に再度くり返してください。

71 植物かぶれをやわらげる

かぶれを起こす植物に触れてしまったら、刺激因子を取り除くために、ぬるま湯とシャンプー、または台所洗剤でよく洗います。2度洗いして十分にすすぎましょう。

72 オートミール・バスでかゆいかぶれを楽にする

オートミールとラベンダー・エッセンシャルオイルのお風呂は、かぶれによる肌のかゆみや炎症をやわらげます。

ロールドオート　200g
ラベンダー・エッセンシャルオイル
　10滴

オートムギをミキサーで細かい粉末にします。お風呂のお湯にラベンダーオイルとともに加えます。20分浸かり、洗い流さずにそのまま体を拭きます。

73 ゴールデンシールでかぶれの伝染を食い止める

植物によるかぶれは、場合によっては伝染することがあります。未加工のハチミツとゴールデンシールをまぜたものをかぶれに塗ると、伝染を抑えて治癒を早めます。ゴールデンシールは抗菌作用があり、湿潤性のかぶれを乾燥させて治すのに役立ちます。未加工のハチミツも殺菌作用があり、炎症をやわらげます。同量のハチミツとゴールデンシールをまぜあわせ、かぶれに塗って、ガーゼの包帯を巻きます。包帯はかぶれが治るまで、1日2回、取り替えてください。

74 エッセンシャルオイル・トリートメント

ローズマリー、ラベンダーのエッセンシャルオイルにはシラミ退治効果があります。

オリーブオイル　30ml
ローズマリー・エッセンシャルオイル　10滴
ラベンダー・エッセンシャルオイル　10滴

材料をまぜ、髪を湿らせ、できたオイルを髪と地肌に十分もみ込みます。シャワー・キャップをかぶり、1時間おきます。そのあと、シラミ取りシャンプーとリンスをしましょう（75、76参照）。

75 シラミ取りシャンプー

エッセンシャルオイル・トリートメントのあとは、タイムとアーユルヴェーダ医療で寄生虫の除去に使われるハーブ、ニームでシャンプーをしましょう。ニーム含有シャンプー大さじ1に、タイム・エッセンシャルオイル3滴をまぜます。泡立てて、そのまま5分待ったあと、お湯でよくすすぎます。さらに、シラミ取りリンスをつけます（76参照）。

注意：タイムは強力な天然の殺虫剤で、肌や頭皮がヒリヒリします。指定量を守り、絶対に原液をつけないでください。

76 シラミ取りリンス

シラミ取りシャンプー（75参照）のあと、髪にシラミの卵をくっつけている接着成分を弱める効果のあるリンスをします。ローズマリー、ラベンダーのエッセンシャルオイルは残ったシラミを根絶するのに役立ちます。

お湯　500ml
リンゴ酢　500ml
ローズマリー・エッセンシャルオイル　6滴
ラベンダー・エッセンシャルオイル　6滴

材料をまぜ合わせ、シャンプー後にその液で髪と地肌をよくすすぎます。シャワーキャップを15分かぶったあと、シラミ取り用の櫛（ドラッグストアで売っている目の細かい特殊な櫛）で髪をとかします。もう一度お湯で髪と地肌をよくすすぎましょう。

77 再感染を防ぐ

シラミが新しい住みかを見つけないように、櫛、ブラシ、衣類、寝具、タオルは必ず熱いお湯で洗ってください。カーペットや張り椅子には、車のシートやヘッドレストも含めて、よく掃除機をかけましょう。

細菌性皮膚感染症

おできは赤く腫れ上がったやわらかい発疹、とびひはたいてい鼻や口のまわりにできる疱疹です。体臭は細菌が汗と反応するとよく起こります。これらの症状は自然療法で治療できますが、もし効果がなかったり、症状がひどい、いつまでも治らないという場合は、医師の診察を受けましょう。

78 おできの治療

おできは絶対につぶしてはいけません。細菌が血液中に入って、全身に感染が広がる可能性があるからです。温湿布はおできを膿ませる効果があり、それによっておできは無事に破れ、排膿して治ります。熱いお湯に小型タオルを浸け、おできにあてます。熱が逃げないように、乾いたタオルで小型タオルを覆います。冷めてきたらまたお湯に浸けなおして、再度あてがいます。1日3回、15分くり返します。

79 おできに効くティーツリー

ティーツリー・エッセンシャルオイルには強力な抗菌作用があるので、感染症に効果があります。発疹が治るまで、1日数回、おできにティーツリーオイルの原液1滴をつけましょう。

80 エキナシアで感染症を食い止める

エキナシアは免疫系の機能を高め、感染症の原因になる細菌を阻止する効果があります。1日3回、最高10日まで、エキナシアエキス小さじ½をとりましょう。

81 とびひに効くティーツリー

ティーツリーには抗菌作用があり、とびひの疱疹を乾燥させるのに役立ちます。ラベンダーは炎症をやわらげる効果があります。

アーモンド・オイル　大さじ1
ティーツリー・エッセンシャルオイル　小さじ½
ラベンダー・エッセンシャルオイル　小さじ½

ボトルで材料をまぜ合わせ、1日3回、脱脂綿で疱疹につけましょう。

82 とびひに効くカレンデュラ

カレンデュラは強力な抗菌作用を持ちますが、子供にも十分やさしい素材です。乾燥カレンデュラ大さじ2に、熱湯250mlを注いで、濃いお茶を作りましょう。ふたをして20分蒸らして、こします。ぬるめのお茶に小型タオルを浸して、1日3回、10分ほど、とびひの疱疹にあててください。

83 体臭を防ぐ解毒

簡単な解毒プログラムが、皮膚から排出される毒素を減少させるのに効果があります。2日間、野菜と野菜スープだけを食べ、水を最低グラス6杯飲みましょう。朝にはオオバコ・ハスク（種皮）小さじ1をグラス1杯の水とともにとり、さらにもう1杯の水を飲んでおきます。

84 特定の食品を避けることで体臭を減少させる

乾燥食品や焼いた食品は避けましょう。そういう食品は、不快感を与える体臭の原因になる酸敗した脂肪や油を含んでいることがあります。それ以外の体によい食物でも、タマネギ、コショウ、カレースパイスなどはどれも皮膚から発散する強力なエッセンシャルオイルを含んでいるので、避けましょう。

85 体臭に効く葉緑素食品

肝臓機能を高めて体臭に効く、葉緑素を含む食品、たとえばケール、クレソンなど緑色の葉もの野菜を食べましょう。もしくは、スピルリナ、クロレラ、バーレイグラスなど、葉緑素を豊富に含むサプリメントを、1日2回、小さじ1を液体にまぜてとりましょう。

86 体臭を消すオイル

臭いの原因となる細菌の繁殖を抑える必要があれば、次の混合液を腋にスプレーします。

ウィッチヘーゼル蒸留エキス　60ml
グレープフルーツシード・エキス　10滴
サイプレス・エッセンシャルオイル　10滴
ラベンダー・エッセンシャルオイル　10滴

材料を小型スプレーボトルに入れ、よく振って使用しましょう。

真菌性の皮膚疾患

白癬は肌や頭皮のどこにでも発症します。環状の発疹は根治しにくいかもしれません。水虫は赤みを帯び、かゆみを伴い、皮膚がひび割れ、ボロボロはげ落ちる発疹で、たいていは足の指のあいだにできますが、足の他の部分に広がることもあります。抗真菌性のハーブやエッセンシャルオイルでがんこな真菌も根絶可能ですが、再感染を防ぐ手段を講じることも必要です。

87
免疫を高める

菌類は日和見性なので、免疫系を強化すればするほど、治りが早くなります。エキナシアエキス小さじ½を、1日2回、10日間とります。3日間休んで、さらにまた10日間とりましょう。

88
白癬の拡散を防ぐ

白癬はとても伝染しやすいので、衣類、タオル、寝具は毎日替えてください。洗濯物は高温のお湯で洗い、高温の乾燥機で乾燥させて滅菌しましょう。

89
抗真菌スプレー

リンゴ酢は肌の酸性度を健康な状態に回復させ、肌の菌に対する抵抗力を高めます。ラベンダーは抗菌作用があり、かゆみや炎症をやわらげます。

リンゴ酢　125ml
ラベンダー・エッセンシャルオイル
　小さじ½

材料をスプレーボトルに入れて振ります。1日1回、シャワー後に肌にスプレーしましょう。

90
エッセンシャルオイルで白癬を抑える

ティーツリー・オイルは強力な抗真菌作用を持ち、もっともすぐれた真菌性皮膚感染症の治療薬のひとつです。ラベンダーオイルはかゆみや炎症をやわらげ、ティーツリー・オイルの強い薬臭を抑える効果もあります。同量のティーツリー・エッセンシャルオイルとラベンダー・エッセンシャルオイルをまぜ合わせ、1日2回、発疹につけましょう。

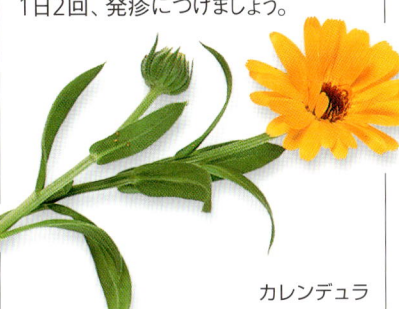

カレンデュラ

91
カレンデュラの抗真菌フット・ソーク（足浴剤）

カレンデュラは水虫菌を抑え、治癒を促進します。

熱湯　500ml
乾燥カレンデュラ・フラワー　小さじ4
リンゴ酢　60ml

カレンデュラ・フラワーに熱湯を注ぎ、ふたをして、生ぬるくなるまで蒸らします。こして、足が入る大きさの洗面器に注ぎます。足をお湯に浸け、酢を加えます。酢は肌の酸性度を増し、真菌の増殖を妨げます。1日2回、20分ほど足を浸けましょう。

92
足の治療スプレー

ティーツリーは水虫菌を抑え、アロエベラは肌の炎症やかゆみをやわらげます。

アロエベラ・ジュース　125ml
ティーツリー・エッセンシャルオイル
　小さじ½

材料をスプレーボトルに入れます。使用前によく振って、1日2回、つけましょう。靴下や靴を履く前には、足を空気乾燥させましょう。確実に真菌を消すために、症状が消えたあとも最低1ヶ月はこのスプレーの使用を続けてください。

93
足への再感染を防ぐ

入浴後は足をよく乾かしてください。とくに、水虫菌が根を下ろす足の指のあいだを乾かします。徹底的に乾燥するには、ヘアドライヤーが役立ちます。靴下は毎日（運動をしたり、足に汗をかいたらもっと頻繁に）替え、合成繊維よりも綿の靴下を選びましょう。同じ靴を履き続けないように毎日、履く靴を替えてください。公共のシャワーやロッカールームは水虫を引き起こす真菌が繁殖し、感染しやすいので、ゴムぞうりを履くようにしましょう。

ウイルス性の皮膚感染症

いぼを引き起こすウイルスは皮膚の傷から入り込みます。いぼはたいていひとりでに消えますが、自然療法を使えば消滅を早めることができます。いぼは接触伝染して広がる可能性があるので、突いたり、ひっかいたり、とにかく刺激することはやめましょう。ヘルペスや性器ヘルペスを引き起こす単純ヘルペスウイルスは、神経終末に潜んでいます。多くの場合、情緒的緊張、月経や日差しの浴びすぎなどの身体的ストレスによって発症します。

94 ティーツリー・オイルでいぼをなくす

ティーツリー・エッセンシャルオイルは強力な抗ウイルス作用を持ち、いぼを消す効果があります。ティーツリー・オイル原液を、日に何度も綿棒で直接いぼに塗ります。

95 エキナシアで免疫機能を高める

いぼのような日和見感染の症状が出るのは、免疫機能がいつもよりよくないことの証拠です。ウイルスに打ち勝つために、免疫系を活性化するエキナシアを一定期間とりましょう。エキナシアエキス小さじ1/2を、1日2回、10日間とります。3日間休んで、さらに10日間とってください。

96 ニンニクでいぼを食い止める

生のニンニクをつぶした湿布は強力な抗ウイルス作用があり、数日でいぼを取り除くことができます。生のニンニクに含まれるエッセンシャルオイルは肌をヒリヒリさせることがあるので、ビタミンEオイルを塗って、いぼのまわりの皮膚を保護することが大切です。ビタミンEカプセルを針で突き、中のオイルを肌にのばします。ニンニク1片をすりつぶしていぼに塗り、その上にバンドエイドを貼ります。1日経ったら、バンドエイドを取り外します。通常、水ぶくれができて、1週間以内にいぼが消えます。

97 ヘルペスを食い止める

体の抵抗力が弱っているときにヘルペスウイルスに対する抵抗力を高めるには、エキナシアエキス小さじ1/2を、1日3回、10日を限度にとるとよいでしょう。ニンニクには強力な抗ウイルス作用があるので、ウイルスを抑えるために、毎日、生のニンニク1〜2片をとってください。

98 アイスキューブ・レスキュー

ヘルペス発症の気配を感じたら、その箇所を角氷でこすりましょう。これによって、疱疹が出現せずにすむこともあります。

99 カレンデュラでヘルペスを治す

カレンデュラは抗ウイルス作用を持ち、ヘルペスの治癒を促します。乾燥カレンデュラ小さじ2に熱湯250mlを注ぎ、濃いめのお茶を作ります。ふたをして20分蒸らし、こします。1日に数回、脱脂綿で疱疹につけてください。

100 ティーツリー・オイルでヘルペスの疱疹を乾燥させる

ティーツリー・エッセンシャルオイルは強力な抗ウイルス作用を持ち、ヘルペスの疱疹を乾燥させる効果があります。肌やデリケートな粘膜への刺激を防ぐために、同量の植物油で希釈して、1日4回、少量を疱疹に塗りましょう。

ティーツリー

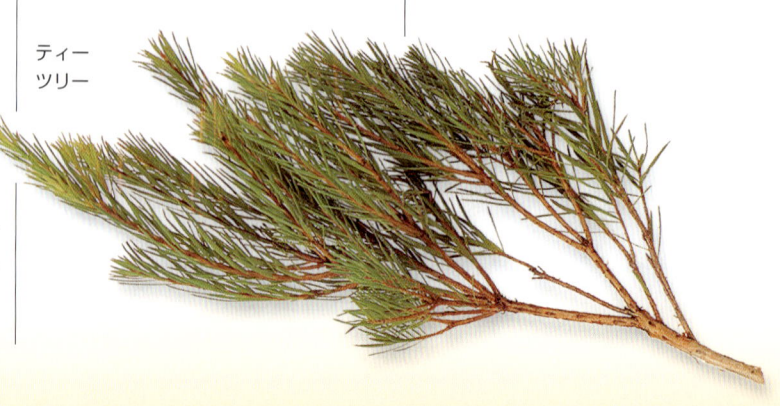

皮膚のダメージ

切り傷、火傷、水ぶくれ、打撲傷など、皮膚がダメージを受けたときは、患部を清潔に保ち、感染症を防いで治癒を早めるためにハーブを使用してください。火傷はただちに治療して、それ以上のダメージを防ぎましょう。水ぶくれは、ダメージを受けた肌を保護し、治癒を促進する、天然のクッション性のある包帯を作り出しています。打撲傷はすみやかに治療して、出血を最小限に抑え、痛みを軽減し、回復を早めましょう。

101
水と石けん

泥や細菌を取り除き、感染症を回避するために、刺激の少ない無添加石けんとぬるま湯で傷口をきれいにします。

102
ケガにはハチミツ

未加工のハチミツは、感染性の微生物に対する効果が証明されている天然の抗生物質を含んでいます。傷口をきれいにして、ハチミツを薄く塗り、包帯をします。1日2回、ハチミツを塗り直し、包帯を交換してください。

103
ヤロウを使った止血

ヤロウの花は、血液の凝固を促し、痛みやわらげ、炎症を抑える天然の傷薬成分を大量に含んでいます。粉末ヤロウのカプセルを開けて、それを傷口に振りかけます。出血が止まるまで、清潔な布をあてて軽く傷口を圧迫してください。

104
ヤロウの圧迫布（パップ）

液体のヤロウエキスを使って、傷の出血を止める圧迫布を作りましょう。ヤロウエキス小さじ1を、お湯125mlで希釈します。その液に浸した清潔な布で、傷口をしっかりと押さえます。

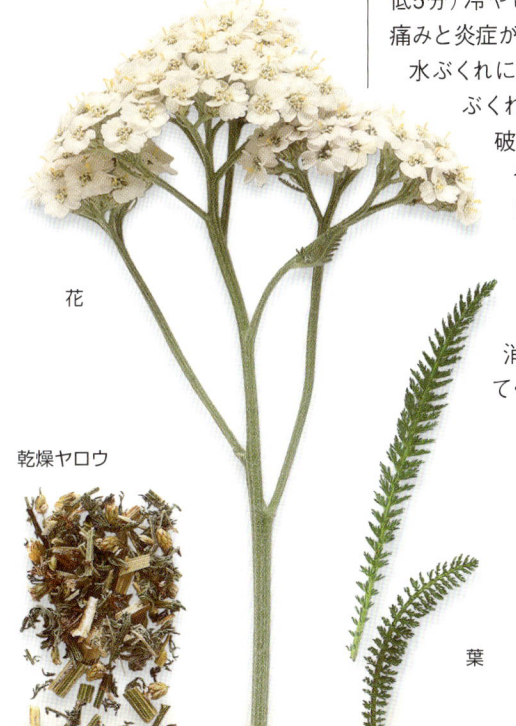

ヤロウ

花

乾燥ヤロウ

葉

105
コンフリーで切り傷を治療する

コンフリーは、細胞の再生を早めることが証明されているアラントインという成分を豊富に含んでいます。かさぶたができたあと、コンフリー含有の軟膏を塗って、健康な皮膚の再生を促しましょう。

注意：コンフリーは効き目が強いので、傷口が開いているところには塗らないでください。皮膚表面を早く治しすぎて、膿瘍ができることがあるからです。

106
火傷の応急手当

すぐに患部を冷たい水に浸け、焼けつくような感覚がおさまるまで（最低5分）冷やします。それによって、痛みと炎症がやわらぎ、多くの場合、水ぶくれにならずにすみます。水ぶくれができてしまったら、破らないようにしましょう。水ぶくれが自然に破れたときには、保護用の皮膚はそのまま残して、同量のエキナシアエキスと水で作った消毒液で患部をよく洗ってください。

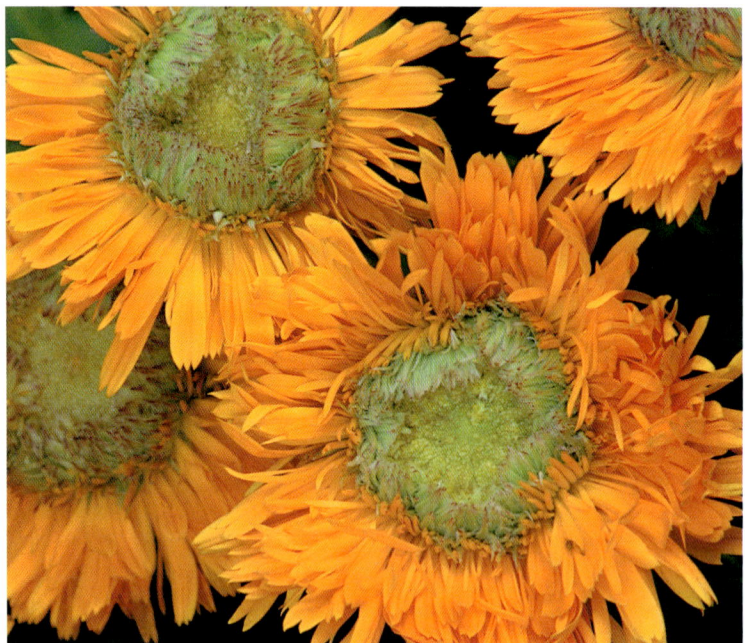

感染症を抑え、治癒を早めるカレンデュラ

107
アロエベラの火傷治療薬

作りたてのアロエベラ・ジェルは火傷の治癒を早め、感染症を引き起こす細菌を食い止めます。ビタミンC、ビタミンE、ラベンダー・エッセンシャルオイルも皮膚の治癒を促進し、生のアロエの保存に役立ちます。

皮をむいてスライスしたアロエリーフ
　60g
粉末ビタミンC　1,000mg
ビタミンEオイル　800IU
ラベンダー・エッセンシャルオイル
　小さじ1

すべての材料を清潔なミキサーに入れて、十分混合します。混合物を清潔なガラス瓶に入れて冷蔵庫で保存し、1日数回、火傷に塗りましょう。このジェルは冷蔵庫で2ヶ月ほど保存がききます。

108
カレンデュラで火傷を治療する

カレンデュラは感染症を食い止め、炎症をやわらげ、治癒を早めます。火傷を冷やしたあと(106参照)、カレンデュラ・ジェルをつけ、ゆるめに包帯をします。火傷が治るまで、毎日、患部をきれいにし、ジェルを塗り直して新しい包帯をしてください。

109
すぐに使えるアロエの火傷薬

日当たりのよいキッチンの窓辺で、アロエベラの小さな鉢植えを育てましょう。すぐに使える火傷薬として、必要に応じて葉を少し切り取って、切り開き、ゼリー状の内部を傷にあてがいます。

110
水ぶくれの処置

どうしても水ぶくれをつぶさなければならない場合（靴で足の水ぶくれが擦れるときなど）、殺菌した針でそっと突き刺します。残りの皮膚ははがしてはいけません。感染症を防ぐために、傷が治りかけるまで、1日2回、同量のエキナシアエキスと水の混合液で患部を洗いましょう。日中はバンドエイドを貼り、夜ははがして傷を乾燥させます。

111
ウィッチヘーゼルを使った水ぶくれ治療

ウィッチヘーゼルエキスを脱脂綿に含ませて水ぶくれにあてがい、その上にバンドエイドを貼ります。脱脂綿は6時間ごとに取り替えてください。

112
アロエベラの水ぶくれ用包帯

アロエベラには収斂作用と組織を癒す効果があり、水ぶくれ用の簡単な包帯になります。生のアロエベラの薄い葉を選んで皮をむき、水ぶくれに直接あてがって、その上にバンドエイドを貼ります。治るまで、1日2回、交換してください。

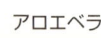

アロエベラ

いびき

いびきは喉の気道が部分的に狭くなり、息を吸うときに空気の通りが悪くなって起こります。アレルギー、上気道感染症、肥満、解剖学上の異常は、どれもいびきの原因になります。確実にいびきを止める治療法はありませんが、避けた方が無難な食物など、試してみる価値のある方策や、寝室をアレルゲンのない状態に保つ秘訣を紹介します。

113 つぶれた水ぶくれに効くコンフリー軟膏

水ぶくれがつぶれたら、患部をきれいにして、1日2回、コンフリー軟膏を塗りましょう。新しい皮膚の再生に役立ちます。

114 打撲傷を冷やす

打撲傷はただちにアイスパックか、コールド・ゲル・パックで冷やします。低温が出血を止めるのに役立ち、腫れや痛みをやわらげます。15分ほど患部にパックをあてがい、10分後に再度あてがいます。打ち身の程度にもよりますが、ケガの当日はこれを最低2回、くり返してください。

115 打撲傷にアルニカ

アルニカには抗炎症作用と鎮痛効果があり、痛みがかなり軽減されます。1日3〜4回、アルニカのジェルか、オイルをたっぷりと患部につけましょう。
注意：傷ついた皮膚には、アルニカを使わないでください。

116 温めて打撲傷の痛みをやわらげる

ケガから24時間経ったら、打撲箇所を温めましょう。熱は血行をよくして血液の再吸収を助け、筋肉の凝りや痛みを緩和します。湯たんぽを使ったり、熱いお風呂に入りましょう。お風呂にローズマリー・エッセンシャルオイル7滴を加えると、さらに血行がよくなります。

117 ゴルフボールを使っていびきを止める

いびきをかくほとんどの人は、仰向けに寝ているときにいびきをかきます。この種のいびきを止めるには、Tシャツのポケットにゴルフボールを縫い込んだ特別な寝間着を作って、それを逆さに着て寝るとよいでしょう。ボールは単に寝心地を悪くして、いびきをかく人が仰向けに寝ないようにするだけのものです。

118 ベッドを高くして、いびきを軽減する

ベッドの頭側を少し高くすることで、いびきを軽減できることがあります。5cmほどベッドを高くするだけでよく、これはベッドの頭側の脚部の下に木片を置けばすみます。

119 いびきを軽減させる食物

乳製品は食物アレルゲンの代表格で、過剰な粘液を作り、気管支うっ血を深刻にします。2週間、乳製品を絶ち、いびきが軽減するかどうか見てください。それから、アルコールや鎮静剤は喉の筋肉をリラックスさせる効果があり、いびきを悪化させることがあるので、就寝前の数時間は避けるようにしてください。

120 寝室をアレルギーを起こさない環境にする

アレルギーは慢性的ないびきを引き起こす一因になる可能性があります。空気清浄機を設置する、ペットを入れない、羽毛の枕や布団をやめるなどして、寝室をできるだけアレルギーを起こさない環境にするようにしてください。週に少なくとも1回は掃除機をかけて部屋中の掃除をし、ほこりその他の微粒子を最小限に抑えましょう。

121 うっ血を治し、いびきを軽減する

いびきをかかなかった人が突然、もしくはいつにないいびきをかくのは、上気道感染症に関連したうっ血が原因かもしれません。このうっ血を取り除くには、就寝直前に熱いシャワーを浴びるかお風呂に入り、喉と胸にメントール入り軟膏を塗るとよいでしょう。

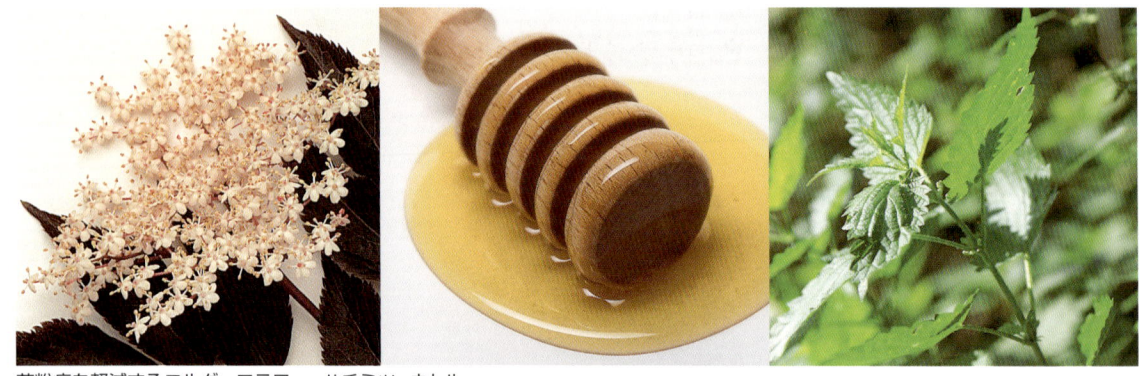

花粉症を軽減するエルダーフラワー、ハチミツ、ネトル

過敏症と不耐性

ピーナッツなどの食品に対して即座に生命に関わるアレルギー反応を起こす人がいますが、そういう場合には緊急治療が必要です。とりあえず、ここでは過敏症と不耐性の一般的な症状をやわらげるのに役立つ治療法を提供します。その症状とは、くしゃみ、目のかゆみ、涙目、鼻づまり、炎症、疲労感、頭痛などです。

122
ハーブの洗眼液

カレンデュラには鎮静効果とヒーリング効果、エルダーベリーには抗炎症作用があります。アイブライトには収斂作用があり、目の炎症を緩和します。

熱湯　250ml
乾燥カレンデュラ　小さじ1
乾燥エルダーフラワー　小さじ1
乾燥アイブライト　小さじ1

ハーブに熱湯を注ぎます。ふたをして、15分蒸らします。コーヒー・フィルターでこして、ハーブ粒子を取り除きます。洗眼液として使用するか、脱脂綿に含ませて、1日最低3回、10分ほど目にあてがってください。必要なら、さらに回数を多くします。

123
土地のハチミツを食べる

地元で生産されたハチミツを探して、それを定期的に食べましょう。周囲の花粉に対する感度を鈍くする効果があります。

124
花粉症の薬

柑橘類の皮に含まれるバイオフラボノイドは、おだやかな抗ヒスタミン効果によって、アレルギー症状の緩和に役立ちます。オレンジとレモン（なるべく有機栽培のもの）の皮と白い内皮を切り刻みます。鍋に入れて、ひたひたに浸かるくらいの水を入れます。ふたをして、10分煮ます。ハチミツで好みの甘さにして、1日3回、小さじ1をとりましょう。

125
ネトル茶

乾燥ネトル小さじ1を熱湯250mlに10分浸します。呼吸器系のアレルギーを緩和するために、そのお茶を毎日1リットル飲みましょう。あるいは、フリーズドライ・ネトルのカプセル2錠か、ネトルエキス小さじ1/2を、1日4回、症状が緩和するまで飲みましょう。

126
ケルセチンでアレルギーを防ぐ

ケルセチンは、ヒスタミン（呼吸器系アレルギーの不快な症状の主な原因になっている炎症性化合物）の放出を抑制する抗酸化剤です。ケルセチンを豊富に含む食品には、柑橘類、赤タマネギ、黄タマネギ、そばなどがあります。濃縮したケルセチンもカプセルの形で利用できます。1日2回、500mgを食間にとりましょう。アレルギー・シーズンの1ヶ月前からはじめるのが、もっとも効果的です。シーズン中はとり続けてください。

副鼻腔炎

風邪、インフルエンザ、アレルギー、大気汚染が、副鼻腔炎や慢性副鼻腔炎（蓄膿症）の原因になることがあります。副鼻腔炎になると、鼻づまり、副鼻腔の痛み、頭痛、青洟などの症状が現れます。副鼻腔炎を治すには、鼻づまりを軽減し、侵入する細菌を取り除くことが必要です。

127 ペパーミント吸入

アレルギーによる副鼻腔の乾燥や頭痛をやわらげるため、この蒸気吸入を試してみてください。大きな鍋にお湯を沸騰させ、火からおろして、乾燥ペパーミント小さじ2を加えます。ふたをして、5分蒸らします。ふたをとって、蒸気で火傷をしないように気をつけながら、鍋の上で頭からタオルをかぶります。10分間、蒸気を吸い込みます。ペパーミントのヒーリング効果はそのよい香りのエッセンシャルオイルにあるので、ミントの匂いが強ければ強いほどよいわけです。ペパーミントは蒸気と結びついて、うっ血除去剤として働き、副鼻腔を広げます。それに加えて、頭痛をやわらげるリラックス効果もあります。

128 食事から食物アレルゲンをなくす

ローテーション方式の食事療法では、食べる食物の種類を増やし、どの食物も4日に1回以上は食べないようにします。こういう食事療法は、アレルゲンを取り除き、食物過敏症を軽減するのに役立ちます。さまざまな無添加自然食品から選んでください。生野菜や果物、低脂肪の動物性および植物性タンパク質（乳製品は避ける）、種子類とナッツ類、全粒穀物、エクストラ・バージン・オリーブオイルなどをベースにします。もし問題がグルテンの過敏症なら、グルテンを含む穀物（小麦、ライ麦、大麦、オート麦）より、玄米、キノア、雑穀、アマランスを選びましょう。

129 鼻づまりを軽減するユーカリ

蒸気を吸入すると、副鼻腔内の鼻汁の濃度が薄くなるので、鼻汁が排出されやすくなります。ユーカリ・エッセンシャルオイルは強力な抗菌作用があり、ペパーミント・エッセンシャルオイルは強烈な香りを持ち、副鼻腔を広げる効果があります。

熱湯　2ℓ
ユーカリ・エッセンシャルオイル　5滴
ペパーミント・エッセンシャルオイル　2滴

注意して熱湯を耐熱ボウルに注ぎ、エッセンシャルオイルを加えます。ボウルの上で頭からタオルをかぶり、10分ほど蒸気を吸います。蒸気で火傷をしないように気をつけましょう。1日2回、くり返します。

130 湿布で痛みをやわらげる

痛みをやわらげ、鼻汁の排出を促すため、副鼻腔に温湿布をします。ユーカリオイルは鼻づまりを取る効果があり、熱は痛みをやわらげます。熱いお湯を入れた洗面器にユーカリ・エッセンシャルオイル3滴を加えます。厚地の綿の小型タオルをお湯に浸して、副鼻腔の上にあてます。火傷をしないように注意しましょう。タオルが冷めてきたら、またお湯に浸け、トータルで10分ほど湿布をします。必要に応じて、1日数回、くり返してください。

131 免疫強化

副鼻腔炎に打ち勝つため、エキナシアとニンニクをとりましょう。エキナシアは免疫機能を高め、ニンニクは強力な抗菌作用を持ちます。エキナシアエキス小さじ½を、1日3回、10日間とりましょう。もし必要なら、3日休んで、それをまたくり返してください。免疫強化のため、毎日、1〜2片の生のニンニクを食べましょう。

132 熱い液体を飲む

副鼻腔炎を緩和するには、鼻汁が薄くなるように水分をたくさんとるとよいでしょう。熱い液体はとくに効果的です。鼻づまりを取る効果があるペパーミント・ティーや、粗みじんにした生のニンニク入り野菜スープ、またはチキンスープを試してみてください。

気管支炎

気管支炎は肺の炎症で、上気道感染症のあとによく起こります。大気汚染、喫煙、風邪などで悪化して、慢性気管支炎になることもあります。症状は発熱、黄色い痰がからむ咳などで、胸の痛み、呼吸困難を起こすこともあります。

133
感染症ファイター

エキナシア、ゴールデンシール、ニンニクなど、抗生作用のあるハーブは感染症を阻止し、免疫反応を高めます。

エキナシアエキス小さじ½と、ゴールデンシールエキス小さじ¼を、1日3回、10日を限度にとりましょう。あわせて、生のニンニク1片を、1日2回、感染症が治るまでとりましょう。

注意：高血圧症、妊娠中の方は、ゴールデンシールをとらないでください。

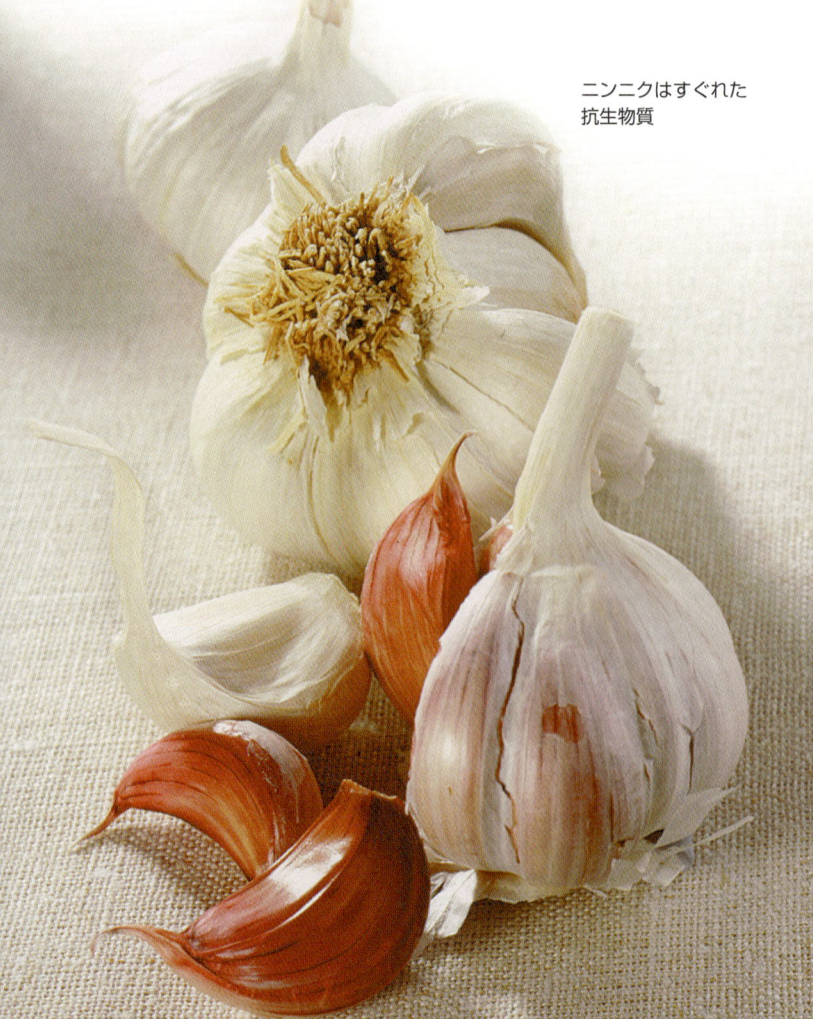

ニンニクはすぐれた抗生物質

134
痛みをやわらげるムレイン・ティー

ムレインリーフは粘質物に富み、そのゼリー状の物質が、炎症を起こした粘膜や気管支の痛みをやわらげます。マーシュマロウルートも粘物質を含み、かすかに甘味があるので、ムレインの少し苦い味をやわらげてくれます。

熱湯　250ml
乾燥ムレインリーフ　小さじ1
乾燥マーシュマロウルート　小さじ1

ハーブに熱湯を注ぎ、ふたをして15分蒸らします。こして、お好みにより甘味をつけて、毎日、カップに3〜4杯飲みましょう。

135
胸のうっ血を緩和

ユーカリは胸のうっ血を緩和し、呼吸器系感染症を阻止します。

熱湯　2ℓ
ユーカリ・エッセンシャルオイル　3滴

熱湯を耐熱ボウルに注意して注ぎます。ユーカリ・エッセンシャルオイルを加え、ボウルの上で頭から大きなタオルをかぶります。火傷をしないように気をつけ、15分ほど蒸気を吸入します。随時、くり返してください。

咳

風邪、インフルエンザ、アレルギー、気管支の炎症が、咳の主な原因です。痰を伴う咳は、体が粘液や細菌を肺から排出しようとしているもので、止めるべきではありません。しかし、空咳は何のメリットもなく、気管支をさらに痛めることにしかならないのです。

136
簡単クイック咳止め

ハチミツ小さじ½に、レモンひと絞りを加えます。口の中でゆっくりと溶かしてから飲み込みます。必要に応じて、くり返しましょう。
注意：低温殺菌処理していないハチミツは、2歳未満の子供に与えないでください。

137
タマネギとハチミツのシロップ

タマネギに含まれる樹脂には、痰を排出する作用、抗菌作用があります。ハチミツにはうっ血を軽減する効果があります。タマネギ大1個をみじん切りにして鍋に入れ、ひたひたに浸るくらいのハチミツを加え、ふたをして弱火で40分加熱します。ガラス瓶に入れて、冷蔵庫で保存します。咳が治るまで、15～30分ごとに小さじ½～1をとりましょう。
注意：低温殺菌処理していないハチミツは、2歳未満の子供に与えないでください。

138
ハーブの咳止めシロップ

タイム、リコリス、アニシードは鼻づまりを軽減し、呼吸管をリラックスさせます。ハチミツは鼻汁を薄くし、シロップを腐らないようにし、喉の痛みをやわらげます。発作的に出る咳をやわらげるもっと強力なシロップを作るのなら、強い鎮静作用を持つワイルドブラックチェリー・バークを加えます。

水　500ml
アニシード　大さじ1
乾燥リコリスルート　大さじ1
乾燥ワイルドブラックチェリー・
　バーク　大さじ1（適宜）
乾燥タイム　大さじ1
ハチミツ　250ml
（作り方、使い方は、下欄を参照）

139
ペパーミント・オイルで咳をやわらげる

ペパーミントの強いメントールの香りは鼻づまりに効き、発作的に出る咳をやわらげます。鼻の下にペパーミント・オイル1滴を塗りましょう。敏感肌には、同量の植物油で薄めて使用します。子供には、肌ではなくパジャマの襟や枕にオイル1～2滴をつけてください。

ハーブの咳止めシロップの作り方、使い方

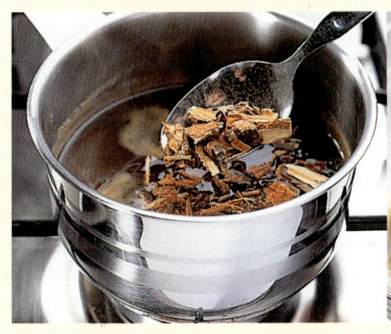

1 アニシード、リコリスルート、ワイルドブラックチェリー・バーク（もし使用するなら）を水の入った鍋に入れ、ふたをして15分煮出します。

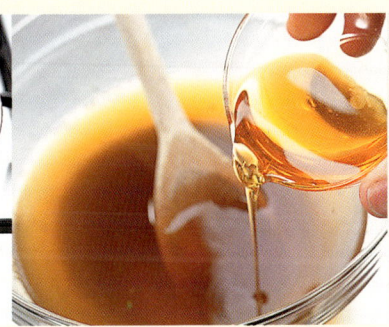

2 火からおろして、タイムを加え、ふたをして、室温に下がるまで蒸らします。こして、ハチミツを加え、必要なら温めてハチミツを溶かします。

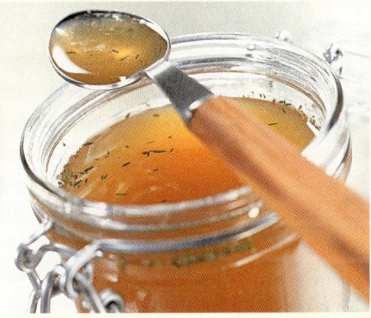

3 ふたつきのガラス容器に入れて冷蔵庫で保存します。日持ちは3ヶ月。咳を緩和する必要があるたびに、小さじ1をとりましょう。

咽頭炎

咽頭炎というのは、たいていウイルス（時には細菌）によって引き起こされる上気道感染症です。咽頭炎はよく風邪やインフルエンザと同時に起こり、3日ほど症状が続き、軽い発熱を引き起こすこともあります。自然治療法はこの感染症を治療し、炎症を緩和します。

140
カイエンペッパーを使ったうがい薬

カイエンペッパーは一時的に咽頭炎の痛みをやわらげます。お湯125ml、レモン果汁大さじ1、食塩小さじ1、粉末カイエンペッパー少々で、うがい薬を作ります。1日数回、うがいをしましょう。

141
ニンニクでウイルスを抑える

ニンニクは免疫系の強い味方で、ほとんどの咽頭炎の原因であるウイルスを抑える効果にすぐれています。咽頭炎の最初の徴候が現れたら、毎日、生のニンニク2片を食べましょう。みじん切りにして、みそ汁やチキンスープによそう直前に加えます。スープの熱も一時的に喉を楽にしてくれます。

142
免疫を高める

エキナシアは免疫系を刺激して、感染症を吹き飛ばすのに役立ちます。エルダーベリーはウイルスの繁殖を防ぎます。エキナシアエキス小さじ1/2、エルダーベリーエキス小さじ1を、お湯60mlで希釈して、1日3回、飲みましょう。

143
マーシュマロウ・ティーで痛みをやわらげる

マーシュマロウは炎症を起こした組織を楽にする水溶性繊維を含んでいます。ショウガとペパーミントはどちらも炎症の軽減効果があります。

水　250ml
マーシュマロウルート　小さじ1
粗みじんにした生の根ショウガ　小さじ1
乾燥ペパーミント　小さじ1

マーシュマロウとショウガを水の入った鍋に入れ、ふたをして5分煮出します。火からおろして、ペパーミントを加え、ふたをしてさらに10分蒸らします。こして、お好みにより甘味をつけ、必要があるたびに飲みましょう。

144
治癒を早めるうがい薬

セージ・ティーとシーソルトで作った温かいうがい薬は、咽頭炎の痛みをやわらげ、治癒を早めます。セージには一時的に痛みをやわらげる収斂作用、シーソルトには殺菌作用があります。

熱湯　250ml
乾燥セージ　小さじ2
シーソルト　小さじ1/2

セージにお湯を注ぎ、ふたをして10分蒸らします。こして、シーソルトを加え、その温かい液で、1日数回、うがいをしてください。

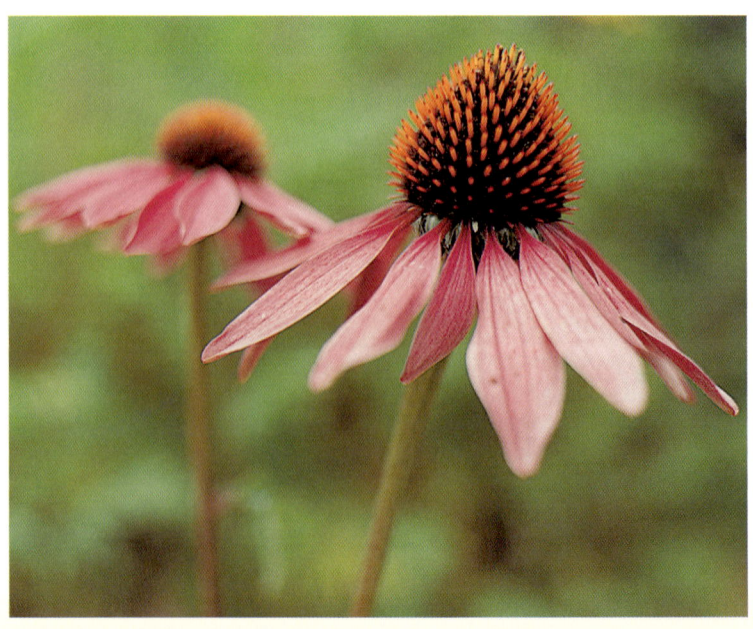

免疫機能を高める効果があるエキナシア

風邪、インフルエンザ、発熱

風邪とインフルエンザの症状の多くはよく似ています。喉の痛み、咳、鼻づまり、鼻水など。ただし、インフルエンザの方が重い病気です。発熱することもあります。39.4℃以上の熱が出たり、熱が3日以上続くようなら、医師の診察を受けましょう。風邪もインフルエンザも、ウイルスによって引き起こされます。風邪やインフルエンザの症状が出るのは、体がウイルスを排除しようとするからです。自然治療法はそんな体の活動を抑えるのではなく、むしろサポートします。

145
風邪とインフルエンザの予防

アストラガラス（レンゲソウ）は免疫強化作用がある中国原産のハーブです。秋口に最低1ヶ月はとりましょう。細かく刻まれた乾燥アストラガラス小さじ1を、水300mlを入れた鍋で、ふたをして15分煮出します。こして、毎日500ml飲みましょう。あるいは、毎日2回、アストラガラスエキス小さじ1/4を、少量のお湯で希釈して飲みましょう。

146
免疫機能を高める

風邪やインフルエンザにかかったら、免疫系を高めるために、エキナシアエキス小さじ1/2を、1日3回、10日を限度にとりましょう。

147
熱いお茶とスープ

風邪やインフルエンザにかかったときには、熱いハーブティー、野菜スープ、チキンスープをたっぷり飲みましょう。熱い液体は鼻づまりに効き、喉が温まるとウイルスの繁殖サイクルが遅くなります。

148
ニンニクを食べる

みじん切りにした生のニンニク1片を、1日2回、食べましょう。胃が悪くならないように、食事とともにとってください。

149
エルダーベリーでインフルエンザを食い止める

ヨーロッパではインフルエンザの治療に、昔からエルダーベリーが使われています。エルダーベリーに含まれる成分がインフルエンザ・ウイルスを無力化し、繁殖を防ぐのです。1日3回、エルダーベリー・シロップ大さじ1をとると、インフルエンザを食い止める効果があります。

150
ショウガで悪寒を追い払う

ショウガ茶は鼻づまり、咽頭炎、悪寒をやわらげます。

おろした生の根ショウガ　小さじ3
水　500ml
レモン果汁　大さじ2
ハチミツ　大さじ1

ショウガと水を鍋に入れ、ふたをして10分煮ます。火からおろし、こして、レモン果汁とハチミツを加えます。必要に応じて飲みましょう。

151
亜鉛でウイルスを阻止する

風邪の期間を短縮するために、グルコン酸亜鉛トローチをなめましょう。風邪のウイルスは喉で繁殖しますが、亜鉛に接触すると死滅します。グルコン酸亜鉛15〜20mg含有のトローチを、2時間ごとに（1日10錠まで）、1週間を限度に服用してください。

152
エッセンシャルオイルで鼻づまりを軽減する

ティーツリー、ユーカリのエッセンシャルオイルを使ったハーブ蒸気吸引を試してみてください。ティーツリーには抗ウイルス、抗菌作用があり、ユーカリには鼻づまりの解消効果があります。

熱湯　2ℓ
ティーツリー・エッセンシャルオイル　2滴
ユーカリ・エッセンシャルオイル　2滴

耐熱ボウルに熱湯を注ぎ、オイルを加えます。大きなタオルで頭とボウルを覆い、火傷をしないように、蒸気を10分ほど吸引します。

153
筋肉痛と悪寒を取り除く

マグネシウムが豊富に含まれたエプソムソルトは、天然の筋弛緩剤です。ユーカリ・オイルは筋肉痛をやわらげ、蒸気は一時的に鼻づまりを解消します。

エプソムソルト　250g
ユーカリ・エッセンシャルオイル　10滴

材料をまぜて、熱いお風呂に入れます。風邪やインフルエンザによる痛

みや悪寒をやわらげるために、20分浸かります。

154
ハーブティーでインフルエンザと闘う

エルダーフラワーとペパーミントのお茶は、インフルエンザによる熱を下げ、気道の通りをよくする効果があります。

熱湯　500ml
乾燥ペパーミント　小さじ1
乾燥エルダーフラワー　小さじ1

ハーブをティーポットに入れて、熱湯を注ぎ、ふたをして15分蒸らします。こして、お好みによりハチミツを加え、1日にカップに4杯飲みましょう。

155
咽頭炎の痛みを癒す

咽頭炎の痛みを癒すには、1日に何回も塩を溶いたぬるま湯でうがいをするとよいでしょう。塩水には収斂作用と殺菌作用があります。シーソルト小さじ3/4を、ぬるま湯250mlに溶かしてください。P34「咽頭炎」を参照。

156
マッサージで風邪の症状をやわらげる

ユーカリ、ラベンダー、ペパーミントのエッセンシャルオイルを使った胸や背中のマッサージは、胸のうっ血を軽減し、副鼻腔を広げ、風邪やインフルエンザでよく起こる体の痛みをやわらげる効果があります。

アーモンドオイル　125ml
ユーカリ・エッセンシャルオイル　20滴
ラベンダー・エッセンシャルオイル　20滴
ペパーミント・エッセンシャルオイル　5滴

栓がしっかりした瓶に材料を入れ、よく振ってまぜます。胸や背中にオイル小さじ1（もっとつけてもよい）をつけて、マッサージしてください。

157
メントールの咳止めドロップ

風邪やインフルエンザのしつこい咳をやわらげるには、メントールの咳止めドロップをなめるとよいでしょう。メントールには抗けいれん作用があります。

158
咳の緩和

風邪やインフルエンザの咳を軽減するには、タイムのシロップをとるとよいでしょう。

熱湯　250ml
乾燥タイム　大さじ2
ハチミツ　125ml

タイムに熱湯を注ぎ、ふたをして20分ほど蒸らします。こして、ハチミツを加えます。もし必要ならとろ火にかけて、ハチミツを完全に溶かします。遮光瓶に入れて保管します。必要があるたびに、小さじ1をとりましょう。くわしくは、P33「咳」を参照。

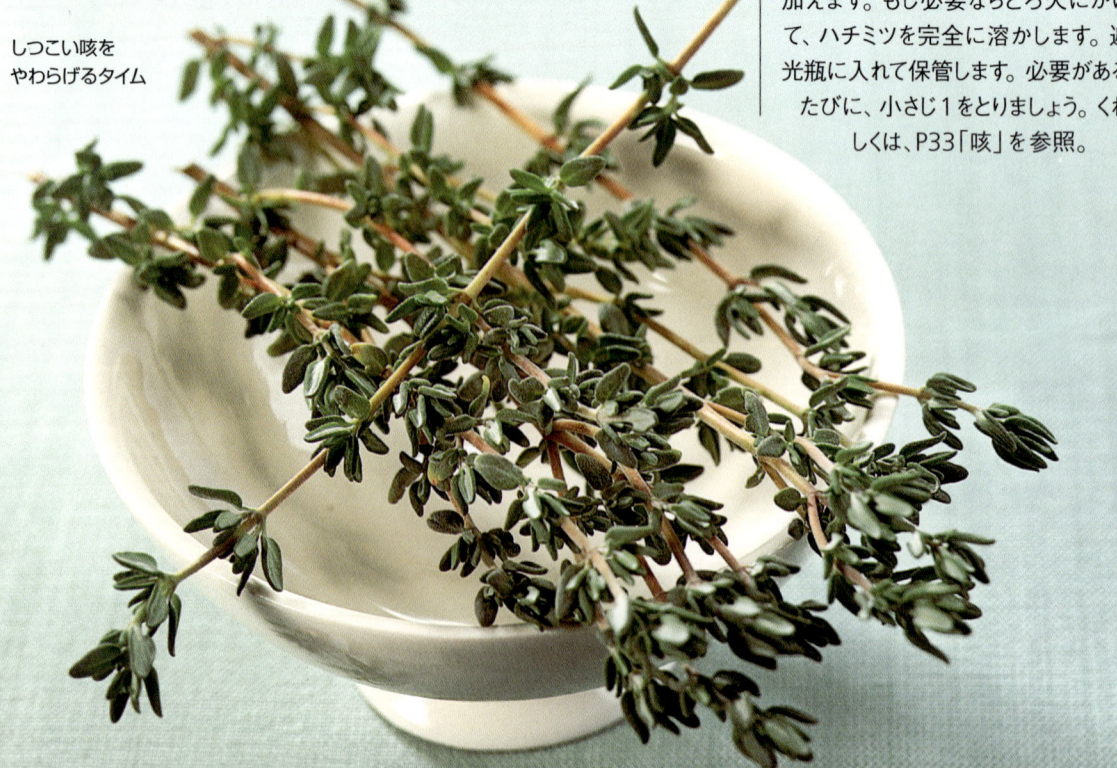

しつこい咳をやわらげるタイム

159
ヤロウで熱を冷ます

ヤロウは炎症をやわらげ、皮膚表面の血行をよくします。それによって、発汗が促進され、免疫系を抑制せずに熱を下げる効果が生まれます。

熱湯　500ml
乾燥ヤロウ　大さじ3

ヤロウに熱湯を注ぎ、ふたをして20分蒸らします。こして、できたお茶をぬるいお風呂に入れます。スポンジ・バス（体を拭くだけ）にする場合は、ぬるま湯500mlを加え、希釈してから使用してください。

160
解熱にハーブティー

ショウガ、ペパーミント、エルダーフラワーは血行をよくするとともに発汗を促して、自然かつ安全に熱を下げます。

熱湯　250ml
粗みじんにした生の根ショウガ　小さじ2
乾燥ペパーミント　小さじ1
乾燥エルダーフラワー　小さじ1

ハーブに熱湯を注ぎ、ふたをして10分蒸らします。こして、お好みにより甘味をつけ、熱くして飲みます。1日最高1リットルまで。

161
水分をとる

熱があるときは、水分をたっぷりとってください。ただの水、マイルドなハーブティー、希釈したフルーツジュースなど、1日最低2.5リットルとれば、体に十分な水分が保たれます。

162
熱いお風呂で悪寒を軽減する

エプソムソルトは筋肉痛をやわらげ、ジンジャー・エッセンシャルオイルは体が温まります。

エプソムソルト　250g
ジンジャー・エッセンシャルオイル　5滴

材料をまぜて、熱いお風呂に入れます。15分ほど浸かりましょう。

163
ラベンダー・リリーフ

ラベンダーは炎症をやわらげ、熱を冷ます作用があります。洗面器にぬるま湯を入れ、ラベンダー・エッセンシャルオイル3滴を加えます。スポンジに含ませ、額、うなじ、肘の内側、膝の後ろ、足の裏をぬぐいましょう。

過敏性腸症候群

過敏性腸症候群（IBS）は、下痢、便秘、鼓腸、腹痛、膨満などが特徴です。結腸に構造的な疾患がないにもかかわらず、普通なら波のようにリズミカルに老廃物を移動させる腸の収縮が、不規則で、けいれんしたようになります。

164
腸内細菌を補給する

善玉の腸内細菌の優勢を保つことによって、腸管の健康状態を改善します。生きたアシドフィルス菌を含むヨーグルト250mlを、毎日食べるようにしてください。あるいは、良質のサプリメントを購入して、ラベルの使用法に従って服用してください。

165
高繊維質の食事をとる

十分な繊維質をとると、老廃物を移動させる腸の動きがスムーズになります。ふすまは敏感な結腸に刺激が強すぎるので、避けましょう。野菜や果物の摂取を増やしましょう。オートミールは繊維質や、腸内の炎症をやわらげる粘質というぬるぬるした物質を含んでいます。毎日、ボウルに1杯食べましょう。オオバコなどの繊維質のサプリメントも試してみてください。初めは小さじ1/2をグラスの水にまぜてとり、徐々に小さじ1、小さじ2と増やしていきます。繊維質の量を徐々に増やすことが大切です。急にとりすぎると、鼓腸や膨満の原因になります。

166
アレルギーを起こす食品を避ける

ある種の食品はIBSの症状を引き起こすことがあります。自分にとってよくない食品を調べるために、2週間、食事と症状の記録を取ってください。よく原因となるものには、豆類、キャベツなど、腸内ガスを発生させる食品はもちろん、カフェイン、人工甘味料（とくにソルビトール）、柑橘類、乳製品、高脂肪食品などがあります。

167

ハーブでIBSの症状をやわらげる

　カモミール、ホップ、フェンネルシードの混合液は、腸けいれんや鼓腸の痛みをやわらげ、健康な消化液分泌を促します。

カモミールエキス　30ml
ホップエキス　30ml
フェンネルエキス　30ml

　エキスを混合し、遮光瓶で保存します。2ヶ月を限度に、1日3回、小さじ1/2を食事の15分前にとりましょう。

168

リラックスのために時間を取る

　情緒的緊張や不安がIBSの症状を悪化させます。瞑想、ヨーガ、呼吸エクササイズなど、身も心も静めるストレス減少法を試してみてください。ウオーキングなど、毎日の運動もストレスを軽減し、腸のリズムを整えます。

169

ペパーミント・ティーを飲む

　ペパーミントは抗けいれん作用のある強力なエッセンシャルオイルを含み、腸けいれんや鼓腸をやわらげる効果があります。

熱湯　250ml
乾燥ペパーミント　小さじ1

　ティーポットにペパーミントを入れ、熱湯を注ぎます。ふたをして10分蒸らして、こします。1日にカップに3杯飲みましょう。

便秘

食物繊維や水分の不足、運動不足が、便秘の根本原因です。全粒穀物、野菜、果物をもっと食べ、たっぷり水を飲み、毎日運動することで、ほとんどのケースは解消するはずです。腸管を弱らせないために、たとえハーブの下剤であっても、頻繁に下剤に頼るのはやめましょう。

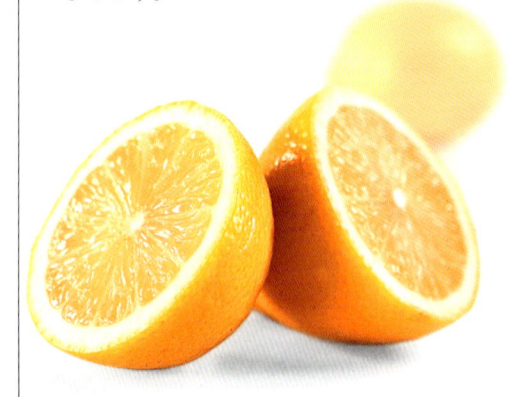

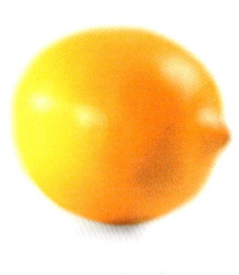

レモン

170

便秘にハーブ

　カスカラサグラダは効果的なのに腸にやさしいハーブの腸管刺激剤で、市販の下剤にも処方薬の下剤にもよく使われています。ジンジャーとフェンネルはその苦味を隠し、ガスや腸けいれんをやわらげるのに役立ちます。

乾燥カスカラサグラダ　小さじ1
生、または乾燥ジンジャールート
　小さじ1/2
フェンネルシード　小さじ1/2
水　500ml

　ハーブと水を鍋に入れ、ふたをして10分煮出します。火からおろし、さらに10分蒸らします。こして、お好みより甘味をつけ、就寝前に250mlを飲み、必要なら朝にも飲みましょう。その方がよければ、カスカラサグラダ・エキスをとってもかまいません。その場合、小さじ1/2を少量のお湯で薄めてください。

171

レモンが効く

　軽い便秘の解消には、朝一番に、レモン1/2個分の果汁をグラス1杯のお湯にまぜて飲むとよいでしょう。

172

追加の繊維質をとる

　頑固な便秘には、オオバコ・ハスクなどの繊維質サプリメントの形で、追加の繊維質をとりましょう。毎日、小さじ1～3をグラス1杯のお湯にまぜて飲み、そのあともう1杯水を飲んでおきましょう。繊維質サプリメントをとった日は、便秘にならないように、必ず水をたくさん飲んでください。

下痢

激しい下痢は、体が自分で腸内の毒素、刺激物質、感染症を除去しようとしているのです。幼児の場合、下痢はすぐに危険な脱水症を引き起こすので、とくに深刻かもしれません。

173
脱水症を防ぐ
水分の摂取を増やせば、脱水症は防げます。毎日、グラス10杯分の水分をとりましょう。失われたカリウムを補充するのに役立ち、吸収がよいので、水500mlにリンゴジュース250mlを加えたものを試してみてください。

174
ブラウン・アップルを食べよう
下痢を止める助けとして、皮をむいたリンゴを細く切って皿に載せ、キツネ色になるまで焼いて食べます。リンゴに含まれるペクチンが、軟便を硬くするのに役立ちます。

175
バナナとイナゴマメを食べよう
バナナもイナゴマメも、軟便を硬くするペクチンを豊富に含んでいます。バナナ1本をつぶし、イナゴマメ粉末大さじ1～2をかけて食べましょう。1食で解決することもあれば、さらに必要なこともあります。これはとくに子供におすすめの方法です。

176
ハーブティー
キャットニップは、腹部のけいれんや下痢の原因となるような情緒的緊張をやわらげます。ペパーミントは腸のガスを抜き、腸のけいれんを静めるのに役立ちます。ラズベリー・リーフはタンニンという収斂作用がある物質を含み、それが腸の炎症をやわらげます。

熱湯　500ml
乾燥キャットニップ　小さじ2
乾燥ペパーミント　小さじ2
乾燥ラズベリー・リーフ　小さじ2

ハーブに熱湯を注ぎます。ふたをして、15分蒸らします。こして、お好みにより甘味をつけ、1時間ごとに125ml飲みましょう。

177
旅行中の下痢
有害な病原菌から身を守るには、瓶詰めの水しか飲まないこと。適切に調理された食品を食べること。食事の前には手を洗うこと。生ものは包んであるものだけを食べること。もし下痢になったら、ゴールデンシールを試してみてください。エキス小さじ½か、500－600mgカプセル2錠を、1日3回、食事の15分ほど前にとります。
注意：高血圧、妊娠中の方は、ゴールデンシールをとらないでください。

178
腸内細菌を回復させる
善玉の腸内細菌を回復させるには、下痢をしたあと2週間、アシドフィルス菌のサプリメントをとるとよいでしょう。

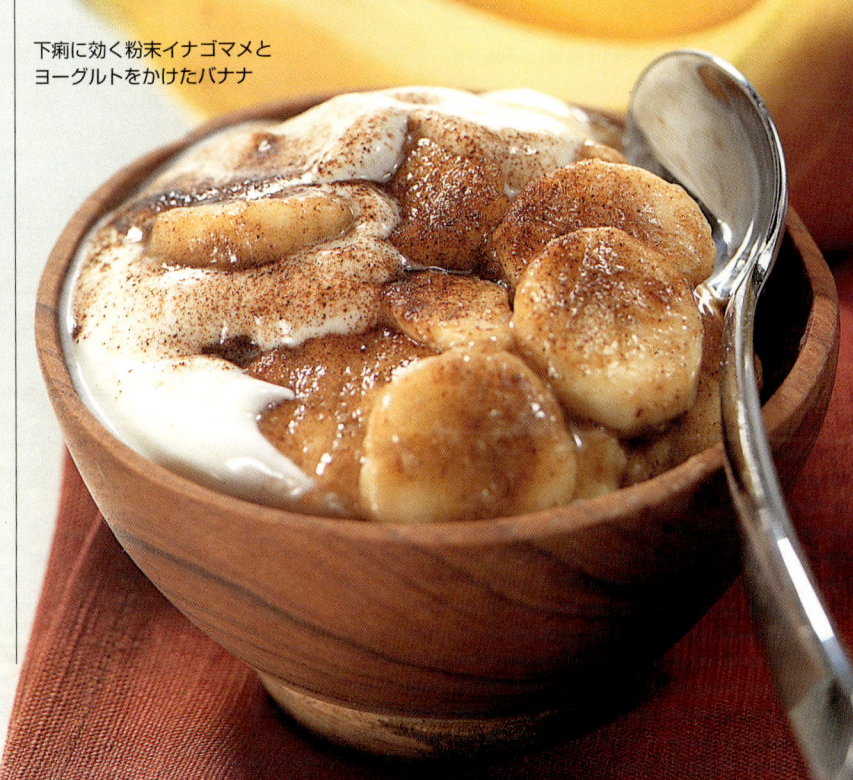

下痢に効く粉末イナゴマメとヨーグルトをかけたバナナ

吐き気

吐き気はさまざまな原因によって起こります。乗り物酔い、妊娠、食物に対する拒絶反応、神経の緊張、ウイルス、偏頭痛など、さまざまです。

179
ショウガの吐き気止め
　乗り物酔いを防ぐには、粉末ショウガの500mgカプセル6錠を、旅行出発の45分ほど前に飲むとよいでしょう。

180
ショウガの砂糖漬けを噛む
　ショウガは効果が確かな吐き気止めで、有害な副作用もありません。ショウガの砂糖漬けをひと切れ噛めば、軽い吐き気なら抑えられます。

181
吐き気に効く指圧
　乗り物酔い、つわりの吐き気を緩和する指圧リストバンドは、多くの自然食品店やドラッグストアで手に入ります。自分で作る場合、両手首の内側（手関節のしわから上に約5cm、2本の腱のあいだ）に、カラシの種子をテープで留めます。吐き気が襲ったときに、左手首を強く1分圧迫、それから右手首でくり返します。

182
つわりをやわらげる
　カップ1杯のショウガ茶でつわりがやわらぐ女性もいますが、多くの女性は吐き気を軽減するにはもっと大量にとらなければならないと感じます。カプセル状の粉末ショウガなら、それよりも高濃度です。500mgをまとめて数錠（1日最大6gまで）、少量のショウガ茶で飲むとよいでしょう。

183
吐き気を軽減する
　粗みじんにした生の根ショウガ小さじ1～2と、水1カップを鍋に入れ、ふたをして10分ほど煮出します。こして、お好みにより甘味をつけます。随時、少量ずつ飲みましょう。

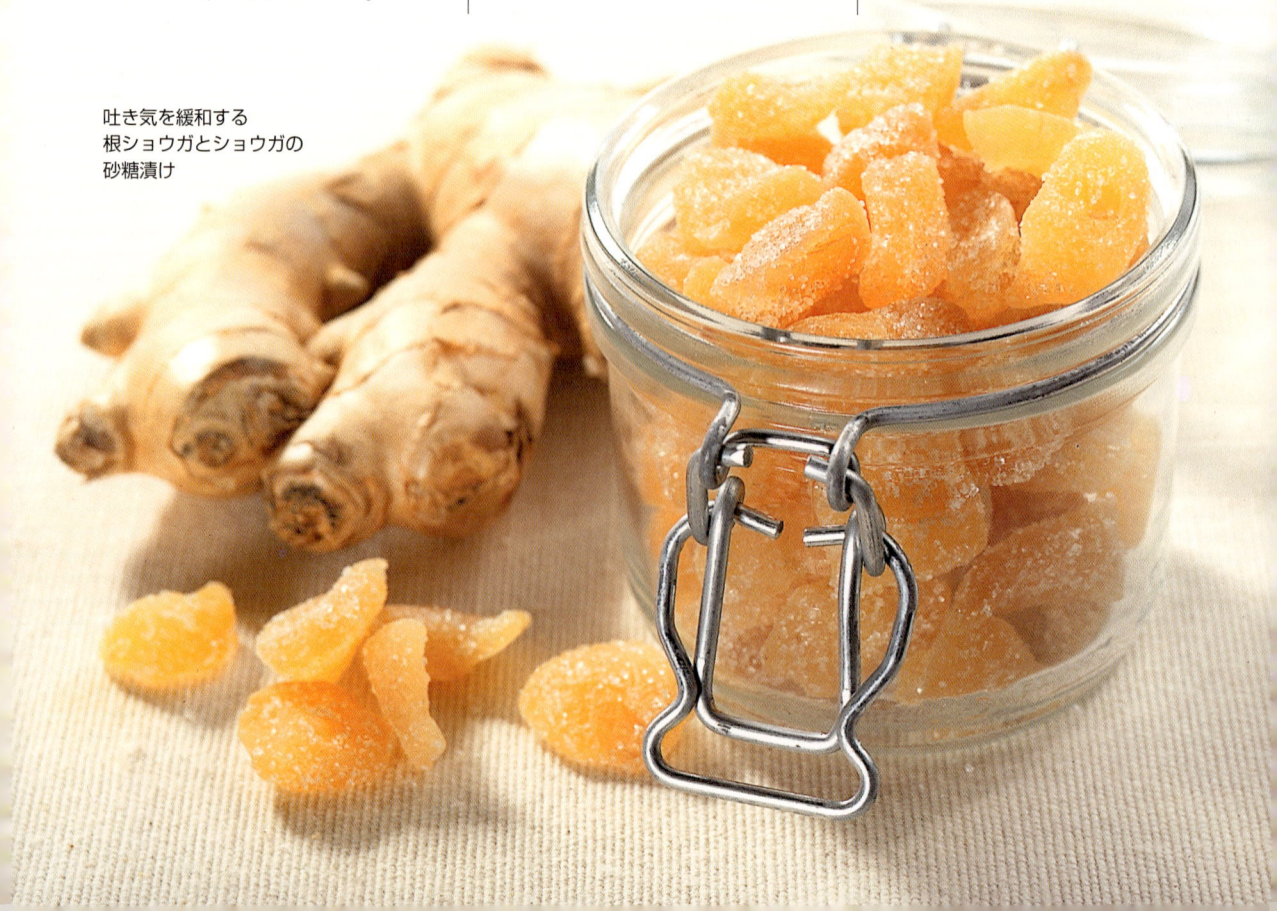

吐き気を緩和する
根ショウガとショウガの
砂糖漬け

消化不良

消化不良は、脂肪が多すぎる食物やスパイスが効いた食物、お茶、コーヒー、アルコールなどの興奮性飲料、情緒不安定などがきっかけで起こります。また、消化力は年齢とともに多少衰え、膨満、消化不良、鼓腸、疲労感の原因になります。ハーブ治療薬はそうした症状をやわらげ、消化力の改善を助けてくれます。

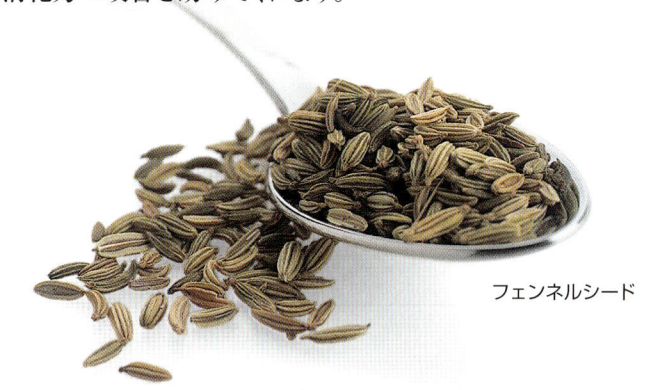

フェンネルシード

184
消化不良に効くハーブティー

フェンネルシード、ショウガ、ペパーミントはどれも消化プロセスにおだやかに作用するすぐれた薬です。その香りが特徴である芳香エッセンシャルオイルが消化液の分泌を促し、消化不良を緩和するので、鼓腸に関連した痛みの緩和に役立ちます。

水　250ml
粗みじんにした生の根ショウガ　小さじ1
フェンネルシード　小さじ1/2
乾燥ペパーミント　小さじ1/2

ショウガ、フェンネルを水を入れた鍋に入れ、ふたをして5分ほど煮出します。火からおろして、ペパーミントを加えます。ふたをして、さらに10分蒸らします。お茶をこして、お好みによりハチミツで甘味をつけ、温かいうちに飲みましょう。

185
ハーブの消化トニック

ハーブの消化トニックには、ダンデライオンやゲンチアナなど、消化液の分泌を促す苦味のあるハーブが含まれています。フェンネルやジンジャーなどのハーブはガスの痛みをやわらげます。リコリスは腸の痛みをやわらげ、トニックに甘味をつけます。

乾燥ダンデライオンルート　15g
乾燥ゲンチアナルート　7.5g
乾燥リコリスルート　7.5g
乾燥フェンネルシード　7.5g
ジンジャールート　7.5g
ウォッカ　1瓶

ハーブをミキサーにかけ、粗い粉末にします。広口瓶に入れ、ひたひたに浸かるくらいウォッカを入れ、さらに5cmプラスします。よくかきまぜ、ふたをして、暗く暖かい場所に置きます。ハーブが沈殿しないように、毎日、瓶を振ってください。2週間後、モスリン布を重ねて液をこし、保存します。これがトニックです。遮光ガラス容器に入れ、冷暗所で保存します。3年は効果が持続します。消化液の分泌を促すため、食事の15分ほど前に、小さじ1/2をお湯60mlで希釈して飲みましょう。

186
苦味の食物をとる

苦味は消化液の分泌を促します。昼食や夕食の前に、ハナダイコン、セイヨウタンポポ、チコリーなど、ひと握りの青物が入ったサラダを食べれば、苦味の食物を楽にとることができます。

187
食物をよく噛む

消化酵素は唾液の中に分泌され、食物を食べはじめると、胃液の生成がはじまります。食物をよく噛むほど、あとの消化器系は負担が軽くなります。その上、ゆっくりと食べることで、胃や消化器官がリラックスしてよく働きます。

188
消化促進薬

少量の水分をとると消化がスムーズになりますが、大量にとると胃液が薄くなって腹部膨満や消化不良を引き起こします。消化を促進するショウガやペパーミントのお茶を、小さなカップに1杯、食事のあいだに少しずつ飲んでみてください。

潰瘍

十二指腸潰瘍、胃潰瘍の多くは、ヒリコバクター・ピロリ菌が原因であると思われます。そのため、医学的治療では一般的に、菌を根絶するために抗生物質を服用しなければなりません。しかしながら、ストレスや食事などのほかの要因も、潰瘍を起こす一因となっているのです。

189
刺激になる食物を避ける

潰瘍は簡単にいうと胃にできた開放傷なので、胃の内壁を保護することが大切です。アスピリン、イブプロフェン、煙草、コーヒー、アルコールは避けましょう。それらはすべて胃腸をひどく刺激します。ただし、スパイシーな食品は（それが気にならなければ）避ける必要はありません。スパイシーな食品が潰瘍を引き起こすという俗信がありますが、実際は、カイエンペッパーなどは炎症を緩和する効果があり、潰瘍による出血を止めることができるのです。

190
制酸剤を控える

潰瘍のために制酸剤はとらないようにしてください。胃に余計の酸を分泌させる、リバウンド現象を引き起こします。潰瘍の痛みの緩和に、牛乳も飲まないようにしましょう。初めのうちはおだやかな制酸効果がありますが、胃に余分の酸を分泌させる原因になります。

191
リコリスで潰瘍を治す

リコリスルートは抗菌作用があり、胃を保護する粘液を増やし、潰瘍の治癒を早めます。水分停留や高血圧症を引き起こす可能性があるグリシルリチン酸を取り除いた、デグリシルリチン化リコリス（DGL）のチュアブルタイプを購入してください。1日3回、食事の20分前に、380mg錠剤2錠を服用しましょう。リコリスの効果が十分に現れるまで、最高3ヶ月かかります。

192
ストレス管理

情緒的ストレスは胃に過剰な酸の分泌を促すので、ストレス管理と緊張緩和を学ぶことが大切です。その助けとして、深呼吸エクササイズ、ヨーガ、太極拳など、リラックス療法を毎日行うとよいでしょう。

月経痛

子宮の収縮によって起こる月経痛はしばしば吐き気、頭痛、腰痛を伴います。筋けいれんを引き起こしているのは、ホルモンに似た炎症性物質です。食事内容の変更やハーブが、ホルモンバランスを整え、体の天然鎮痛成分の生成を促すのに役立ちます。

193
痛みに効く食事

オメガ3脂肪酸は鎮痛物質の生成を促します。オメガ3脂肪酸を豊富に含む食品（サバ、サケ、イワシなどの冷水魚、生のクルミ、フラックスシード・オイル）を日常の食事に取り入れましょう。また、常温圧縮したフラックスシード・オイル大さじ1、もしくは粉末フラックスシード大さじ1を毎日とることでも、食事を補えます。硬化油、飽和脂肪、多価不飽和油、赤身の肉はどれも炎症を引き起こすホルモンの生成を促進するので、避けましょう。

194
軽い痛みにはお茶を

軽い月経痛には、ショウガとカモミールで作ったお茶を飲みましょう。ショウガは痛みをやわらげ、カモミールはリラックス作用があります。

水　250ml
粗みじんにした生の根ショウガ
　小さじ1
乾燥カモミール　小さじ1

根ショウガを水を入れた鍋で、ふたをして5分煮出します。火からおろして、カモミールを加えます。ふたをして、10分蒸らします。こして、お好みにより甘味をつけ、1日にカップ3杯を限度に飲みましょう。

月経前症候群

ホルモンがアンバランス（とくにエストロゲンがプロゲステロンに対して過剰）になると、月経前症候群（PMS）の身体的、情緒的な不快な症状が起こります。その症状は、気分のむら、疲労感、水分停留、乳房の圧痛、頭痛などです。ハーブとライフスタイルの調整が症状をやわらげ、ホルモンバランスを保つのに役立ちます。

195
クランプバークの弛緩薬

クランプバークは鎮痛効果があり、子宮筋をリラックスさせるのに役立ちます。バレリアンは緊張を緩和します。ジンジャーは抗けいれん作用があり、月経をおだやかに促進することによって（痛みの原因となる）子宮の沈滞を緩和するのに役立ちます。

クランプバークエキス　30ml
バレリアンエキス　15ml
ジンジャールートエキス　小さじ1/2

エキスを遮光瓶に入れ、よく振ります。必要に応じて、1日3～4回、エキス小さじ1を少量のお湯で希釈して飲みましょう。

196
リラックスで月経痛を緩和する

情緒的、身体的ストレスが月経痛の原因になるので、リラックスのための時間を取ることが大切です。横になって、お腹の上に湯たんぽを置き、少なくとも30分は休みましょう。

197
カフェインの排除

月経痛は、たいていエストロゲンの過多とプロゲステロンの過小が原因で起こります。カフェインはエストロゲンの新陳代謝を妨げます。また血糖値の変動も引き起こし、それが月経痛を悪化させます。コーヒー、紅茶、コーラ、チョコレート、カフェイン含有の一般市販薬（例えば、月経痛緩和処方）は避けましょう。

198
ホルモンバランスを保つために食べる

カフェイン、不健康な（飽和、多価不飽和、硬化）脂肪、赤身の肉、アルコール、砂糖などはすべてエストロゲンの生成を促進し、月経前症候群の症状を悪化させます。高繊維質食品（生鮮野菜、果物、全粒穀物、マメ科植物、ナッツ類、種子類）をたくさん食べて、体が過剰なエストロゲンを排除するのを助けましょう。

199
よい脂肪でホルモンバランスを保つ

飽和、硬化、多価不飽和の脂肪や油はホルモンのアンバランスの原因になりますが、必須脂肪酸が豊富に含まれた食品はホルモン値のバランスを保つのに役立ちます。オメガ3必須脂肪酸が豊富に含まれた食品を、1日に少なくとも1品はとりましょう。サケ、サンマ、マスなどの冷水魚、クルミ、フラックスシード・オイルなどから選ぶとよいでしょう。イブニング・プリムローズ、ブラックカラント、ボラージなどの油に含まれているガンマ・リノレン酸（GLA）も、ホルモンバランスを保つのに役立ちます。毎日、GLA240mg相当のカプセルを服用しましょう。

200
水分停留には余分にビタミンB_6をとる

ビタミンB_6は、乳房の圧痛、気分のむら、頭痛など、月経前症候群の症状に関連する水分停留の緩和に役立ちます。高力価ビタミンBコンプレックスとともに、1日に50～100mgをとってください。

201
気分のむらをなくす運動

定期的な運動（1日最低30分）はエストロゲン値を下げる効果があり、月経前症候群にしばしば付随して起こる、気分のむら、憂鬱、不安などによく効きます。

202
PMSにハーブ

チェイストツリーベリーは鎮静作用、抗けいれん作用があり、ホルモン値のバランスを保つのに役立ちます。1日3回、チェイストツリーベリー・エキス小さじ1/2を、少量のお湯で希釈して飲みましょう。最大の成果を得るには、少なくとも6ヶ月は続けてください（長期服用可）。

203
ダンデライオンで水分停留を緩和する

ダンデライオンリーフは、月経前症候群の水分停留を安全に緩和するおだやかな利尿剤です。

熱湯　250ml
乾燥ダンデライオンリーフ　小さじ1

ダンデライオンリーフに熱湯を注ぎます。ふたをして、10分蒸らして、こします。必要に応じて、1日にカップ3杯を限度に飲みましょう。

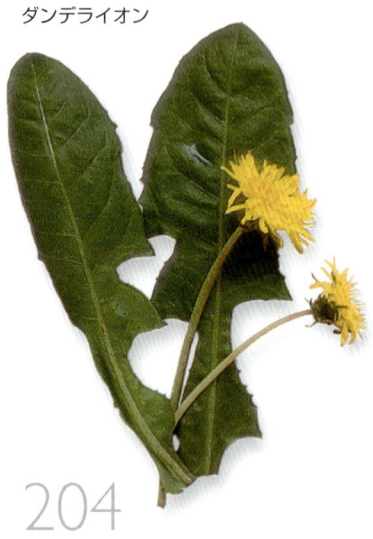

ダンデライオン

204
PMSに効くアロマセラピー・バス

エプソムソルト、クラリーセージ、ラベンダーのエッセンシャルオイルを入れたぬるめのお風呂は、情緒的緊張を緩和するのに役立ちます。

エプソムソルト　250g
ラベンダー・エッセンシャルオイル　10滴
クラリーセージ・エッセンシャルオイル　5滴

エプソムソルトとエッセンシャルオイルをまぜ、ぬるめのお風呂に加えます。20分ほど浸かりましょう。

更年期障害

更年期障害はホルモンの減少によって起こり、のぼせ、月経不順、膣の乾燥、気分のむらなど、しばしば身体的、情緒的症状を伴います。心臓病や骨粗鬆症も、エストロゲン値の低下に関連があります。自然療法はそうした症状を緩和し、閉経後に起こる変性疾患を防止するのに役立ちます。

205
食物ストレッサーを避ける

気分のむらや憂鬱の一因となる、炭水化物や糖分は避けてください。ほてりを起こす、アルコールやカフェインの摂取量を制限しましょう。1日を通じて少量の高タンパク質の食事や間食をとると、血糖値のバランスを保ち、エネルギー値を安定させ、副腎を強化するのに役立ちます。

206
骨を強く保つために食べる

骨を強く保ち、骨粗鬆症を防止するために、低脂肪の乳製品、暗緑色の葉もの野菜、骨つきイワシの缶詰などを、1日に少なくとも2品はとるようにしてください。どれもすぐれたカルシウム源です。それに加えて、最低カルシウム1000mg、マグネシウム500mgを補給できるカルシウム-マグネシウム・サプリメントを、毎日とりましょう。

207
更年期障害にハーブ

閉経後、卵巣はホルモンの生成をストップしますが、副腎などの他の内分泌腺が、ある程度、エストロゲンその他のホルモンの生成を引き継ぎます。副腎機能をサポートするには、シベリアンジンセンを毎日とるとよいでしょう。液体のジンセンエキス小さじ1/2を1日1回、もしくはエレウテロサイド（ジンセンの主要有効成分）標準化エキス250mgを1日2回、とりましょう。シベリアンジンセンは6週間まで服用しても安全です。

注意：高血圧症の方は、どのタイプのジンセンであっても、使用前に医師に相談してください。

208
定期的な運動

定期的に運動をすると、更年期障害の不快な症状の多くは緩和できます。定期的な有酸素運動は心臓病のリスクを低下させ、情緒的緊張のはけ口になります。週4日、1日最低30分を目標にします。さらに、骨密度を維持するために、ウェイトトレーニングの道具を使ったワークアウトや、激しいガーデニングのような強化運動も、週2回、最低30分のセッションを取り入れましょう。

クルミ

209
膣の乾燥にコンフリー軟膏

膣が乾燥すると、慢性の膣感染症にとって最適環境となるともに、性交痛も起こります。コンフリー軟膏は膣組織をなめらかにして、回復させます。コンフリーには、健康で新しい細胞の増殖を促進するアラントインという成分が含まれています。毎日、入浴後、治癒するまで、コンフリー軟膏小さじ1/2を膣組織に塗ります。

210
フェイシャル・ミスト

ほてりを静めるアロマセラピー・フェイシャル・ミストを作りましょう。

ローズウォーター　125ml
ラベンダー・エッセンシャルオイル　10滴

スプレーボトルに材料を入れます。よく振って、さらに冷却効果を増すために冷蔵庫に入れます。必要に応じて、顔にスプレーしましょう。

ラベンダー

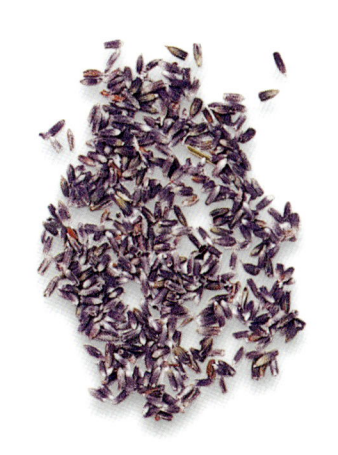

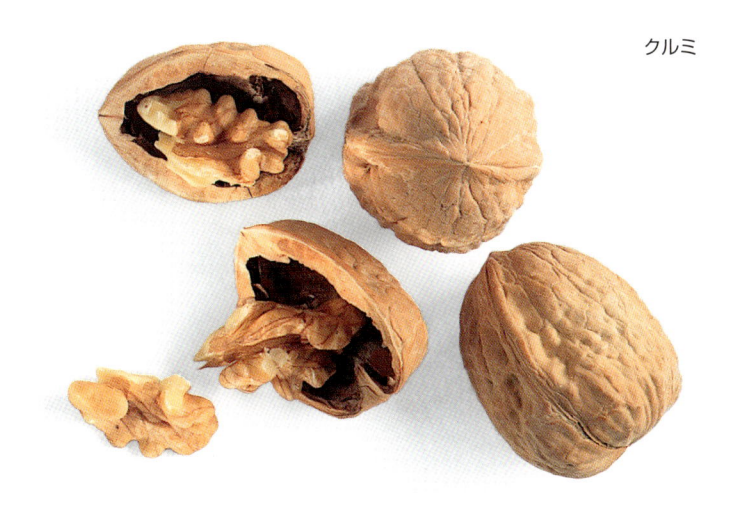

211
ほてりを冷ます

ほてりは更年期障害でもっともよく見られる症状です。ほてりの緩和にはセージのお茶が効きます。セージの強力な収斂作用が、発汗を最大50％減少させます。

熱湯　250ml
乾燥セージ　小さじ2

セージに熱湯を注ぎます。ふたをして、10分蒸らして、こします。お好みにより甘味をつけ、就寝前、もしくは1日を通じて必要時に飲みましょう。

212
体によい脂肪を大量にとる

膣の乾燥を感じたら、必須脂肪酸を十分とってください。フラックスシード、クルミ、サケやイワシなどの脂肪性の魚は、オメガ3脂肪酸の宝庫です。皮膚、髪、体の組織を健康で柔軟に保つために、週に数回、魚を食べるか、フラックスシード・オイル大さじ1、または粉末フラックスシード大さじ1を、毎日とりましょう。ガンマ・リノレン酸（GLA）240mgのサプリメントを、毎日とるのもよいかもしれません。GLAは、イブニングプリムローズ、ボラージ、ブラックカラントなどのオイルに含まれる必須脂肪酸です。

213
大豆を食べる

豆腐、テンペなどの大豆食品や大豆は、植物エストロゲンを含んでいます。これはエストロゲンと似た作用を持つ物質で、ホルモンバランスを保つのに役立ちます。毎日、豆腐食品を60gほど食べましょう。

214
ブラックコホッシュでエストロゲン値のバランスを保つ

ブラックコホッシュはエストロゲン値のバランスを保つ効果があり、ほてり、膣内膜の脆弱化、気分のむらを緩和するのにすぐれています。液体のブラックコホッシュ・エキス小さじ1/2を、1日2回、最低3ヶ月はとりましょう。

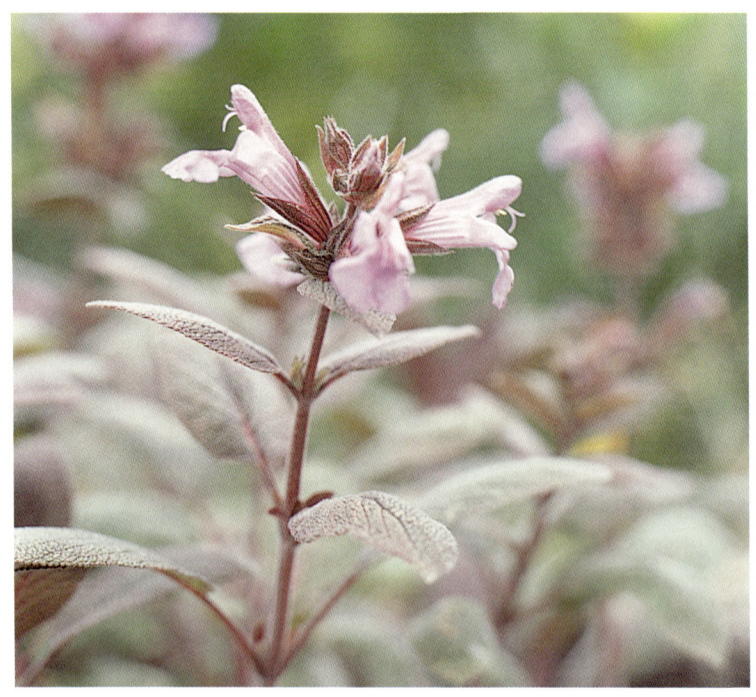

抗菌作用があるパープル・セージ

イースト菌感染症(カンジダ膣炎)

イースト菌感染症は、膣のかゆみ、過敏症、白色の分泌物を伴った炎症が特徴です。これらは、カンジダアルビカンスという膣内に普通に存在する菌(イースト菌の一種)の増殖によって引き起こされます。この増殖は、膣内の酸のバランスを狂わせるストレス、糖分の多い食事、ホルモンの変動などにより、全身の抵抗力が低下したときによく起こります。

217
イースト菌感染症を防ぐ

イースト菌感染症を防ぐために、カンジダ菌の増殖を促す、窮屈な服や合成繊維の下着は避けます。香料入りトイレットペーパー、デオドラント・ソープ、デオドラント・タンポン、生理ナプキンも使用を控えましょう。どれも敏感な膣組織を乾燥させ、感染性細菌の繁殖の下地を作る化学物質を含んでいます。

218
ハーブの膣洗浄液

タイム、ローズマリー、セージの濃い煎じ汁は、強力な感染症ファイターです。菌の繁殖を阻止する抗菌作用、組織の炎症を静める収斂効果を持っています。

熱湯　375ml
乾燥タイム　小さじ2
乾燥ローズマリー　小さじ1
乾燥セージ　小さじ1

ハーブに熱湯を注ぎ、ふたをして、20分蒸らします。こして、1日2回、膣洗浄液として使用しましょう。

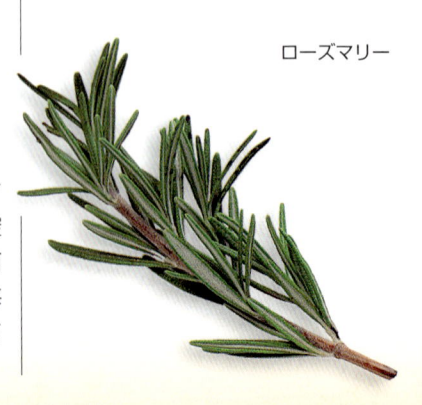

215
カンジダ菌を兵糧攻め

糖類や精製した食品はカンジダ菌を増殖させるので、そういう食品を避けることで膣炎を予防しましょう。アシドフィルス菌のサプリメントを毎食時に1錠、1ヶ月間、とりましょう。カンジダ菌を抑える善玉の膣内常在細菌を呼び戻すのに役立ちます。

216
善玉の膣内細菌を復活させる

イースト菌感染症にかかったら、アシドフィルス菌カプセルを就寝前に膣内に挿入して、善玉の膣内常在細菌の復活を助けましょう。2週間ほど、毎晩、続けます。カプセルは夜のあいだに溶解します。

ローズマリー

前立腺肥大症

40歳を越えた男性の多くが、良性前立腺過形成（BPH）、別名、前立腺肥大症と診断されます。症状は頻尿、排尿力の低下など。前立腺肥大症は加齢に伴うホルモンの変化によって引き起こされます。食事内容の変更やハーブ治療法が効果を上げることも少なくありません。すべての病気と同様、正確な診断のためには、医師の診察を受けてください。

219
体によい脂肪をとる

コレステロールや脂肪が多い食事は、前立腺肥大を促進するジヒドロテストステロンというホルモンの生成を増大させます。飽和脂肪、硬化脂肪、多価不飽和の油を減らし、その代わりにエクストラ・バージン・オリーブオイル、生のナッツ類・種子類、アボカド、サケやマスなどの冷水魚に含まれる、体によい脂肪をとりましょう。

220
前立腺の健康に パンプキンシード

パンプキンシードは、前立腺の健康を維持する栄養素、亜鉛をとくに豊富に含んでいます。毎日、生の種子30gを食べ、亜鉛サプリメント30mgをとりましょう。

221
ソウパルメットをとる

ソウパルメットは、ジヒドロテストステロンの生成を阻害することによって、前立腺肥大症を緩和するハーブです。主要有効成分、脂肪酸、ステロール85％含有の標準化ソウパルメット・エキス160mgを、1日2回、とりましょう。結果を見るのに、6週間ほど続けて使用する必要があります。

前立腺を健康に保つ
パンプキンシード

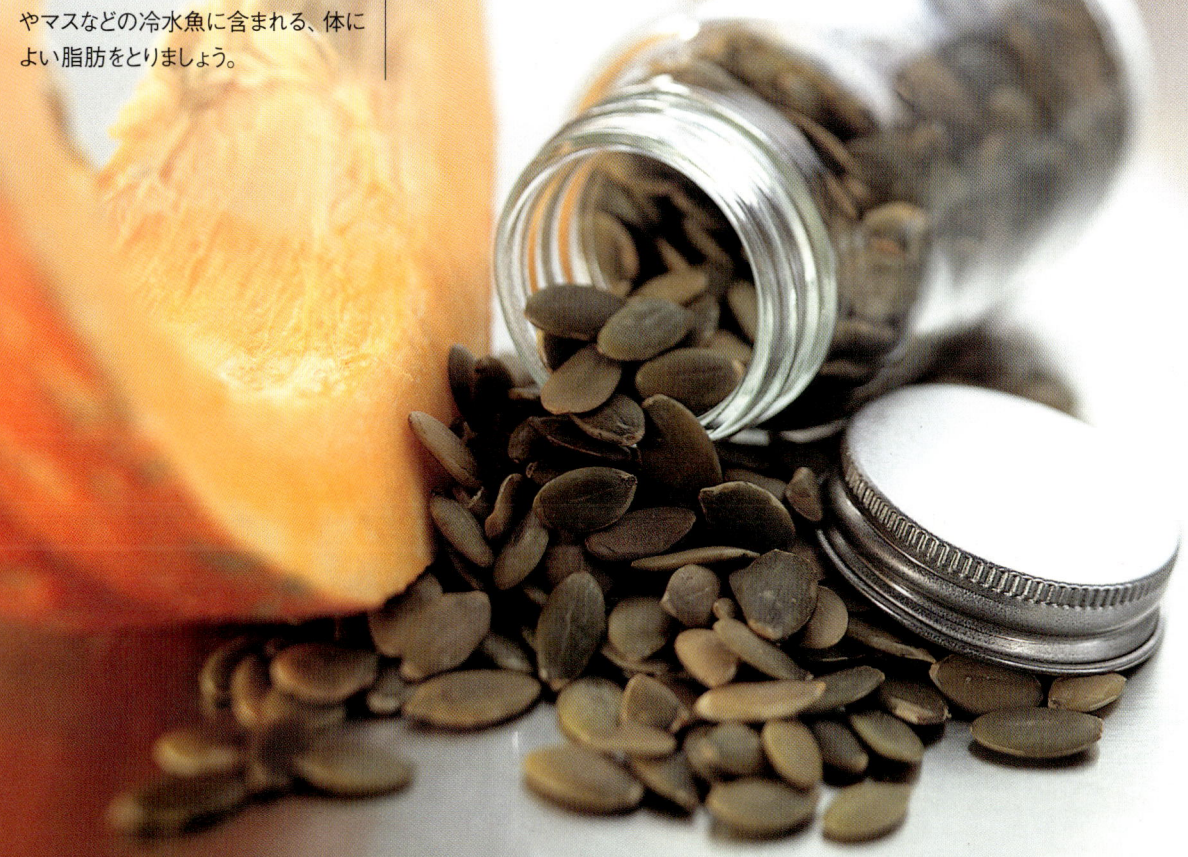

尿路感染症

尿路感染症は一般に、女性の場合は膀胱炎、男性の場合は尿道炎という名で知られています。最初の徴候（灼熱感、頻尿）が現れた時点で見逃さないことが、より深刻な感染症を予防するために重要です。どんなタイプの尿路感染症でも、熱が出る、尿に血が混じるということがあれば、医師の診察を受けてください。

222
クランベリージュースを飲む

クランベリージュースは膀胱感染症の予防と治療を助けます。膀胱壁をすべりやすくして、細菌が付着するのを妨げる効果があるからです。

水　60ml
無糖クランベリージュース　125ml
無糖リンゴジュース　60ml

材料をグラスで混合します。膀胱感染症の最初の徴候が現れたら、毎日、グラスに6杯飲みましょう。この種の病気にかかりやすければ、予防対策として、毎日、グラスに2杯飲みましょう。

クランベリーとリンゴのジュース

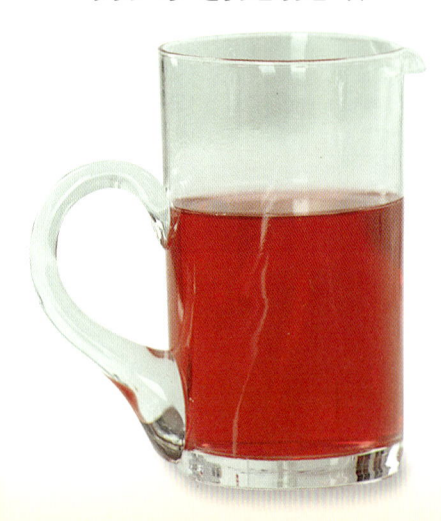

223
細菌を洗い出す

水をたっぷり（1日に最低グラスに6杯）飲むと、膀胱から問題を起こす細菌を洗い流すことになるので、膀胱感染症の予防になります。

224
パセリ茶を飲む

パセリは自然な利尿効果があり、病原菌がいる膀胱を洗浄するのに役立ちます。

粗みじんにした生のパセリ　20g
水　2.5ℓ

パセリと水を鍋に入れ、ふたをして5分煮出し、15分蒸らして、こします。膀胱を洗い流すために、3時間にわたってパセリ茶を飲みましょう。

225
ウバウルシ・ティーを飲む

ウバウルシは、尿路感染症に効く強力な殺菌効果があります。

熱湯　250ml
乾燥ウバウルシ・リーフ　小さじ1

葉に熱湯を注ぎます。ふたをして15分蒸らして、こします。感染の最初の徴候が現れたら、1日にカップに3杯飲みましょう。症状がおさまったあとも3日間は続けてください。あるいは、ウバウルシ・チンキ小さじ½を少量のお湯で希釈して、1日3回、とります。ウバウルシはアルカリ環境でもっとも効果を発揮するので、これをとっているあいだはクランベリージュースを控えてください。

226
感染症を食い止める

ウバウルシ、エキナシア、ゴールデンシールは尿路感染症を食い止める強力な処方箋になります。

ウバウルシエキス　30ml
エキナシアエキス　15ml
ゴールデンシールエキス　15ml

エキスを遮光瓶で混合します。よく振って、1日4回、小さじ1を少量のお湯で希釈してとりましょう。
注意：高血圧症、妊娠中の方は、ゴールデンシールをとらないでください。

227
サンダルウッド・バスで不快感をやわらげる

アロマセラピー・バスは、膀胱の感染症に付随することが多い、骨盤の不快感をやわらげるのに役立ちます。サンダルウッドはアーユルヴェーダ医療で尿路感染症治療に使用されています。サンダルウッド・エッセンシャルオイル10滴を適温のお風呂に加え、20分浸かって、骨盤の不快感をやわらげます。膀胱炎が治まるまで、毎日くり返しましょう。

疝痛とおむつかぶれ

赤ん坊の疝痛は、ガス、腹部膨満、鼓腸、癇癪などの特徴があります。通常のおむつかぶれ（赤くただれ、おむつの範囲全体におよぶ）にはハーブ軟膏を使って、デリケートな皮膚を治療し、保護してください。カンジダ菌によるまれなおむつかぶれ（真っ赤になり、脚や臀部のしわの中にもできる）には軟膏は使わず、ハーブ・パウダーを振りかけます。

228
疝痛を食い止めるために避けるべき食品

人工栄養で育った幼児では、疝痛のいちばんの原因は牛乳です。ところが、母乳で育つ赤ん坊でも、母親がその子のデリケートな消化管が耐えられないようなものを食べていた場合、疝痛を患うことがあります。それを踏まえて、授乳中の母親は乳製品、スパイシーな食品、カフェイン（お茶、コーヒー、チョコレート）などをとらないようにすべきでしょう。疝痛を起こす原因になる食品はほかにも、キャベツ、カリフラワー、ニンニク、小麦、柑橘類、大豆製品、トウモロコシ、卵などがあります。

229
カモミールで疝痛のけいれんを緩和する

抗けいれん作用があり、おだやかな鎮静作用もあるカモミールは、疝痛による心身の両面の緊張をやわらげます。カモミールを使って赤ん坊の疝痛をやわらげる方法は2通りあります。ひとつは、カモミールの精油2滴をたらいのお湯に入れ、赤ん坊をそっとお風呂に入れる方法。もうひとつは、カモミールの精油5滴をアーモンド・オイル30gに加え、赤ん坊の腹部をそっとマッサージする方法です。

230
疝痛に効くハーブ

カモミールとフェンネルは消化を促進し、ガスの放出を助けます。

熱湯　250ml
乾燥カモミール　小さじ1
フェンネルシード　小さじ1

ハーブにお湯を注ぎます。ふたをして、10分蒸らします。こして、必要があるたびに、スポイト1杯分を赤ん坊に与えてください。

231
疝痛は温めて治す

疝痛の痛みをやわらげるには、赤ん坊の腹部に温かい湯たんぽを数分あてるとよいでしょう。

232
炎症を起こした肌に効くお風呂

オートミールには炎症を起こした肌の消炎を促す物質が含まれています。ロールドオート100gをミキサーで細かく挽きます。消炎効果があるラベンダーの精油とともに、ぬるいお風呂に加えます。赤ん坊をそっとお風呂に入れます。石けんの使用は控えてください。繊細な肌をさらに刺激してしまいます。

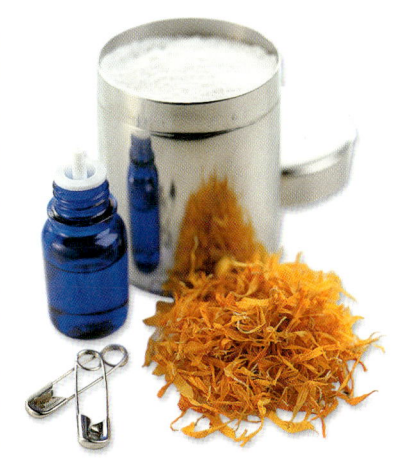

おむつかぶれを防ぐ
ハーブのベビーパウダー

233
かぶれの予防にハーブのベビーパウダー

ハーブのベビーパウダーは余分な水分を吸収するので、おむつかぶれの予防に役立ちます。カレンデュラは抗真菌作用があり、ラベンダーの精油は肌の炎症をやわらげます。

乾燥カレンデュラフラワー　15g
アロールートパウダー　100g
ラベンダーの精油　小さじ1/4

カレンデュラフラワーから花弁をむしり取り、清潔なコーヒー・ミルで挽いて、細かい粉末にします。アロールートパウダーにまぜ入れ、ラベンダーの精油を1滴ずつ加え、指先で十分まぜあわせます。おむつ交換のたびに、赤ん坊の肌にパウダーをつけてください。

234
カレンデュラ軟膏

赤ん坊の繊細な肌をかぶれから守り、かぶれた肌の回復を促進するには、おむつ交換のたびにカレンデュラ含有軟膏を塗るとよいでしょう。

関節炎

関節炎は関節と軟骨の炎症で、体のどの部分でも起こります。関節炎でもっとも一般的なのが変形性関節症で、その主の症状は痛みと硬直です。それらは症状が出た関節を休ませれば、おおむね緩和されます。関節リウマチはあらゆる年代の人を襲う炎症性疾患で、体が自己組織を攻撃してしまう自己免疫疾患であると考えられています。一次症状は、痛むこわばった関節が、腫れて、触ると痛くなり、変形してしまいます。疲労感、微熱、気分の落ち込みなどが、関節リウマチに付随して起こることがあります。

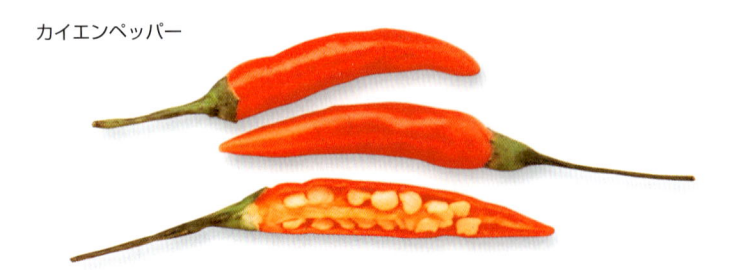

カイエンペッパー

235
食物アレルゲンを避ける

関節リウマチの人は食物アレルギーを持っていることが多いので、専門家の指導を受けるとよいでしょう。手始めは、もっとも一般的な食物アレルゲン(小麦、トウモロコシ、牛肉、乳製品)の排除です。ナス科植物の食品(トマト、ジャガイモ、ナス、カイエンペッパー)を避けることも役立ちます。

236
体によい脂肪をとって炎症をやわらげる

炎症を緩和するには、飽和動物脂肪を避け、不飽和、硬化、半硬化の油を食事から排除するとよいでしょう。炎症を軽減する体によい脂肪には、エクストラ・バージン・オリーブオイル、冷水魚(サケ、イワシ、ニシン)やクルミ、フラックスシードに含まれるオメガ3脂肪酸があります。主要脂肪源としてオリーブオイルを使い、オメガ3脂肪酸が豊富な食物を、1日1～2回、とりましょう。

237
関節炎に効くサプリメント

変形性関節症には、グルコサミン・サルフェイト500mgを、1日3回、とりましょう。痛みや炎症を緩和する効果があり、軟骨の再生を促します。関節リウマチには、ブロメライン400mgを、1日3回、食間にとってください。関節の腫れを軽減する効果があります。

238
ハーブの抗炎症剤

ショウガ(ジンジャー)とウコン(ターメリック)は、関節リウマチに伴う炎症の軽減に役立ちます。それらを料理に頻繁に使い、ジンジャーパウダー500mgカプセル1錠、またはクルクミン(ウコンの有効成分)400mgカプセル1錠を、1日3回、飲みましょう。

239
カイエン・クリーム

関節炎の痛みの緩和には、カイエンペッパーの有効成分カプサイシン含有クリームを痛みのある部分に塗ります。

240
アロマセラピーで痛みの軽減

ユーカリ、ローズマリーのエッセンシャルオイルを入れた熱いお風呂は、関節の痛みや硬直を緩和するのに役立ちます。お風呂のお湯に各5滴加え、15分ほど浸かりましょう。

241
関節可動性のために運動を続ける

ウオーキング、太極拳、ヨーガ、水泳など、軽い運動は、関節への血液循環をよくし、軟骨の喪失を鈍化させ、関節可動域を広げます。1日最低30分の運動を目標にしましょう。有酸素運動と同様にストレッチ運動も忘れずに行ってください。

筋違いとねんざ

筋違いは筋肉を伸ばしすぎたときに起こります。ねんざは靱帯を痛めることで、たいてい関節をひねった拍子に起こります。どちらも症状は、患部の痛み、腫れ、あざ、硬直などです。

242
筋挫傷の応急手当

ただちに患部を高くして、腫れと炎症を軽減するために冷湿布をします。初日は、少なくとも6時間のあいだ、1時間ごとに20分の冷湿布をします。2日目、3日目は、20分の冷湿布を1日に少なくとも3回は行います。腫れを最小限に抑えるため、伸縮性のある圧縮包帯を巻きましょう。

243
冷湿布を作る

自家製の冷湿布を作るには、プラスチック製食品保存容器に水と消毒用アルコールを3対1の割合でいっぱいに入れます。凍結させて、必要に応じて使用してください。

244
治癒を早めるために運動を

数日間はなるべく患部を動かさないようにしましょう。当初の鋭い痛みと腫れが治まったら、軽いストレッチ運動からはじめ、普通に体を動かして硬直を解消します。ストレッチ運動は患部への血液循環を増加させ、瘢痕組織の形成を防ぐのに役立ちます。

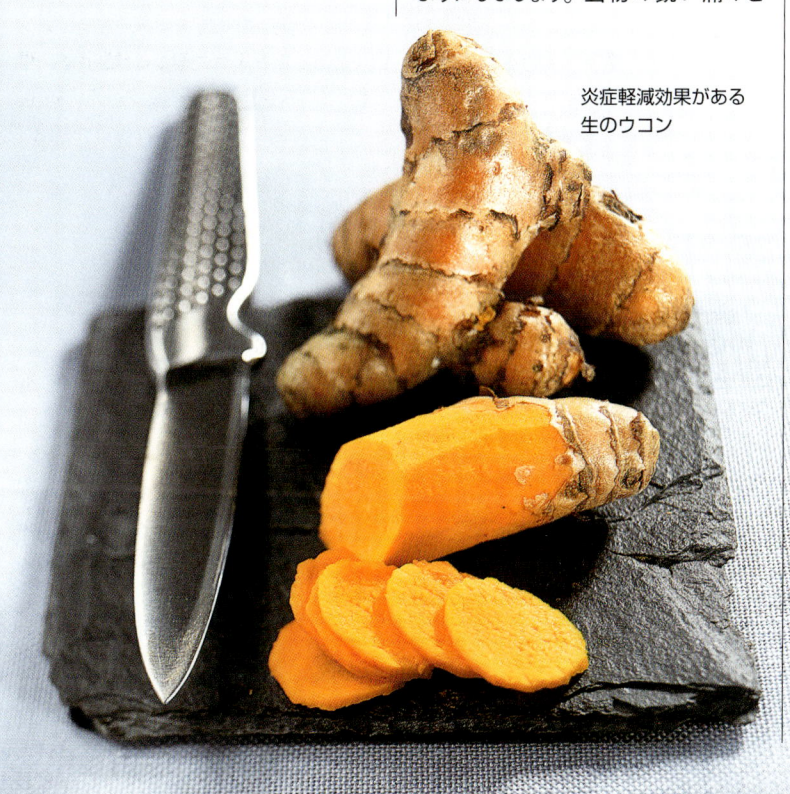

炎症軽減効果がある生のウコン

245
ハーブの痛み止め

バレリアンは強力な鎮静剤、ジンジャーは抗炎症剤です。ホワイトウィローバークはアスピリンのもととなった化合物、サリシンを含みます。

バレリアンエキス　30ml
ホワイトウィローバーク　15ml
ジンジャーエキス　7.5ml

エキスを混合し、遮光瓶で保存します。必要に応じて、1日4回まで、混合エキス小さじ½〜1をお湯60mlで希釈して飲みましょう。

246
炎症にはウコンをとる

筋挫傷に伴う炎症は、ウコンの助けを借りて軽減できます。1日2回、ウコン300mgをとるか、粉末状のウコンを料理にたっぷりと加えましょう。カレー、スープ、卵や野菜料理に入れるとよいでしょう。

247
アルニカで治癒を促進する

アルニカは、腫れ、あざ、炎症を抑えるのに役立ちます。1日3回、傷が治るまで、アルニカ・ジェルを筋挫傷の患部にたっぷりとつけましょう。
注意：アルニカは傷ついた皮膚には使わないでください。

248
回復を早めるために、温湿布と冷湿布を交互に

腫れや痛みが引いたあと、患部を交互に温めたり冷やしたりすると、血液循環がよくなり、回復が早まります。温湿布を5分、それから冷湿布を3分。これを3回くり返して、最後は冷湿布で終わります。

249
塩の温湿布で痛みを緩和する

塩の温湿布は痛みを緩和し、血液循環をよくします。それはつまり回復を早めるということです。塩500gを厚手の鍋で加熱します。熱した塩を清潔なソックスに流し込みます。詰めすぎないようにしましょう——お手玉くらいの柔軟さが必要です。端をしっかりとピンで留め、温かいソックスを筋肉の痛む箇所にあてます。30分ほどそのままにします。

250
アロマセラピー・マッサージで硬直を防ぐ

定期的なマッサージは、筋挫傷の後遺症である筋硬直を防止するのに役立ちます。ローズマリー、ペパーミントのエッセンシャルオイルは血液循環をよくします。

アーモンドオイル　30ml
ローズマリー・エッセンシャルオイル　15滴
ペパーミント・エッセンシャルオイル　5滴

オイルを遮光瓶で混合します。よく振って、回復するまで、毎日、少量を傷ついた筋肉にすり込みます。

腰痛

腰痛が起こるもっとも一般的な原因は、姿勢の悪さ、運動不足、腹部や腰の筋肉の弱さ、不用意に重い物を持ち上げることなどです。ヨーガ、鍼、カイロプラクティック治療が、慢性的な腰痛の緩和にしばしば有効です。さらに、背中と腹部の筋肉を強化する運動も欠かせません。腰痛に伴って、脚や足のしびれ、膀胱や腸の機能低下が現れたら、ただちに医師の診察を受けてください。

251
冷凍庫にあるもので間に合わせる

冷凍のグリンピースやコーンの大型パッケージは、アイスパックの手頃な代用品になります。

252
腰痛の応急手当

腰の痛みや筋違いの最初の徴候が現れたら、腰に20分の冷湿布をして炎症を緩和します。冷湿布の間隔は15分あけて、随時、くり返します。アイスパックか、コールド・ゲル・パックを使い、必ずタオルで包んで、肌が凍傷にならないようにしてください。

253
筋肉痛に効くアルニカ

アルニカのジェルや軟膏は筋肉の痛みをやわらげるのに役立ち、抗炎症効果があります。また、治癒を早める効果もあります。痛みが引くまで、1日3〜4回、たっぷりと腰にすり込みましょう。

アルニカ軟膏を塗って筋肉痛を緩和する

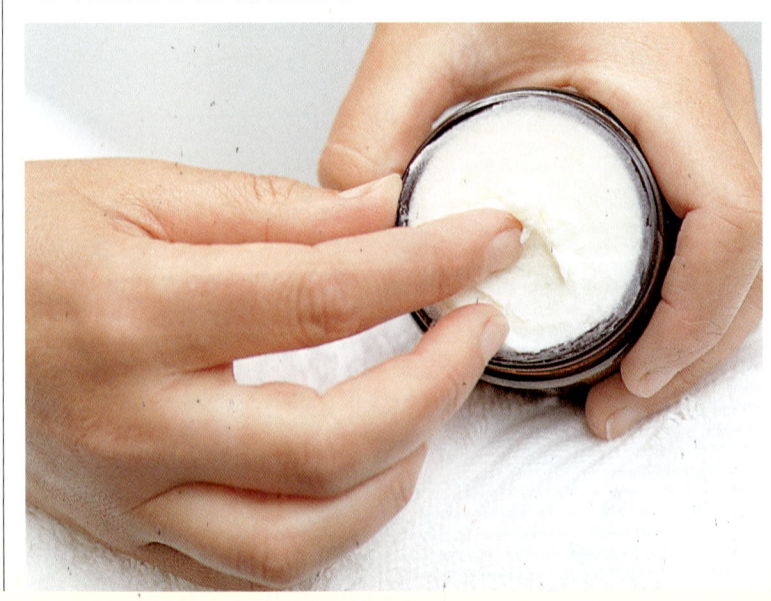

注意：アルニカは傷ついた皮膚には使わないでください。

254
アロマセラピーで痛みを緩和する

腰痛の初期の炎症がおさまったら、熱いアロマセラピー・バスに浸かって、治癒を早め、痛みを軽減しましょう。エプソムソルトは体をほぐします。マジョラムは痛みの緩和に役立ち、くつろいだ気分にさせます。ローズマリーは筋肉の硬直をやわらげます。ラベンダーはおだやかな抗けいれん作用と、鎮静作用があります。

エプソムソルト　250g
マジョラム・エッセンシャルオイル　5滴
ローズマリー・エッセンシャルオイル　5滴
ラベンダー・エッセンシャルオイル　5滴

エプソムソルトとエッセンシャルオイルをまぜあわせ、お風呂のお湯に入れます。20分入浴します。

255
筋けいれんにハーブのけいれん止め

バレリアン、スカルキャップ、クランプバークは、筋けいれんや筋肉痛を緩和するのに役立ちます。

バレリアンエキス　30ml
スカルキャップエキス　30ml
クランプバーク・エキス　30ml

エキスを遮光瓶で混合します。よく振って、小さじ1/2を少量のお湯で希釈し、1日3回、けいれんが治まるまでとりましょう。

256
腰痛予防の強化運動

腹筋の強化は、腰痛予防に欠かせません。膝を曲げて行う腹筋運動は、もっとも簡単で、有効な運動です。仰向けに寝て、膝を立て、足の裏は床に着けます。胸の前で腕を組み、ゆっくりと頭、肩、背中を持ち上げます。腰は床に押しつけたまま、腹筋を使うことに集中して上体を持ち上げます。上体を持ち上げるときは、息を吐きます。それから徐々に体を戻して、また床に寝ます。20回×5セットを限度に、できるだけくり返しましょう。
注意：この運動はマイペースで行い、無理のないようにしてください。くれぐれもやりすぎないように。

257
痛みの緩和にストレッチ運動

おだやかなストレッチ運動は、腰の痛みと硬直の緩和に役立ちます。仰向けに寝て、一方の脚は前に伸ばし、もう一方は曲げます。床に寝たままの姿勢で、曲げた脚を徐々に胸元に引き寄せます。10秒そのままの状態を保ってから、元に戻します。反対の脚でくり返します。10回×3セットを限度に行いましょう。

手根管症候群

手の絶え間ないくり返し運動が、組織の炎症と腫れを引き起こすことがあります。それが手首の骨の中の狭いトンネル（手根管）を通っている神経を圧迫するのです。症状は、痛み、うずき、しびれ、手の脱力などで、痛みが腕や肩まで広がることもあります。

258
痛みの緩和に冷湿布

手首の患部にコールドパックをあてることで、腫れが引き、炎症が緩和され、手根管症候群に伴う痛みがやわらぎます。手首の患部にコールド・ゲル・パックか、アイスパックを、15分あてて、15分休憩します。痛みが治まるまで、随時、それをくり返してください。

259
手首の運動

おだやかな手首の運動は、手根管を広げて神経の圧迫を取るので、効果があります。肘を曲げて、手を持ち上げ、手首をぐるぐる回します。次に、拳を徐々に握り締め、それから大きく指を開きます。これを10回くり返します。1日を通してたびたびこの運動をくり返すと、とても効果があります。

糖尿病

糖尿病は深刻な疾患で、治療は必ず医療専門家の指示に従わなければなりません。2型糖尿病（別名、成人発症糖尿病）がもっとも一般的な型で、通常、インスリン生成を促進し、血糖値を抑える薬を使って治療されます。軽い2型糖尿病なら、ほとんどの場合、食事と運動で管理できます。

260
精製炭水化物を避ける

精糖や、パン、パスタ、ビスケット、ペストリーなどの白小麦粉を使った食品を食べると、血液中の血糖が過剰になります。その結果、血液中の血糖値を調節する臓器や腺に負担がかかってしまいます。そうしたものの代わりに、全粒穀物など、複合糖質をとりましょう。甘いものが好きな方は果物をとることで我慢しましょう。

261
食べて血糖値を安定させる

高繊維質食品、とくに平豆、黒豆は、水溶性繊維を含んでいるので、血糖値を正常化するのに役立ちます。タンパク質や体によい脂肪も、血糖値を安定させるのに役立ちます。1日2回、赤身のタンパク質を90gほどとりましょう。モノ不飽和脂肪を含む食品（例えば、エクストラ・バージン・オリーブオイル、生のナッツ類、種子類、アボカド）や、オメガ3脂肪酸を含む食品（例えば、サケ、イワシ、サバなどの冷水魚、クルミ、フラックスシード）も、毎日の食事で必ずとりましょう。

262
糖尿病に効くハーブ

ギムネマは、アーユルヴェーダ医療で何百年にもわたって糖尿病の治療に使用されてきました。ギムネマはインスリンの生成を高め、血糖値を下げる効果があります。1日2回、ギムネマ200mgをとりましょう。

注意：糖尿病治療薬を飲んでいる方は、必ず医師と相談の上で使用してください。

263
クロムで血糖コントロール

元素クロムは、血液中の血糖とインスリンの量を制御するのに役立ちます。1日3回、食事とともに、クロム200mcgサプリメントをとりましょう。

264
毎日の運動で血糖コントロール

定期的な運動（1日30分のウオーキングで十分）は、ブドウ糖の効率のよい利用を促し、血糖値を正常範囲に保つもっともよい方法のひとつです。また運動は体重の減少にもつながり、体のインスリン感受性が高まります。

低血糖症

低血糖症の症状は、疲労感、イライラ、頭痛、めまい、吐き気、混乱などです。一般に、こうした諸症状は食事（とくに、糖分や精製炭水化物をとった場合）の2、3時間後に現れます。食事内容の変更やハーブが血糖値とカロリー値を安定させるのに役立ちます。

265
定期的な運動

定期的な運動はブドウ糖を燃やしてエネルギーを使うので、血糖値を正常に保つのに役立ちます。毎日、ウオーキング、水泳、サイクリングなど、少なくとも30分の有酸素運動をする習慣を身につけてください。

266
ジンセンで血糖調整

シベリアン・ジンセンはエネルギーを増加し、血糖調整で重要な役割を果たす副腎を強化します。エレウテロサイド標準化エキスを購入し、1日2回、約250mgをとりましょう。6週間までの服用は安全です。
注意：高血圧症の方は、どんなタイプのジンセンであっても、使用前に医師

低血糖症　55

267
食事の提案

血糖値を安定させるために、糖分、精製炭水化物、カフェインの摂取はやめましょう。そして必ずタンパク質と脂肪を含む食事をとります。脂肪は、生のナッツ類、アボカド、オリーブオイル、冷水魚（サケ、サンマ、サバなど）に含まれる体によい脂肪を選んでください。糖の安定供給のために、少量の食事か、タンパク質が豊富なおやつを3時間ごとにとりましょう。さらに、血糖値の安定に役立つ、クロミウム・ピコリネート200mcg含有の高力価マルチビタミン＆ミネラルのサプリメントをとるとよいでしょう。

268
低血糖症にハーブティー

リコリスとバードックのお茶は、血糖値の安定に役立ちます。リコリスルートは副腎を強化、バードックルートは肝機能を強化します。どちらも血糖値調整の重要な役割を果たします。

注意：リコリスは、敏感な方に水分停留を引き起こすことがあります。高血圧症、腎臓病の方は、使用に先立って、医師や薬草医に相談が必要です。

水　750ml
乾燥リコリスルート　小さじ1
乾燥バードックルート　小さじ1

材料を鍋に入れ、ふたをして15分煮出します。こして、1日カップ3杯を限度に、1ヶ月間飲んでください。

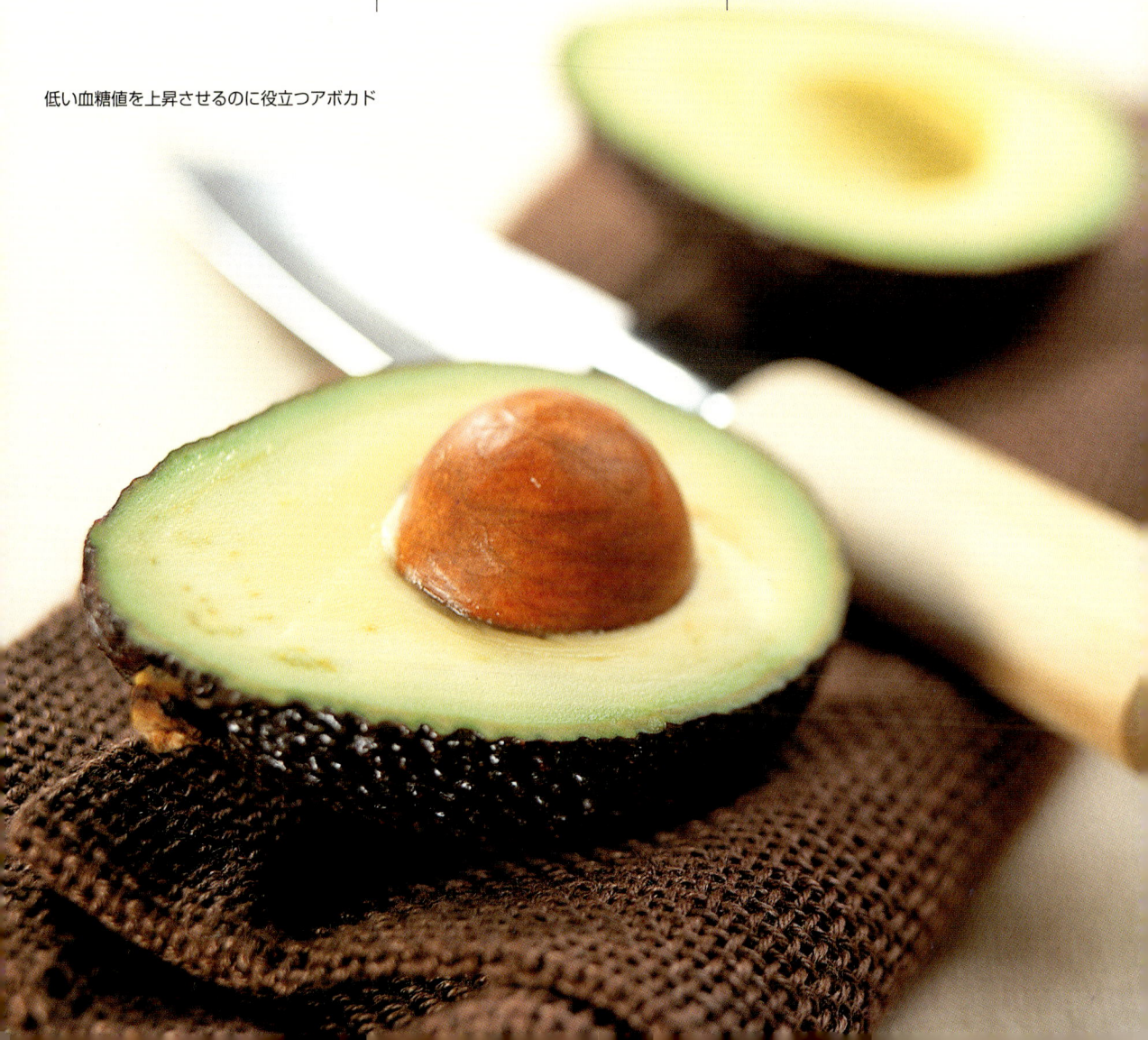

低い血糖値を上昇させるのに役立つアボカド

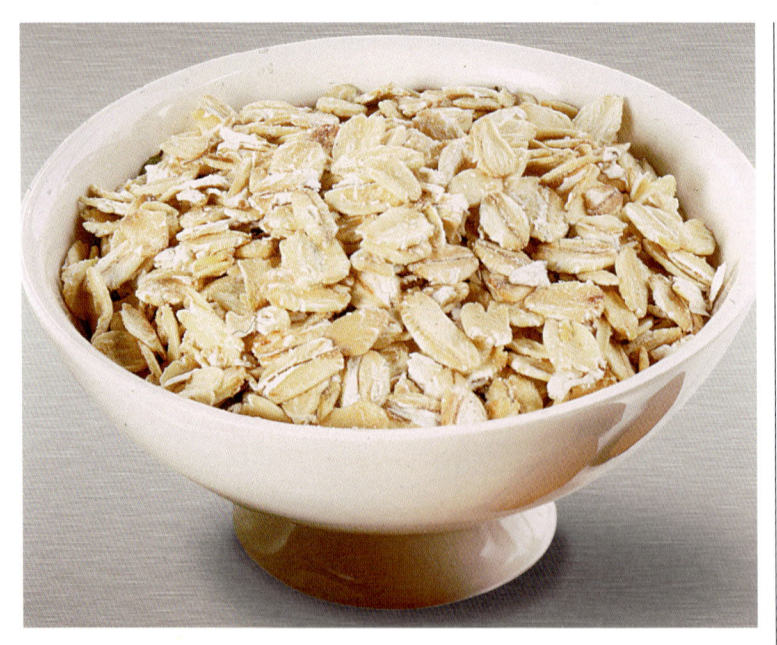

オートムギの高繊維質がコレステロールを減少させる

高コレステロール

心臓病、心臓麻痺、卒中の主な要因は、血中コレステロール値が高いことです。ほとんどの人は、飽和脂肪と硬化脂肪が多い食事とすわることが多いライフスタイルによって、コレステロール値が高くなっています。たいていの場合、単純な食事内容の変更と運動だけで、コレステロール値は健康的な範囲におさまります。

269
繊維を食べて
コレステロールを低下させる

水溶性食物繊維が豊富な食物は、腸管内の過剰なコレステロールを吸収して、体外に排出するのに役立ちます。コレステロールを下げる食品としていちばんのお勧めは、オートミール、オート麦ぬか、大麦、ドライビーンズ、マメ科植物です。毎日、少なくとも1品はとってください。さらに、毎日、野菜を5品以上と果物2品をとりましょう。リンゴ、ベリー類、オレンジ、モモ、バナナ、ブロッコリー、ニンジン、グリンピース、トウモロコシ、プルーン、ホウレンソウ、サツマイモは、どれも水溶性食物繊維を豊富に含んでいます。

270
体に悪い脂肪を
体によい脂肪と替える

飽和脂肪（バター、チーズ、肉に含まれる）や硬化脂肪（ショートニング、マーガリン、加工食品の多くに含まれる）は、血中コレステロール値を上昇させます。しかし、モノ不飽和脂肪（エクストラ・バージン・オリーブオイルに含まれる）や、オメガ3脂肪酸（冷水魚、クルミ、フラックスシードに含まれる）など体によい脂肪はその反対で、動脈の柔軟性を増し、コレステロール値を低下させます。エクストラ・バージン・オリーブオイルを料理やサラダに使い、オメガ3脂肪酸の豊富な食物を、毎日、少なくとも1品はとってください。

271
ニンニクを食べてコレステロールを低下させる

ニンニクは体に悪い悪玉コレステロール（LDLコレステロール）を減少させるだけでなく、心臓病を抑える善玉コレステロール（HDLコレステロール）を増加させます。普通は、1日にニンニク1片をとるだけでコレステロール値を抑えるのに十分です。しかし、多くとるに越したことはありません。

272
運動で
高コレステロールを防ぐ

定期的な有酸素運動は、高コレステロールの予防、減少には欠かせません。これはつまり、週5日、1日最低30分の運動が必要ということです。有酸素運動は悪玉コレステロール（LDLコレステロール）を減少させ、善玉コレステロール（HDLコレステロール）を増加させます。なるべく戸外で運動するようにしてください。十分な太陽光線は、コレステロールの代謝を促進し、コレステロール値を低下させる効果があります。

高血圧症

高血圧症はさまざまな要因から起こりますが、たいてい動脈硬化と情緒的ストレスが要因となっています。ほとんどの人はライフスタイルを変えれば、血圧を正常範囲に戻すことができます。かかりつけの医師と協力して、血圧をモニターし、経過を見てください。

273
新鮮な果物や野菜を食べる

新鮮な果物や野菜は、カリウム、カルシウム、マグネシウム、食物繊維、ビタミンCが豊富です。どれも血圧を下げるのに役立ちます。1日10品ほどとるように努力してください。毎食時、さらに間食としても、果物と野菜を食べるようにしましょう。

274
セロリ、ニンニク、タマネギを食べる

セロリは動脈壁の平滑筋弛緩作用があるとされる伝統的な漢方薬です。ニンニクとタマネギも血管の弛緩に役立ちます。毎日、セロリ4本と、少なくともニンニク1片か、タマネギ1/2個を食べましょう。

275
ストレス軽減に有酸素運動

早歩き、サイクリング、ダンスなど、適度な有酸素運動を少なくとも30分、週5回、必ず行うようにしましょう。これは心血管の健康状態を改善するだけでなく、血圧を上昇させかねないストレスホルモン値を低下させるのにも役立ちます。

276
リラックスして血圧を下げる

多くの場合、高血圧症の一因は情緒的ストレスです。なるべくストレス要因を排除するとよいのですが、もっと重要なのはストレス対処法を発見し、その方法に変えることです。ペースを落とし、リラックスし、おだやかで機嫌よく生活することを学んでください。毎日、何らかのリラックス法を実行しましょう。瞑想、ヨーガ、太極拳、深呼吸エクササイズは、呼吸と心拍の調節、筋肉の緊張緩和、ストレスホルモン値の低下に役立ちます。

277
ハーブで血圧を下げる

ホーソンは動脈を拡張させるので、血圧を低下させるのに役立ちます。ライムフラワーは、高血圧の根底にあることが多い情緒的緊張をやわらげます。ヤロウは末梢血管を拡張させ、おだやかな利尿剤として働きます。

注意：ホーソンは使用制限があるハーブで、資格のある薬草医の処方が必要です。

熱湯　750ml
つぶした乾燥ホーソンベリー　小さじ3
乾燥ライムフラワー　小さじ3
乾燥ヤロウ　小さじ2

ハーブに熱湯を注ぎます。ふたをして、20分蒸らします。こして、1日にカップに3杯飲みましょう。

血圧を下げるのに役立つ生野菜とホーソンベリー

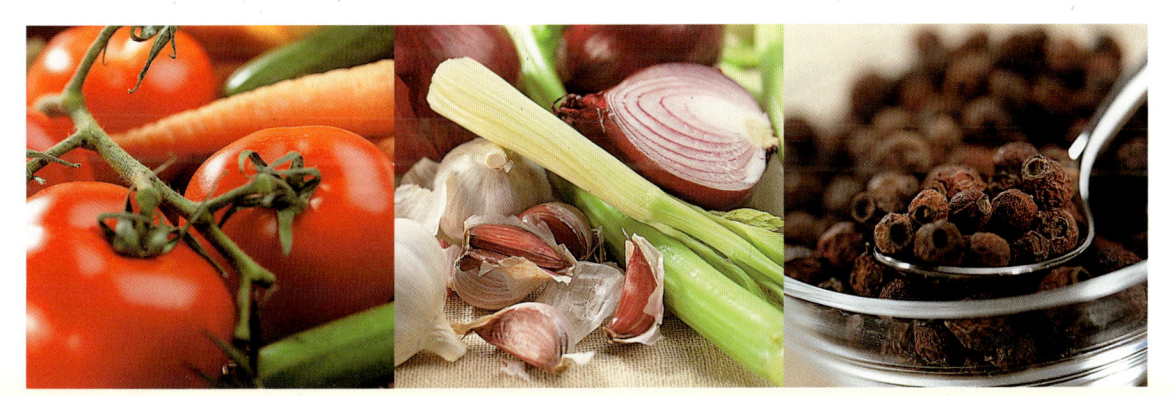

静脈瘤とクモ状静脈

見苦しいだけでなく、痛むこともある静脈瘤とクモ状静脈。どちらも脚の血管の弁膜が弱くなって血液が貯留し、それが無理やり血管を拡張させることが原因で起こります。本来健康な人でもじっと長時間立ち続けていると、静脈瘤になることがあります。

278
アントシアニンをとって静脈強化

ブルーベリー、チェリー、ブラックベリー、紫ブドウはどれもアントシアニンと呼ばれる色素を豊富に含んでいます。この物質は血管を強化することがわかっています。静脈瘤の予防と治療のために、アントシアニンが豊富な果物を1日に少なくとも125gはとってください。

アントシアニンを含む
ブルーベリー、
チェリー、
ブラックベリー、
紫ブドウ

279
静脈瘤の予防

血管に圧力がかかるようなことは避けてください。例えば、長時間すわることや立つこと、便秘、過剰体重、血流を阻害する窮屈な服装などです。また、ウオーキングなどの定期的な運動も役に立ちます。脚の筋肉の収縮が血液を押し流し、脚のうっ血を防ぐからです。

280
高繊維質食品を食べる

繊維質が豊富な食品は、静脈瘤の主な原因である便秘を防ぐのに役立ちます。毎日、生鮮野菜、果物、全粒穀物、マメ科植物、ナッツ類、種子類をたっぷりとってください。さらに食物繊維をとるために、毎朝、粉末オオバコハスク大さじ1をグラス1杯の水にまぜてとり、もう1杯水を飲んでおきます。

281
食事にスパイスを

ニンニク、タマネギ、ショウガ、カイエンは、フィブリンという静脈瘤周辺の硬くごつごつした組織を形成するタンパク質の分解を助けます。フィブリンを抑える食品を毎日の食事に少なくとも1〜2品は盛り込んで、静脈瘤の緩和に役立ててください。

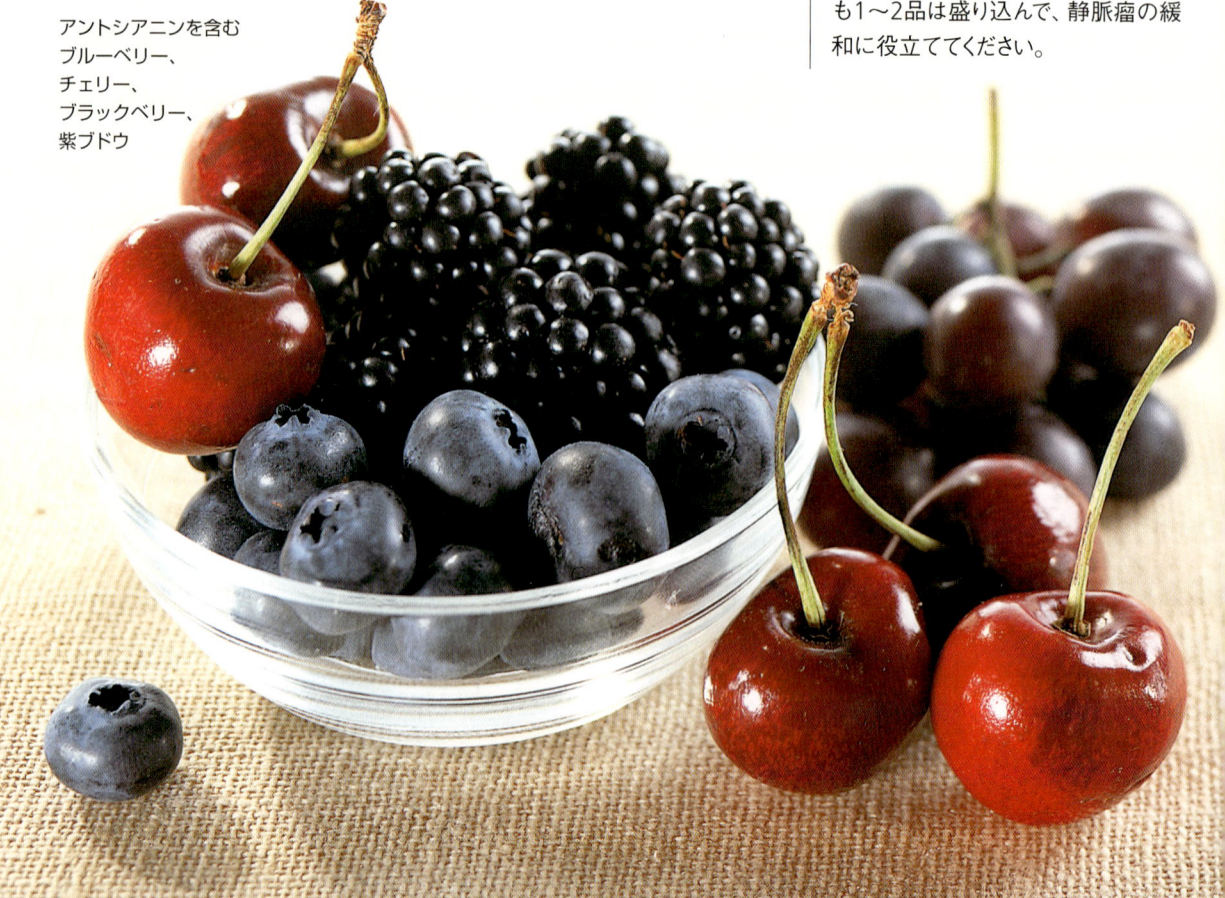

痔

痔は肛門の静脈瘤で、ほとんどの場合、便秘か、排便時のいきみが原因で起こります。食事内容の変更で便秘は解消し、ハーブ治療薬で痛みはやわらぎます。

282 グレープシードエキスで補う

グレープシードエキスは、血管や毛細血管を強化できる抗酸化成分が豊富です。主要有効成分プロシアニジン85〜95％含有標準化エキスを、毎日、300mgとりましょう。

283 ホースチェスナットをとる

ホースチェスナットは脚の血液循環をよくし、炎症を緩和し、血管や毛細血管を強化します。ホースチェスナットの主要有効成分アエシン含有の標準化エキスを、1日2回、300mgとりましょう。効果が現れるのに3ヶ月ほどかかるかもしれません。

注意：1日の規定量以上に摂取しないでください。使用が長期にわたっても安全に使用できますが、過剰摂取は有毒となることがあります。

284 痛みをやわらげるアロマセラピー・ローション

ウィッチヘーゼルエキス、サイプレス、ヤロウのエッセンシャルオイルは、静脈瘤の腫れを軽減し、炎症をやわらげるのに役立ちます。

ウィッチヘーゼル　125ml
サイプレス・エッセンシャルオイル　10滴
ヤロウ・エッセンシャルオイル　10滴

材料をボトルに入れ、よく振ります。随時、脚につけましょう。

285 カレンデュラ軟膏

カレンデュラは治癒を早め、不快感を緩和します。症状が軽快するまで毎日2回、患部にカレンデュラ軟膏を塗りましょう。

286 便秘向けの食事の提案

便秘を予防するには、毎日の食事に食物繊維が豊富な食物（生鮮野菜、果物、全粒穀物、ナッツ類など）数品を盛り込むとよいでしょう。さらに、1日最低グラス6杯の水を飲みましょう。食物繊維と水分を豊富にとることで、便通がよくなります。

287 ウィッチヘーゼルで不快感をやわらげる

痔の不快感を緩和し、痔を縮小するには、1日数回、ウィッチヘーゼルエキスを含ませた綿パッドを患部にあてるとよいでしょう。可能なときはいつでも、10分ほどあてがいます。ウィッチヘーゼルには収斂作用と冷却作用があります。

乾燥した樹皮と生の樹皮

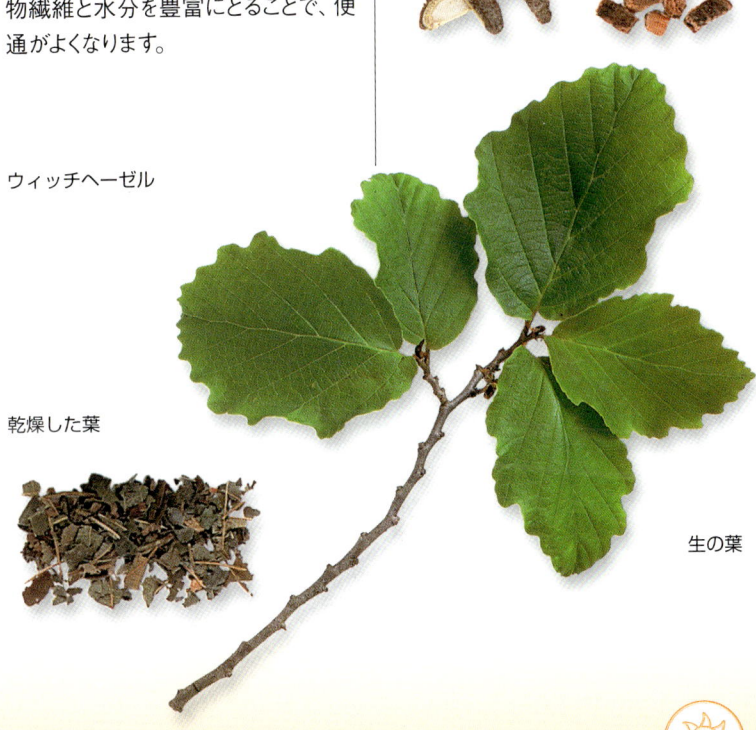

ウィッチヘーゼル

乾燥した葉

生の葉

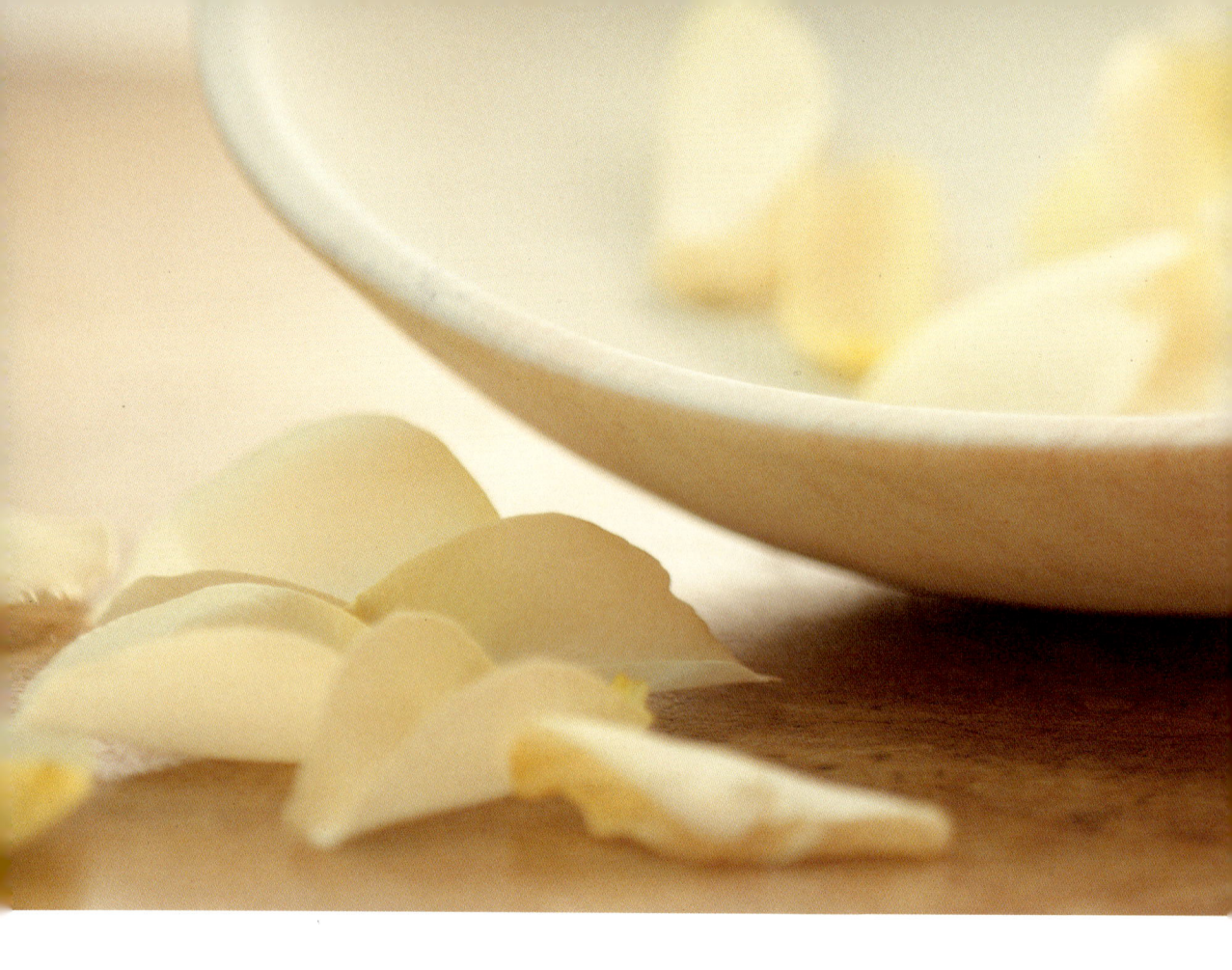

ナチュラルな

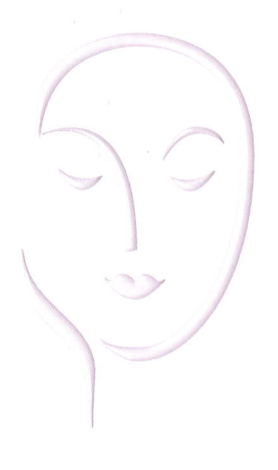

　本当の美しさはボトルや広口瓶からは得られません。それはわたしたちの内側から生じるのです。栄養のある食事、定期的な運動、十分な息抜きと休憩と遊びを取って、自然に体を大切にすることから得られる健康の輝きに代わるものはありません。そうはいっても、美顔とボディケアのナチュラル・トリートメントを行えば、きれいに見えるようになり、最高の気分にもなれます。

　この章では、肌や髪から、目、唇、手、肘、膝、

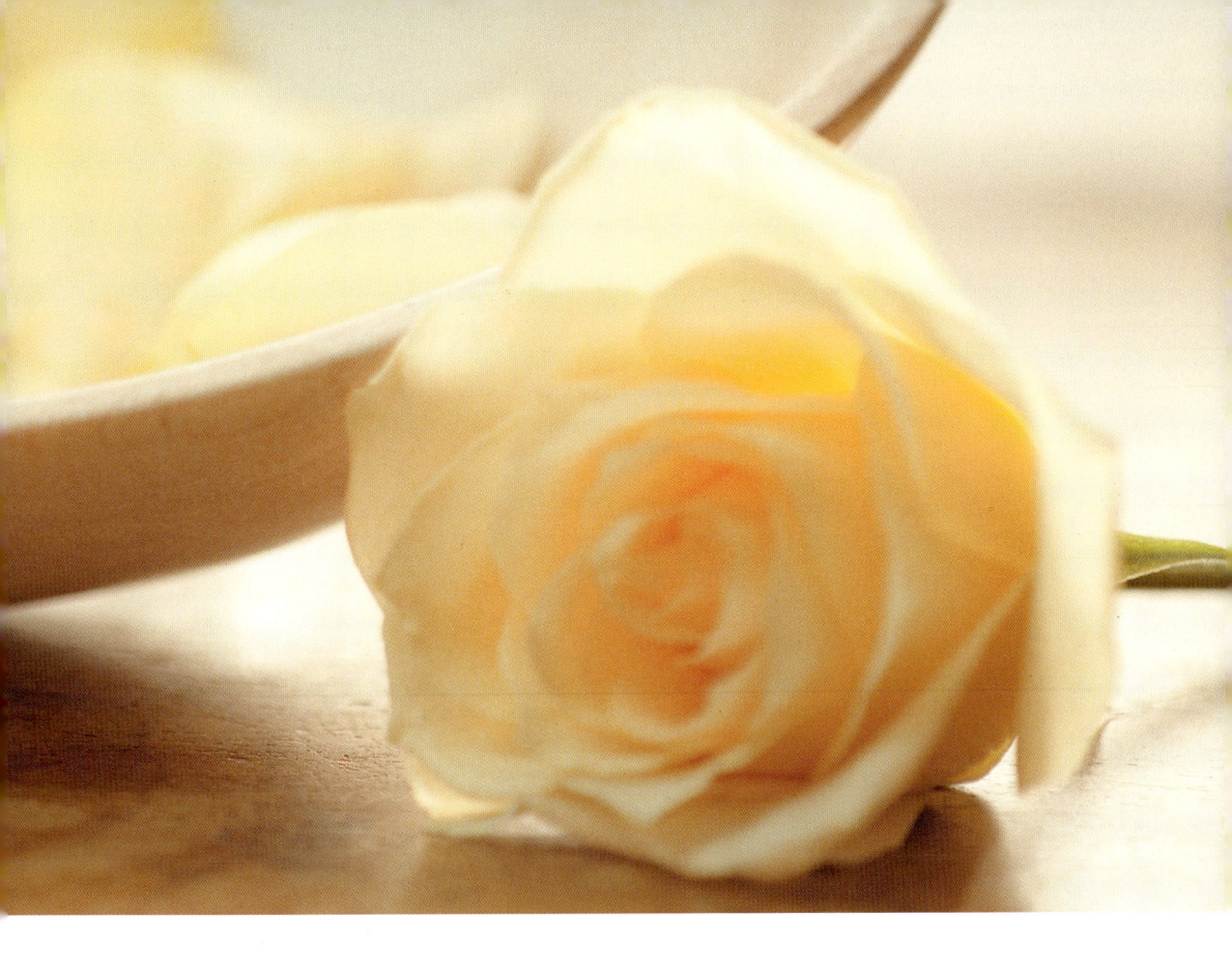

美容法

爪、脚まで、文字どおり頭のてっぺんからつま先まで、ボディケアのための簡単なレシピ、役立つヒント、おすすめ療法を数多く紹介しています。

スキンケア製品は、費用もかからず簡単に作れて、きれいに見えるのに必要なうるおいと栄養を肌に与えてくれます。シャンプー、コンディショナー、その他ヘアケア製品は、髪のタイプ別になっています。自分のタイプを見つけて、ハーブとエッセンシャルオイルがもたらす香りの恩恵を楽しんでください。

この章の結びにふさわしいテーマは、至福のバスのレシピ以外に考えられません。ぜいたくなお風呂に浸かることこそ、究極のホーム・スパで、ちょっぴりセルフ・ナーチャリングを楽しむにはもってこいです。お風呂は、使用するハーブとエッセンシャルオイル、選ぶ温度によって、どんなふうにでも利用できます。お風呂に入ることで、心身の鎮静、解毒、活力補給が可能です。

きれいな肌のための栄養素

次の栄養素は健康な素肌に欠かせません。その多くは、肌にダメージを与えて老化の原因となる活性酸素(フリー・ラジカル)を中和する解毒剤です。必ず1日最低グラス8杯の水を飲み、アルコールやカフェインの摂取量を減らすようにしてください。

288
ビタミンA

ビタミンAは、組織を再生し、過剰な皮脂の生成を抑えるのに役立ちます。ベータカロテンは皮膚に蓄えられ、ビタミンAの生成に使用される物質で、解毒剤として働きます。ビタミンAとベータカロテンが豊富な食品には、黄色野菜や果物、ケールなどの暗緑色の葉もの野菜などがあります。毎日、ビタミンA4,000IUをとって、食事を補いましょう。
注意:妊娠中、妊娠を心がけている女性は、1日4,000IU以上はとらないでください。過剰摂取は出生異常の危険性を高めます。

289
ビタミンC

強力な解毒作用を持ち、免疫系を高めるこの栄養素は、皮膚の結合組織の成分、コラーゲンの生成にも使用されます。柑橘類、赤トウガラシ、ピーマン、ブロッコリーは、ビタミンCが豊富です。毎日、ビタミンC250〜500mg錠剤1錠をとり、食事を補いましょう。

290
ビタミンE

ビタミンEは体から有害な活性酸素を消去します。ナッツ類、種子類、アボカド、エクストラ・バージン・オリーブオイルを毎日とって、ビタミンEの摂取量を増やしましょう。この強力な解毒剤を十分に摂取することはむずかしいので、毎日、400-IUカプセル1錠をとり、食事を補いましょう。

ビタミンCを含む
赤トウガラシと
ブロッコリー

291
オメガ3脂肪酸

この〝体によい〟脂肪は、肌の炎症を抑え、体の組織の弾力性となめらかさを増します。オメガ3脂肪酸は、サケなどの冷水魚、フラックスシード・オイル、挽いたフラックスシードなどに含まれています。毎日、フラックスシード・オイル小さじ1をとることで、簡単に食事を補うことができます。

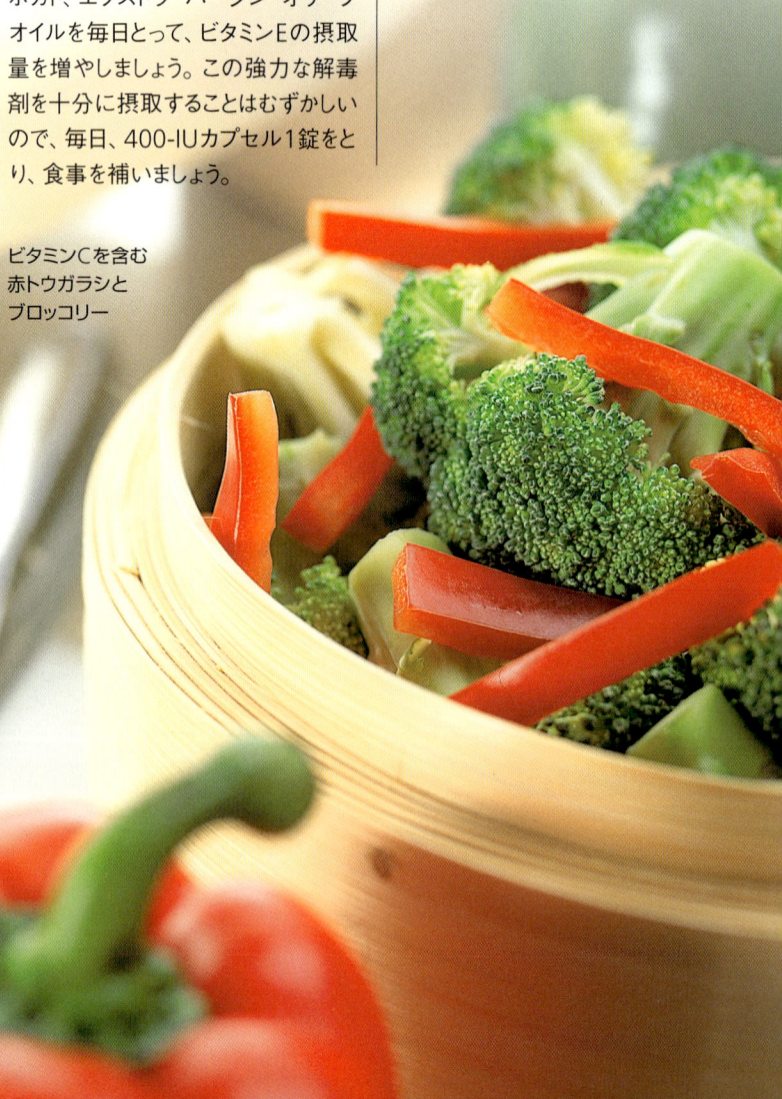

フェイシャル・スキンケアの基本

どんな肌タイプ（普通肌、乾燥肌、脂性肌）でも、肌にみずみずしい健康的な輝きを与えるには、日常のお手入れが欠かせません。適切なクレンジング（洗顔）、トーニング（化粧水）、モイスチャーライジング（保湿）のプログラムに従って日々のお手入れをして、週に1回、もしくは月に1回、フェイシャル・エステを行ってください。

292
洗顔料

お湯と肌タイプに合った洗顔料を使った洗顔を、誰でも1日に最低1回（必要なら2回）はしなくてはなりません。石けんはたいてい顔の皮膚に使うには刺激が強すぎます。天然のうるおいベールをはぎ取ってしまうので、肌の乾燥を引き起こすのです。ハーブ、牛乳、ヨーグルト、植物グリセリンなど、おだやかな素材を使えば、肌が乾燥することなく、洗顔できます。

293
アストリンゼントとトナー

肌のpHバランスの回復を助けるために、洗顔後はアストリンゼントとトナーを使いましょう。アストリンゼントは脂性やニキビ肌に最適です。過剰な皮脂を取り除き、開いた毛穴を一時的に引き締めます。天然のアストリンゼントとしては、ウィッチヘーゼル、ペパーミント、ヤロウ、セージなどがあります。トナーはそれよりもおだやかな化粧水で、ローズウォーター、アロエ、カモミール、ラベンダーなどの消炎素材を利用します。

294
モイスチャー

トナーをつけたあと、まだ顔に湿り気があるうちに、保湿をします。水分は肌をふっくら、みずみずしく保つのに役立ちます。肌タイプに合った天然のモイスチャーを選んでください。乾燥肌の場合、植物油を豊富に含むカカオバターのようなモイスチャーがよく合います。脂性肌の場合、アロエのようなもっとさっぱりしたモイスチャーの方がよく合います。ビタミンEとグレープフルーツシードエキスを自家製化粧品に加えると、細菌の増殖防止に役立ちます。

295
スクラブとピーリング剤

ピーリング剤は肌のくすみの原因になる角質を取り除きます。細かく挽いた穀物やナッツ類（オートミール、コーンミール、アーモンド、クルミなど）で作るピーリング剤が、いちばん簡単です。脂性肌、普通肌の場合は毎日、乾燥肌の場合は週2回、おだやかなスクラブを使いましょう。酵素のピーリング剤は、パパイヤ由来のタンパク質分解酵素、パパインを利用しています。肌につけ、最長15分おいて、お湯で洗い流します。肌タイプに関わらず、週1～2回、酵素ピーリング剤を使いましょう。

296
フェイシャル・サウナ

ディープ・クレンジング・フェイシャル・サウナは、肌に健康的な輝きをもたらします。蒸気が毛穴を開かせ、不純物を洗い流し、肌にうるおいを与えます。ハーブとエッセンシャルオイルはクレンジング効果をアップします。肌を最高の状態に保つために、月2回のフェイシャル・サウナをおすすめします。脂性肌、ニキビ肌の場合は、週1回。

297
フェイシャル・マスク

フェイシャル・マスクは、ほんの15分で毛穴を引き締め、血行をよくします。また、肌をしっとりさせてくれます。クレンジングと引き締めにはクレイがベースのマスクを使い、保湿には天然の植物オイルがたっぷりのマスクを使います。ハーブとエッセンシャルオイルは、肌に栄養を与えるさまざまな効果をもたらします。週に1回は、肌タイプに合ったフェイシャル・マスクをしましょう。

298
癒しの睡眠

目の下の隈は睡眠不足のサインです。肌が最高にきれいに見えるように、7～8時間、夜の睡眠をとるよう心がけてください。

299
ラベンダーの輝き

寝る前によく顔を洗ったら、朝は石けんで顔を洗う必要はありません。石けんは使わず、ラベンダー・エッセンシャルオイル2滴を垂らしたお湯に、洗顔用タオルを浸します。タオルを絞って、数秒、顔にあてます。毎朝、それを10回くり返して、健康的な肌の輝きを呼び覚ましてください。

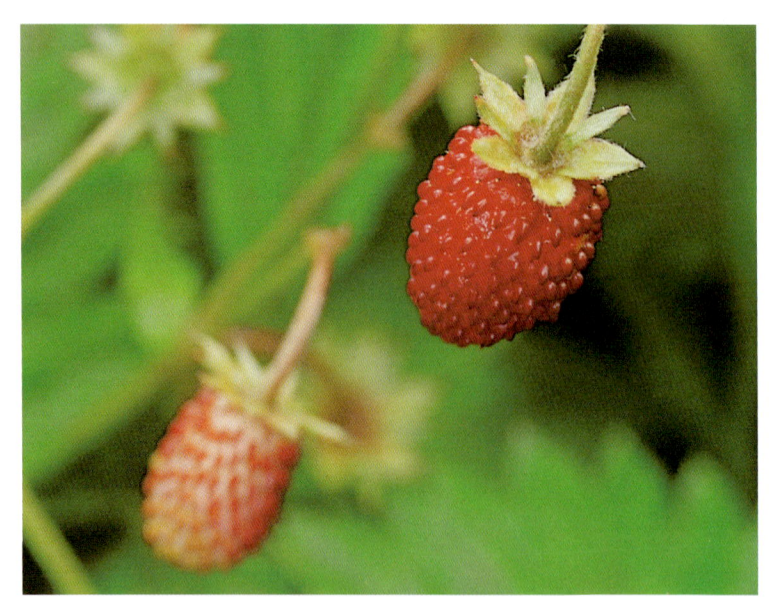

肌のクレンジング効果にすぐれたイチゴ

普通肌のケア

普通肌は透明感があり、なめらかで、きめが細かく、水分量が適切です。毎日、おだやかなクレンジング剤、トナー、モイスチャーを使い、肌が最高にきれいに見えるように定期的にピーリングや美顔術を施してください。

300
簡単なヨーグルト洗顔料

ヨーグルトとイチゴはおだやかな洗顔料で、ラベンダーは肌を落ち着かせます。

生のイチゴ　1個
ホールミルク（全乳）の
　プレーンヨーグルト　大さじ1
ラベンダー・エッセンシャルオイル　1滴

生のイチゴをつぶして、ヨーグルトとその汁（約小さじ1）を混合します。ラベンダー・エッセンシャルオイルを加えて、よくまぜ合わせます。お湯で顔をぬらし、少しのあいだ、ヨーグルト洗顔料で肌をマッサージします。最後は、お湯でよく洗い流します。

301
洗顔用ハーブ・ローション

このマイルドなローションはほとんどの肌タイプに使えます。ウィッチヘーゼルはおだやかなアストリンゼント。ローズウォーター、エルダーフラワー、カレンデュラ、カモミールは肌を整え、きれいにします。植物グリセリンは肌を柔軟にし、うるおいを与える効果があります。

ウィッチヘーゼル蒸留液　60ml
ローズウォーター　60ml
乾燥エルダーフラワー　小さじ1
乾燥カレンデュラ　小さじ1
乾燥カモミール　小さじ1
植物グリセリン　60ml

ガラスの広口瓶で、ハーブをウィッチヘーゼルとローズウォーターに1週間浸けます。こして、清潔なボトルに注ぎ、グリセリンを加えて、よく振ります。使い方は、肌をお湯でぬらしてから、ローションで軽くマッサージします。最後は、ぬるま湯で洗い流します。

302
アロマセラピー洗顔料

ローズウォーターとアロエベラは肌にやさしい洗顔料です。植物グリセリンは肌を柔軟にし、ラベンダーは皮脂バランスを保つのに役立ちます。

ローズウォーター　60ml
植物グリセリン　60ml
アロエベラ・ジェル　60ml
ラベンダー・エッセンシャルオイル　10滴

材料をボトルに入れ、よく振ります。この洗顔料の使い方は、肌をお湯でぬらし、ローションで軽くマッサージします。最後は、ぬるま湯で洗い流します。

303
ハーブのクレンジング・ミルク

ホールミルク、カレンデュラ、カモミール、ローズペタルで作るハーブのスキン・ウォッシュは、肌を乾燥させずに普通肌をきれいに洗うことができます。

ホールミルク　250ml
乾燥カレンデュラ　大さじ1
乾燥カモミール　大さじ1
乾燥ローズペタル　大さじ1

材料をガラスの広口瓶に入れ、冷蔵庫でひと晩浸します。こして、また瓶

に入れ、1週間を限度に冷蔵庫で保存してください。洗顔には、まず肌をお湯でぬらします。クレンジング・ミルクを化粧用コットンに含ませ、軽く顔を拭き取るようにします。肌の汚れが落ちるまで、くり返しましょう。最後はお湯で洗い流し、トナー、モイスチャーの順につけます。

304
ハーブのトナー

このトナーは、鎮静と癒しの効果がある有益なハーブを含み、普通肌に最適です。ウィッチヘーゼルにはおだやかな収斂効果があります。

ウィッチヘーゼル蒸留液　250ml
乾燥カモミール　小さじ1
乾燥カレンデュラ　小さじ1
乾燥コンフリーリーフ　小さじ1
乾燥エルダーフラワー　小さじ1
乾燥ローズペタル　小さじ1

ウィッチヘーゼルと乾燥ハーブをガラスの広口瓶に入れます。ふたをして、温かい暗所で2週間浸します。毎日、瓶を軽く振り、ハーブが沈殿しないようにしてください。こして、清潔なボトルに入れます。使い方は、洗顔後（または運動後のスキンフレッシュナーとして）、化粧用コットンで肌につけます。

305
シンプルなスキン・トナー

普通肌向けのシンプルなトナーを作るには、ウィッチヘーゼル蒸留液小さじ1と、ラベンダー・エッセンシャルオイル10滴を125mlボトルに入れます。オイルがウィッチヘーゼルとまざるように激しく振り、そのあと蒸留水をいっぱいに入れます。脱脂綿にトナーを含ませ、軽く肌をぬぐってください。

306
シンプルなモイスチャー

シンプルなモイスチャーを作るには、スポイトつきガラス瓶にホホバ油30mlを入れ、ラベンダー・エッセンシャルオイル10滴を加えて、よく振ります。洗顔、トーニングのあと、このオイルを数滴すり込みます。

307
アロマセラピー保湿オイル

ホホバ油は保湿、ラベンダーとゼラニウムは肌を整える効果があります。

ホホバ油　30ml
ラベンダー・エッセンシャルオイル　7滴
ゼラニウム・エッセンシャルオイル　3滴

小型のスポイトつきガラス瓶で材料を混合します。洗顔後、まだ肌がぬれているうちに、オイルを数滴つけて軽くマッサージします。

308
シトラスとラベンダーの保湿クリーム

このリッチなクリームは寒冷や乾燥気候での使用に適しています。ラベンダーは肌を整え、グレープフルーツはリフレッシュします。グレープシードオイルは解毒剤で、アロエはヒーリング効果があり、ホホバ油と蜜蝋は保湿効果があります。ビタミンEはクリームの保存に役立ちます。

グレープシードオイル　大さじ2
ホホバ油　大さじ2
すりつぶした蜜蝋　大さじ1
ビタミンEオイル　400-IUカプセル　1錠
アロエベラ・ジュース　60ml
グレープフルーツシードエキス　3滴
ラベンダー・エッセンシャルオイル　5滴
グレープフルーツ・エッセンシャルオイル　5滴

どの肌タイプにも使えるエッセンシャルオイル

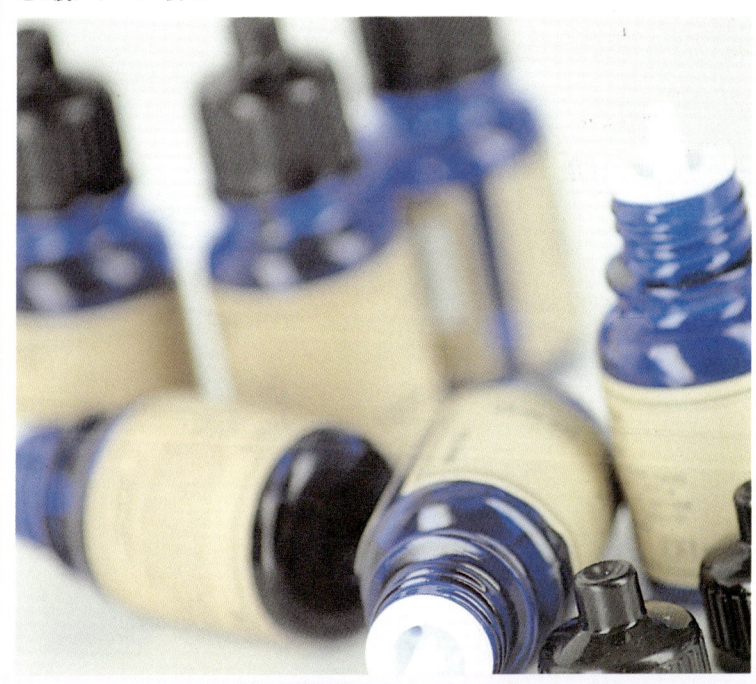

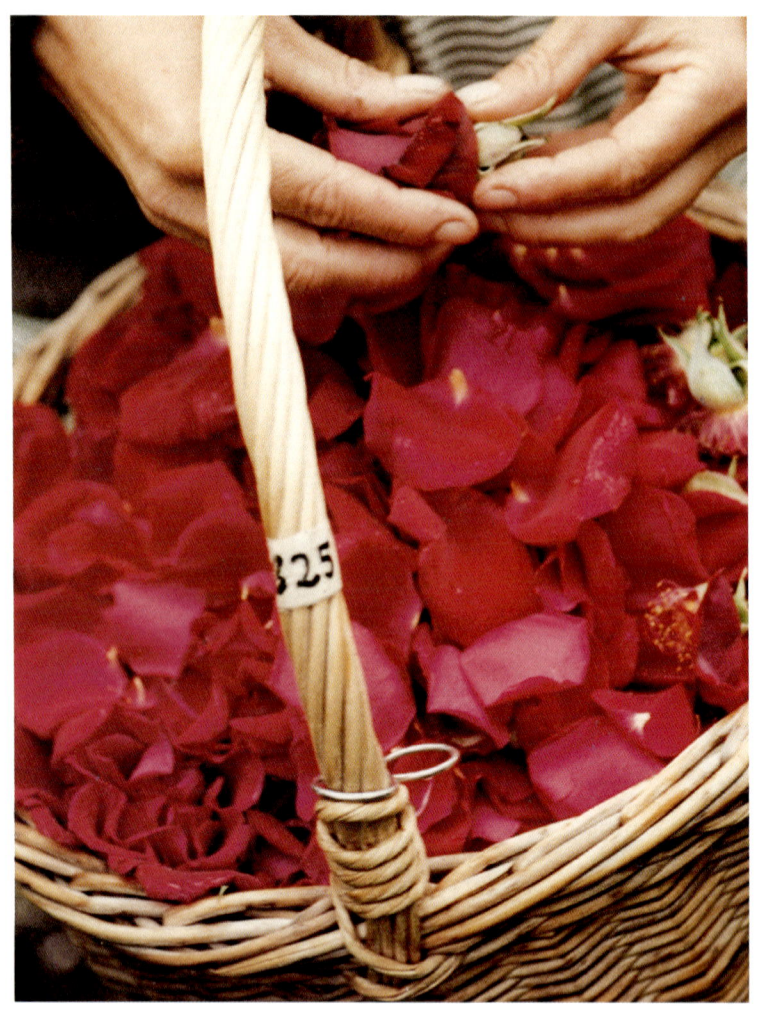

肌を整えるローズペタル

グレープシードオイル、ホホバ油、蜜蝋を、蝋が溶けるまでとろ火で温めます。火からおろし、カプセルの中身を加えます。アロエベラ・ジュースを弱火で温め、火からおろします。両液が冷めたら、アロエをオイルにゆっくりと注ぎ、ワイヤー泡立て器、または最低速にセットしたハンドミキサーで攪拌します。冷たくどろっとなめらかになったら、グレープシードエキスとエッセンシャルオイルを加えかきまぜます。清潔な広口瓶に入れ、完全に冷めてから、ふたをします。保管は涼しい場所で。クリームはつけすぎないようにして使いましょう。

309
シンプルなフェイシャル・スクラブ

細かく挽いたロールドオートとアーモンドミールを、2対1の割合で混合します。そのスクラブに十分なお湯をまぜて、ペーストを作ります。ぬらした肌につけて、軽くマッサージ。お湯で顔をすすぎ、そのあとでトナーとモイスチャーをつけます。

310
フェイシャル・サウナ

カレンデュラ、カモミール、ローズペタル、ラベンダーは、普通肌向けのよい香りのスチームサウナになります。

水　2.5ℓ
乾燥カレンデュラ　大さじ2
乾燥カモミール　大さじ2
乾燥ローズペタル　大さじ2
乾燥ラベンダー　大さじ2

水とハーブを大鍋に入れ、ふたをして沸騰させます。火からおろし、ハーブを5分蒸らします。テーブルに鍋を置き、ふたを取って、湯気を立てる鍋の上で頭からすっぽりとタオルをかぶります。火傷をしないように気をつけ、そのまま10分。あとはお湯で洗顔し、トナーをつけます。お好みにより、トナーの代わりにフェイシャル・マスクを使用することもできます。

311
ハチミツとヨーグルトのフェイシャル・スクラブ

このスクラブはどの肌タイプにも使えます。ヨーグルトは肌をなめらかにする乳酸を含み、ハチミツは保湿とヒーリング効果があり、細かく挽いたアーモンドとオートムギはおだやかなピーリング効果があり、ラベンダー・エッセンシャルオイルはどんな肌タイプでも肌のバランスを保ちます。

細かく挽いたアーモンド　小さじ1
細かく挽いたオートムギ　小さじ2
低脂肪プレーンヨーグルト　大さじ1
ハチミツ　小さじ1
ラベンダー・エッセンシャルオイル　1滴

すべての材料を混合します。使い方は、お湯で肌をぬらし、スクラブをつけ

て軽くマッサージします。お湯で洗い流して、そのあとトナーとモイスチャーをつけます。

312
アロマセラピー・ホットタオル・トリートメント

フェイシャル・サウナをする時間がないときは、この手早くできるクレンジング・トリートメントを試してみてください。まずいつも通り洗顔します。洗面器に熱いお湯を入れ、ゼラニウム・エッセンシャルオイル2滴を加えます。よい香りのするお湯にタオルを浸けて、絞り、2分ほど顔にあてましょう。

313
クイック・フェイシャル・サウナ

大型耐熱ボウルにカモミールとペパーミントのティーバッグを入れ、熱湯1リットルを注ぎます。ふたをせず、2分浸してから、その蒸気を逃がさないように、ボウルの上で頭からすっぽりとタオルをかぶります。火傷をしないように気をつけ、タオルの中で10分ほどすごします。

314
アロマセラピー・フェイシャル・スチーム

大型耐熱ボウルに熱湯2リットルを入れます。ラベンダー・エッセンシャルオイル2滴を加え、ボウルの上で頭から大きなタオルをかぶります。深く息を吸い、タオルの中で10分ほどすごします。あとはぬるま湯で顔を洗って、モイスチャーをつけます。

315
アロマセラピー・フェイシャル・マスク

ヨーグルトは肌のきめを整え、パック用クレイは不純物を取り除き、ラベンダー、ゼラニウムのエッセンシャルオイルは、肌の健康を保ち、色つやをよくするのに役立ちます。

ホールミルクのプレーンヨーグルト　小さじ2
パック用クレイ　小さじ1/2
ラベンダー・エッセンシャルオイル　2滴
ゼラニウム・エッセンシャルオイル　1滴

すべての材料を混合し、よくまぜ合わせます。肌の不純物を取り除くために、マスクをのばします。15分後、お湯でぬらしたタオルで拭き取ります。

316
ハチミツとラベンダーのフェイシャル・マスク

ハチミツは、どんな肌タイプにも適したモイスチャーです。肌にうるおいは与えますが、べたつきません。ラベンダー・エッセンシャルオイルは、どんな肌タイプでも肌のバランスを保ちます。

生のハチミツ　大さじ1
ラベンダー・エッセンシャルオイル　小さじ3

材料をまぜます。お湯で顔と首をぬらします。ハチミツとラベンダーの混合物をのばします。15分マスクをして、お湯で洗い流します。

乾燥肌のケア

乾燥肌には十分なうるおいと、冷暖房、寒さ、風からの保護が必要です。刺激が強い石けんや洗顔料は避けてください。洗顔には(熱すぎない)お湯を使いましょう。リッチな洗顔料、トナー、モイスチャーが肌を柔軟に保ち、マイルドなピーリングと美顔術が、かさかさに乾いた肌をやわらかくなめらかにしてくれます。

317
きれいな水

肌に必要な水分を供給するために、1日最低2リットルのきれいな水を飲みましょう。ただの水をもっとさわやかな飲み物にするには、レモン、ライム、オレンジのスライス、ミントの小枝などを加えるとよいでしょう。

318
油摂取量をアップする

肌が乾燥するのは、たいてい十分な必須脂肪酸を摂取していないことが原因です。エクストラ・バージン・オリーブオイル、アボカド、クルミなど、体によい脂肪を食事に組み入れ、追加的に、毎日、フラックスシード・オイル大さじ1を取りましょう。

319
シンプルなクリーミー・クレンジング

クリームは肌を整え、サンダルウッド・エッセンシャルオイルは保湿効果があります。ハーブのクレンジング・ミルク(303参照)も、乾燥肌の日々の洗顔に適しています。

ダブルクリーム　大さじ1
サンダルウッド・エッセンシャルオイル　1滴

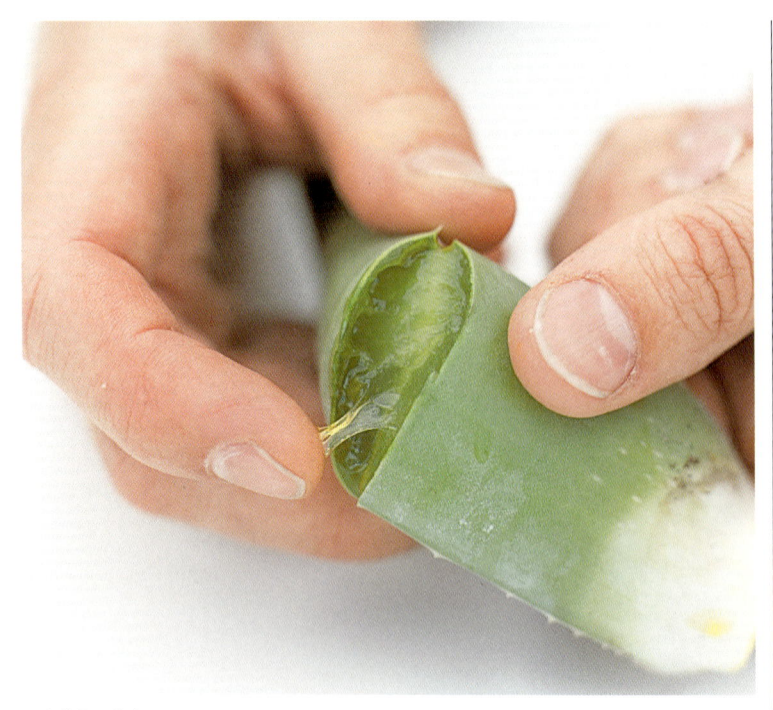

肌を整え、癒すアロエベラ

320
クレンジング・オイル

この肌にやさしいオイルは、メイク落としに適しています。ホホバ油とビタミンEオイルが保湿する一方、アーモンドオイルが肌を洗浄します。

ホホバ油　60ml
アーモンドオイル　60ml
ビタミンEオイル　400-IUカプセル1錠
キャロットシード・エッセンシャルオイル　10滴

小型ガラス瓶でオイルをまぜ合わせます。使用前によく振ります。使い方は、化粧用コットンでこのクレンジング・オイルをつけます。そのあと、お好みの洗顔料で洗顔します。

材料をまぜ合わせます。お湯で顔をぬらし、クレンジング剤をつけて、指先で1分ほどマッサージします。最後はお湯で洗い流します。

321
アロマセラピー・クレンジング・ローション

パルマローザ、ローズのエッセンシャルオイルは乾燥肌に栄養を与え、熟年肌を活性化するのに役立ちます。植物グリセリンは肌の乾燥防止に役立ちます。アロエ・ジェルは肌を整え、癒します。

ローズウォーター　60ml
植物グリセリン　60ml
アロエベラ・ジェル　60ml
パルマローザ・エッセンシャルオイル　5滴
ローズ・エッセンシャルオイル　2滴

材料をボトルで十分まぜ合わせ、使用前によく振ります。お湯で肌をぬらし、ローションを軽くすり込みます。最後は、ぬるま湯で洗い流します。

322
ハーブのトナー

カモミール、カレンデュラ、コンフリー、バラは乾燥肌を整えます。ウィッチヘーゼルはヒーリング効果、植物グリセリンは保湿に役立ちます。

ウィッチヘーゼル蒸留液　125ml
ローズウォーター　125ml
乾燥コンフリーリーフ　小さじ2
乾燥カモミール　小さじ1
乾燥カレンデュラ　小さじ1
乾燥ローズペタル　小さじ1
植物グリセリン　小さじ1

密閉できるガラスの広口瓶で材料を混合します。2週間、温かい暗所で浸します。毎日、軽く瓶を振ってハーブが沈殿しないようにしてください。こして、清潔なボトルに入れます。使い方は、化粧用コットンにトナーを含ませて、軽く肌をぬぐいます。

323
アロマセラピー・トナー

ウィッチヘーゼルはヒーリング効果、サンダルウッドは保湿効果があります。ローズウォーターは乾燥肌を整え、植物グリセリンは肌の乾燥を防ぐのに役立ちます。

ウィッチヘーゼル蒸留液　小さじ1
サンダルウッド・エッセンシャルオイル　20滴
植物グリセリン　小さじ1
ローズウォーター　250ml

サンダルウッド・エッセンシャルオイルとウィッチヘーゼルをボトルに入れ、よく振ります。植物グリセリンとローズウォーターを加え、もう一度振ります。化粧用コットンにトナーを含ませ、軽く肌をぬぐいます。

普通肌のケア　69

324
ハーブのスクラブ

アーモンドとオートムギは乾燥肌に栄養を与え、肌の角質を落とします。ローズペタル、カレンデュラ、コンフリーは肌を整え、癒します。

ロールドオート　200g
アーモンド　75g
乾燥カレンデュラ　大さじ2
乾燥ローズペタル　大さじ2
乾燥コンフリーリーフ　大さじ2
アーモンドオイル　小さじ1/2

オートムギ、アーモンド、ハーブを別々にコーヒー・ミルか、ミキサーで細かく挽きます。よくまぜ合わせ、ふたつき容器に入れて冷暗所で保存してください。使い方は、穀物クレンジング剤小さじ山盛り1を、アーモンドオイル小さじ1/2、十分なお湯とまぜてペーストを作ります。ペーストを肌につけて軽くマッサージし、お湯でよく洗い流します。週1〜2回、このスクラブを使いましょう。

325
アロマセラピー保湿オイル

ホホバ油とサンダルウッドの精油は、乾燥肌にうるおいを与えます。パルマローザの精油は、皮脂バランスを調整します。

ホホバ油　30ml
サンダルウッドの精油　7滴
パルマローザの精油　3滴

小型のスポイトつきガラス瓶で、材料を完全にまぜ合わせます。洗顔後、ぬれた肌にオイル数滴をつけて、指先で軽くマッサージします。

326
バラの保湿クリーム

ホホバ油と蜜蝋は保湿、バラは肌を整えて癒し、アーモンドオイルは洗浄します。ビタミンEとグレープフルーツシードは、クリームの保存に役立ちます。

ホホバ油　大さじ2
アーモンドオイル　大さじ2
挽いた蜜蝋　大さじ1
ビタミンEオイル　400-IUカプセル 1錠
ローズウォーター　60ml
ローズの精油　5滴
グレープフルーツシード・エキス　3滴

ホホバ油とアーモンドオイルを鍋に入れ、蜜蝋を加えて、蝋が溶けるまで弱火で温めます。カプセルの中身を加えます。ローズウォーターを弱火で温めます。両液が冷めたら、ローズウォーターをオイルにゆっくりと注ぎ、冷たくどろっとなめらかになるまで、よくかきまぜます。ローズの精油とグレープフルーツシード・エキスを入れてかきまぜます。清潔な広口瓶に入れ、完全に冷めてから、ふたをします。保存は冷所で。このリッチなクリームはつけすぎないようにして使いましょう。

327
アボカド・マスク

生のアボカド1/4をつぶして、ホールミルクのプレーンヨーグルト小さじ1とまぜ、ペースト状にします。肌につけて15分おいてから、お湯でぬらしたタオルで拭き取ります。やわらかく、なめらかな肌のために、週1回の使用をおすすめします。

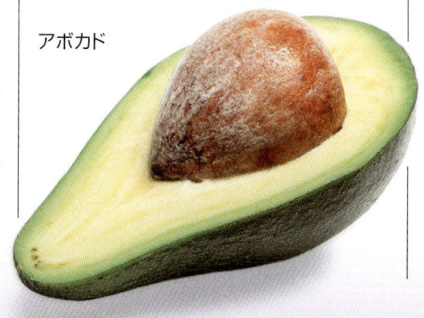

アボカド

328
アロマセラピー・フェイシャル・マスク

ヨーグルトとホホバ油はうるおいを与え、サンダルウッドとローズの精油は炎症を抑え、肌に栄養を与えます。

ホールミルクのプレーンヨーグルト　小さじ2
ホホバ油　小さじ1/2
パック用クレイ　小さじ1/2
サンダルウッドの精油　2滴
ローズの精油　1滴

材料をよくまぜて、肌につけます。15分後、ぬらしたタオルで拭き取ります。

329
フェイシャル・サウナ

カモミール、ローズペタル、エルダーフラワー、コンフリーは乾燥肌に有効な蒸気を作り出します。アーモンドオイルは肌にうるおいを与えます。

水　2.5ℓ
乾燥カモミール　大さじ2
乾燥ローズペタル　大さじ2
乾燥エルダーフラワー　大さじ2
乾燥コンフリーリーフ　大さじ2
アーモンドオイル　小さじ1

水とハーブを大鍋に入れて、ふたをして沸騰させます。ハーブを5分蒸らして、アーモンドオイルを加えます。鍋のふたを取って、鍋の上で頭からすっぽりとタオルをかぶります。火傷をしないように気をつけ、そのまま10分。お湯で洗顔し、トナーをつけるか、フェイシャル・マスクをしてください。

脂性肌のケア

脂性肌は、過剰な皮脂を取り除くために徹底的なクレンジングが必要です。刺激の強いアストリンゼントは肌を乾燥させすぎるので、使用を控えましょう。おだやかなハーブのアストリンゼントは皮脂分泌を抑えて、一時的に毛穴を引き締めるのに役立ちます。ハーブのスクラブ、スチーム、マスクは脂性肌のディープ・クレンジングにとくに効果があり、週に2回利用してもかまいません。

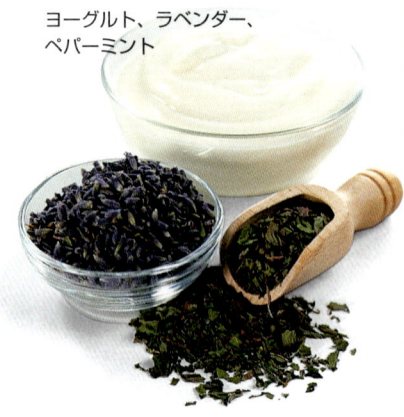

ヨーグルト、ラベンダー、ペパーミント

330
ハーブのクレンジング・ミルク

このラベンダーとペパーミントのスキン・ウォッシュは、肌の乾燥を引き起こさず、脂性肌を洗浄します。

低脂肪プレーンヨーグルト　125ml
水　125ml
乾燥ラベンダー　大さじ2
乾燥ペパーミント　大さじ1

500mlサイズのガラスの広口瓶に材料を入れ、冷蔵庫でひと晩浸します。こして、また瓶に戻し、冷蔵庫で1週間を限度に保存してください。洗顔には、まずお湯で肌をぬらします。化粧用コットンにクレンジング・ミルクを含ませ、軽く顔をぬぐいます。肌の汚れが落ちるまでくり返してください。最後は、お湯で洗い流して、トナー、モイスチャーの順につけます。

331
シンプルなヨーグルト洗顔料

ヨーグルト、レモン果汁、ローズマリー・エッセンシャルオイルは、脂性肌向きの手早く簡単にできる洗顔料になります。

低脂肪プレーンヨーグルト　大さじ1
レモン果汁　小さじ1
ローズマリー・エッセンシャルオイル　1滴

材料を混合します。お湯で顔をぬらし、指先で洗顔料をつけます。1分ほど肌をマッサージをして、お湯で洗い流します。

332
アロマセラピー洗顔料

この肌にやさしい洗顔料は脂性肌をリフレッシュします。ウィッチヘーゼルはおだやかな乾燥作用があり、レモンとグレープフルーツは香りのよいアストリンゼント、アロエは肌を整えるトナーです。

ウィッチヘーゼル蒸留液　60ml
植物グリセリン　60ml
アロエベラ・ジェル　60ml
リンゴ酢　大さじ1
グレープフルーツ・エッセンシャルオイル　5滴
レモン・エッセンシャルオイル　2滴

材料をボトルに入れて、よく振ります。お湯で肌をぬらして、ローションを軽くすり込みます。最後は、ぬるま湯で洗い流します。

333
アロマセラピー・アストリンゼント

ウィッチヘーゼルとジュニパーはマイルドなアストリンゼントで、過剰な皮脂を減少させます。ラベンダーは皮脂バランスを整えるのに役立ちます。

ウィッチヘーゼル蒸留液　250ml
ジュニパー・エッセンシャルオイル　10滴
ラベンダー・エッセンシャルオイル　10滴

材料をボトルに入れて、よく振ります。使い方は、化粧用コットンに含ませて、軽く肌をぬぐいます。

334
クイック・スキン・フレッシュナー

トナーやアストリンゼントは、小型スプレーボトルに入れておきましょう。そうすれば、どこにでも携帯でき、1日を通じて使用できます。

335
ハーブのアストリンゼント

ウィッチヘーゼル、ヤロウ、セージはマイルドなアストリンゼントです。ペパーミントはリフレッシュ効果と抗菌効果があります。コンフリーリーフはニキビや吹き出物の治療に役立ちます。

ウィッチヘーゼル蒸留液　250ml
乾燥ヤロウ　小さじ2
乾燥セージ　小さじ1
乾燥ペパーミント　小さじ1
乾燥コンフリーリーフ　小さじ1

密閉できるガラスの広口瓶で材料を

脂性肌のケア　71

混合します。2週間、温かい暗所で浸します。毎日、軽く瓶を振ってハーブが沈殿しないようにします。こして、清潔なボトルに入れます。使い方は、化粧用コットンに含ませて、軽く肌をぬぐいます。

336
アロエベラ・ジェル
洗顔、トーニングのあとすぐに、アロエベラ・ジェルをモイスチャーとして肌にのばしましょう。

337
アロマテラピー保湿オイル
サイプレスとグレープフルーツ・エッセンシャルオイルはマイルドなアスリンゼントで、皮脂の生成を抑えます。

ホホバ油　30ml
サイプレス・エッセンシャルオイル　5滴
グレープフルーツ・エッセンシャルオイル　5滴

脂性肌のディープ・クレンジングに
生のパセリとレモン

小型のスポイトつきガラス瓶で材料を混合します。洗顔後、ぬれた肌に2〜3滴つけて、指先で軽くマッサージします。

338
生のパセリとレモンの
フェイシャル・サウナ
脂性肌やトラブル肌は、生のパセリ、ペパーミント、レモンを使ったこのフェイシャル・サウナで、ディープ・クレンジングと活性化ができます。

水　2.5ℓ
粗みじんにした生のパセリ　20g
粗みじんにした生のペパーミント　10g
スライスしたレモン　1/2個

水、パセリ、ペパーミント、レモンを鍋に入れ、ふたをして沸騰させます。火からおろして、5分浸します。テーブルに鍋を置き、ふたを取って、鍋の上で頭からすっぽりとタオルをかぶり、蒸気を逃がさないようにします。火傷をしないように気をつけ、そのまま10分。あとは、フェイシャル・スクラブとお湯で洗顔するか、ディープ・クレンジング・マスクをしましょう。

339
フェイシャル・サウナ
ローズマリー、ラベンダー、ヤロウ、ペパーミントの4つハーブがいっしょになって、リフレッシュ効果とクレンジング効果のある、脂性肌向けフェイシャル・スチームを作り出します。

水　2.5ℓ
乾燥ローズマリー　大さじ2
乾燥ラベンダー　大さじ2
乾燥ヤロウ　大さじ2
乾燥ペパーミント　大さじ1

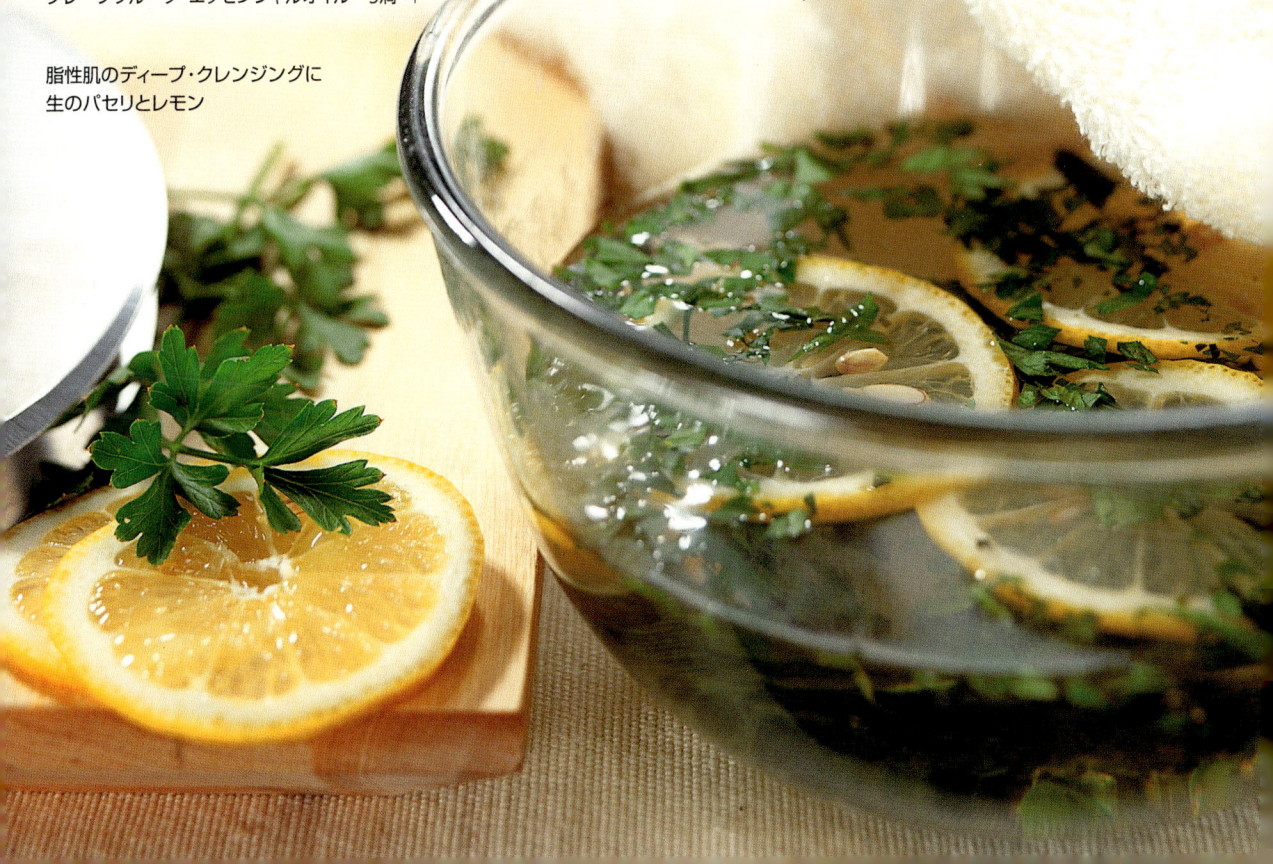

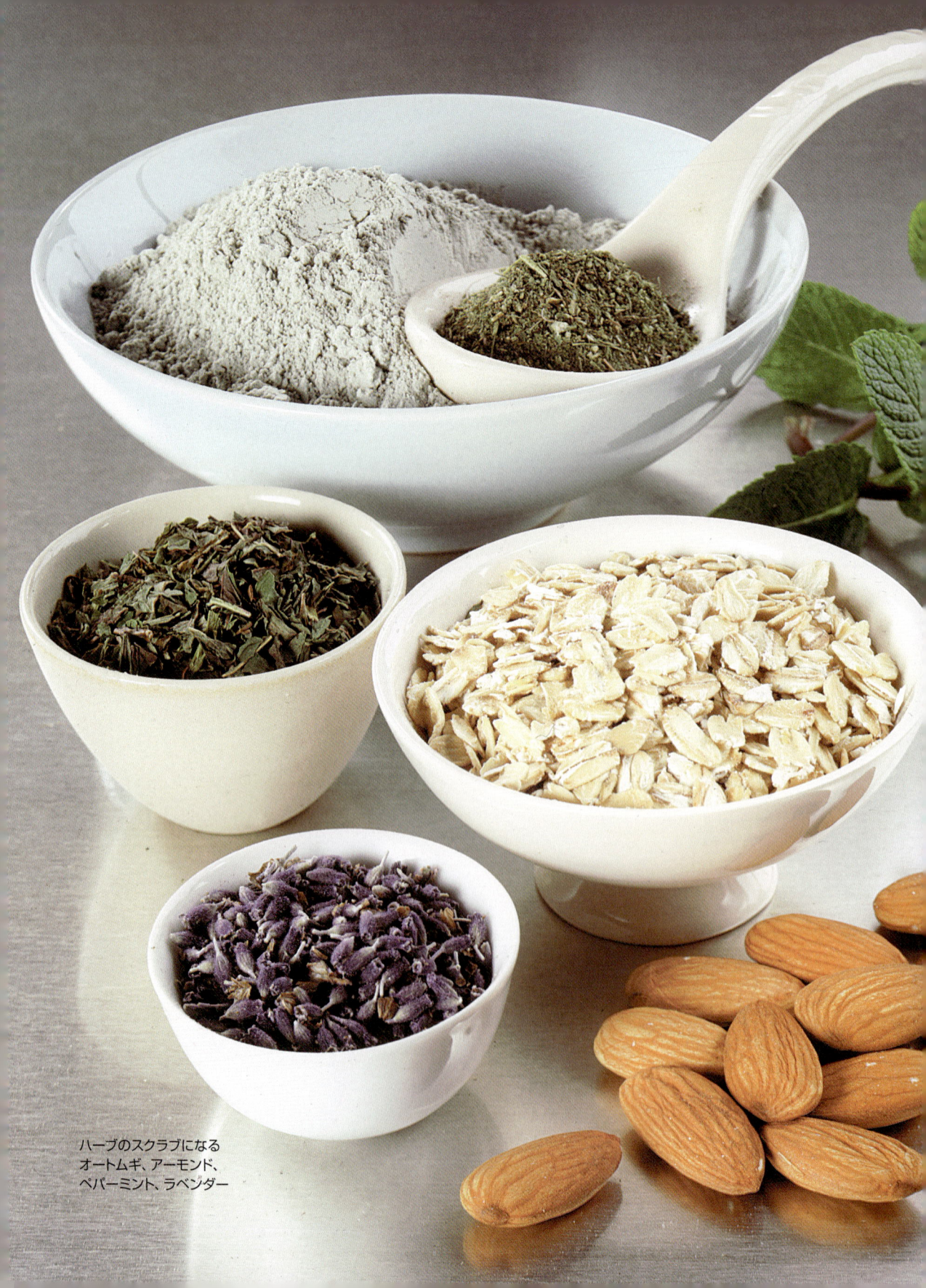

ハーブのスクラブになる
オートムギ、アーモンド、
ペパーミント、ラベンダー

脂性肌のケア 73

水とハーブを大鍋に入れ、ふたをして沸騰させます。火からおろして、ハーブを5分浸します。テーブルに鍋を置き、ふたを取って、熱い鍋の上で頭からすっぽりとタオルをかぶります。蒸気で火傷をしないように注意して、そのまま10分。あとはお湯で洗顔し、トナーをつけます。お好みにより、ディープ・クレンジング・フェイシャル・マスクをしてもかまいません。

340
ハーブのスクラブ

毛穴の汚れを落とし、きめを整えるために、毎日、このハーブのスクラブを使いましょう。パック用クレイは皮膚が分泌する過剰な皮脂を吸収し、細かく挽いたオートムギとアーモンドは肌角質をおだやかに取り除きます。ラベンダー、ペパーミント、コンフリーはどれも抗菌、収斂作用があります。ラベンダー・エッセンシャルオイルも皮脂の

バランスを整えるのに役立ちます。

ロールドオート　200g
アーモンド　75g
乾燥ラベンダー　大さじ2
乾燥ペパーミント　大さじ1
乾燥コンフリーリーフ　大さじ1
パック用クレイ　60g
（作り方、使い方は、下欄を参照）

341
毛穴の汚れを取り除きやすくする

顔の毛穴の汚れを取り除きやすくするため、フェイシャル・サウナ（338参照）をする前に、少量のホホバ油を肌につけてマッサージします。ホホバ油は毛穴を詰まらせている固まった皮脂をやわらかくするのに役立ちます。

342
アロマセラピー・フェイシャル・マスク

キュウリは脂性肌を洗浄し、リフレッシュします。パック用クレイは皮膚が分泌する過剰な皮脂を吸収します。ジュニパー、ラベンダーのエッセンシャルオイルは解毒効果があり、皮脂のバランスを整えるのに役立ちます。

低脂肪プレーンヨーグルト　小さじ2
キュウリのみじん切り　大さじ1
パック用クレイ　小さじ2
ラベンダー・エッセンシャルオイル　2滴
ジュニパー・エッセンシャルオイル　1滴

すべての材料を混合し、十分にまぜ合わせてペースト状にします。洗顔後、アロマセラピー・マスクを肌にのばします。リラックスして、15分。そのあと、お湯でぬらしたタオルでペーストを拭き取ります。

ハーブのスクラブの作り方、使い方

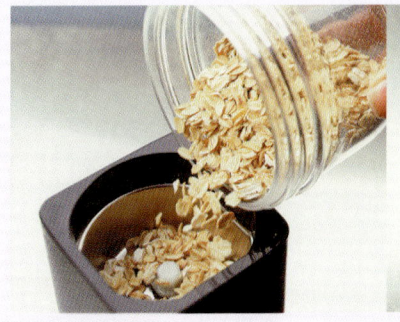

1 ロールドオート、アーモンド、乾燥ハーブを別々にコーヒー・ミルか、ミキサーで細かく挽きます。材料を十分にまぜ合わせ、クレンジング用穀物ミックスを作ります。

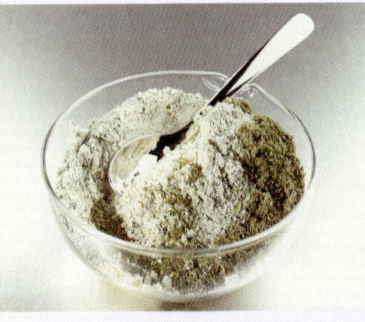

2 パック用クレイをクレンジング用穀物ミックスに加え、十分にまぜ合わせます。できたハーブ・スクラブをふたつき容器に入れて、乾燥した冷所で保存します。

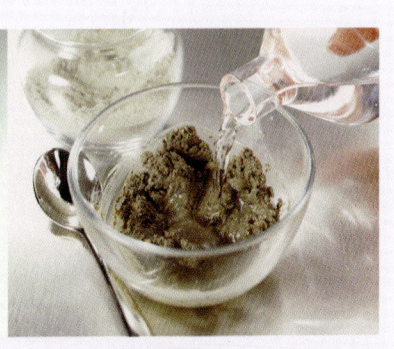

3 使い方は、ハーブ・スクラブ小さじ山盛り1に、お湯をまぜてペーストを作ります。それを肌につけて軽くマッサージして、お湯でよく洗い流します。

敏感肌のケア

敏感肌にはとくにやさしいケアが必要です。まざりもののない天然由来のものだけを使い、ぬるま湯で洗顔し、肌を保護するトナーとモイスチャーをつけましょう。抗炎症作用のあるハーブやエッセンシャルオイルは、敏感肌の特徴である赤くなったり、かゆくなったりする肌トラブルの緩和に役立ちます。

343
ローズウォーターとグリセリンのクレンジング・ローション

　乾燥肌と敏感肌は、とくにこのマイルドなクレンジング・ローションの恩恵を受けられるでしょう。ローズウォーターはマイルドな洗顔料、植物グリセリンは肌の保湿を助け、ローズ・エッセンシャルオイルは肌を整えます。

ローズウォーター　125ml
植物グリセリン　125ml
ローズ・エッセンシャルオイル　2滴

　材料をボトルに入れ、よく振ります。お湯で肌をぬらし、ローションをつけて指先で軽くマッサージ。そのあと、お湯で洗い流します。

敏感肌を守る保湿オイル

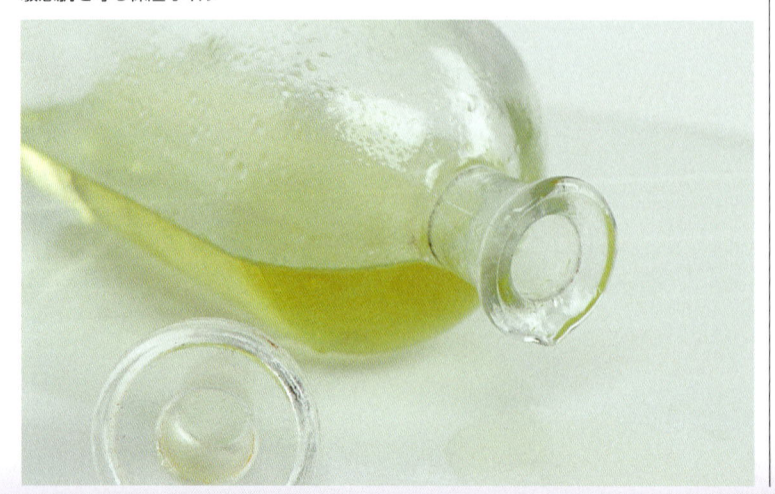

344
アロマセラピー・トナー

　ラベンダー、ローズのエッセンシャルオイルは、どちらも敏感肌向きのおだやかなトナーで、肌トラブルの緩和を促します。ウィッチヘーゼルは肌をおだやかに引き締め、ローズウォーターは洗浄します。

ウィッチヘーゼル蒸留液　小さじ1
ラベンダー・エッセンシャルオイル　5滴
ローズ・エッセンシャルオイル　5滴
ローズウォーター　250ml

　ウィッチヘーゼルとエッセンシャルオイルをボトルに入れ、よく振ります。ローズウォーターを加えて、もう一度振ります。化粧用コットンに含ませ、軽く肌をぬぐいます。

345
乾燥肌、敏感肌用のクリーミー・スクラブ

　フェイシャル・スクラブにクリームを加えると、乾燥肌、敏感肌向けのとびきりリッチで、肌にやさしいフェイシャル・ピーリング剤ができます。ローズ・エッセンシャルオイルはスクラブに豊かな香りを与えます。

ロールドオート　50g
アーモンド　大さじ2
ローズ・エッセンシャルオイル　1滴
ダブルクリーム　大さじ1

　オートムギとアーモンドを別々に清潔なコーヒー・ミルか、ミキサーで細かく挽きます。それをまぜ合わせ、ふたつき容器に入れます。お好みにより、ローズ・エッセンシャルオイル1滴を加えて香りをつけます。使い方は、まずスクラブ・ミックス大さじ1に、ダブルクリーム大さじ1をまぜます。お湯で顔をぬらして、クリーム・スクラブをつけて、指先で軽くマッサージします。最後は、お湯でよく洗い流します。

346
保湿オイル

　カモミール、ネロリのエッセンシャルオイルは、超敏感肌でさえも整えてくれます。

ホホバ油　30ml
カモミール・エッセンシャルオイル　3滴
ネロリ・エッセンシャルオイル　3滴

　材料を小型ボトルで混合します。スポイトつきガラス瓶を使うと、オイルの取り出しに便利です。洗顔後、ぬれた肌に保湿オイル数滴をつけ、指先で軽くマッサージします。

敏感肌のケア　75

347
カモミール・クリーム

カモミールとローズのエッセンシャルオイルを合わせると、敏感肌向きのおだやかなクリームになります。グレープシード・オイルは解毒作用があり、ローズウォーターは肌を整える効果があります。ビタミンEオイルとグレープフルーツシード・エキスはクリームの抗菌、保存のために添加します。

グレープシード・オイル　大さじ2
ホホバ油　大さじ2
挽いた蜜蝋　大さじ1
ビタミンEオイル 400-IUカプセル　1錠
ローズウォーター　60ml
カモミール・エッセンシャルオイル　5滴
ローズ・エッセンシャルオイル　5滴
グレープフルーツシード・エキス　3滴

グレープシード・オイルとホホバ油に蜜蝋を加えて、蝋が溶けるまでとろ火で温めます。火からおろし、ビタミンEカプセルの中身を加えます。ローズウォーターを弱火で温め、火からおろします。両液が冷めたら、ローズウォーターをオイルにゆっくりと注ぎ、ワイヤー泡立て器、または最低速にセットしたハンドミキサーで攪拌します。冷たくどろっとなめらかになったら、カモミールとローズのエッセンシャルオイル、それからグレープフルーツシード・エキスを加えてかきまぜます。できあがったカモミール・クリームは清潔な広口瓶に入れ、完全に冷めてからふたをします。保存は涼しい場所で。洗顔、トーニングのあと、つけすぎないようにして使いましょう。

348
アロマセラピー・フェイシャル・マスク

ヨーグルト、ハチミツ、オートムギは肌のトラブルを緩和します。カモミール・エッセンシャルオイルは抗炎症薬で、敏感肌を癒します。

ロールドオート　小さじ2
ホールミルクのプレーンヨーグルト
　小さじ2
ハチミツ　小さじ1/2
カモミール・エッセンシャルオイル　1滴

オートムギを清潔なコーヒー・ミルか、ミキサーで挽いて、細かい粉末にします。すべての材料をよくまぜ合わせます。洗顔した肌にマスクをのばし、15分後、お湯でぬらしたタオルで拭き取ります。

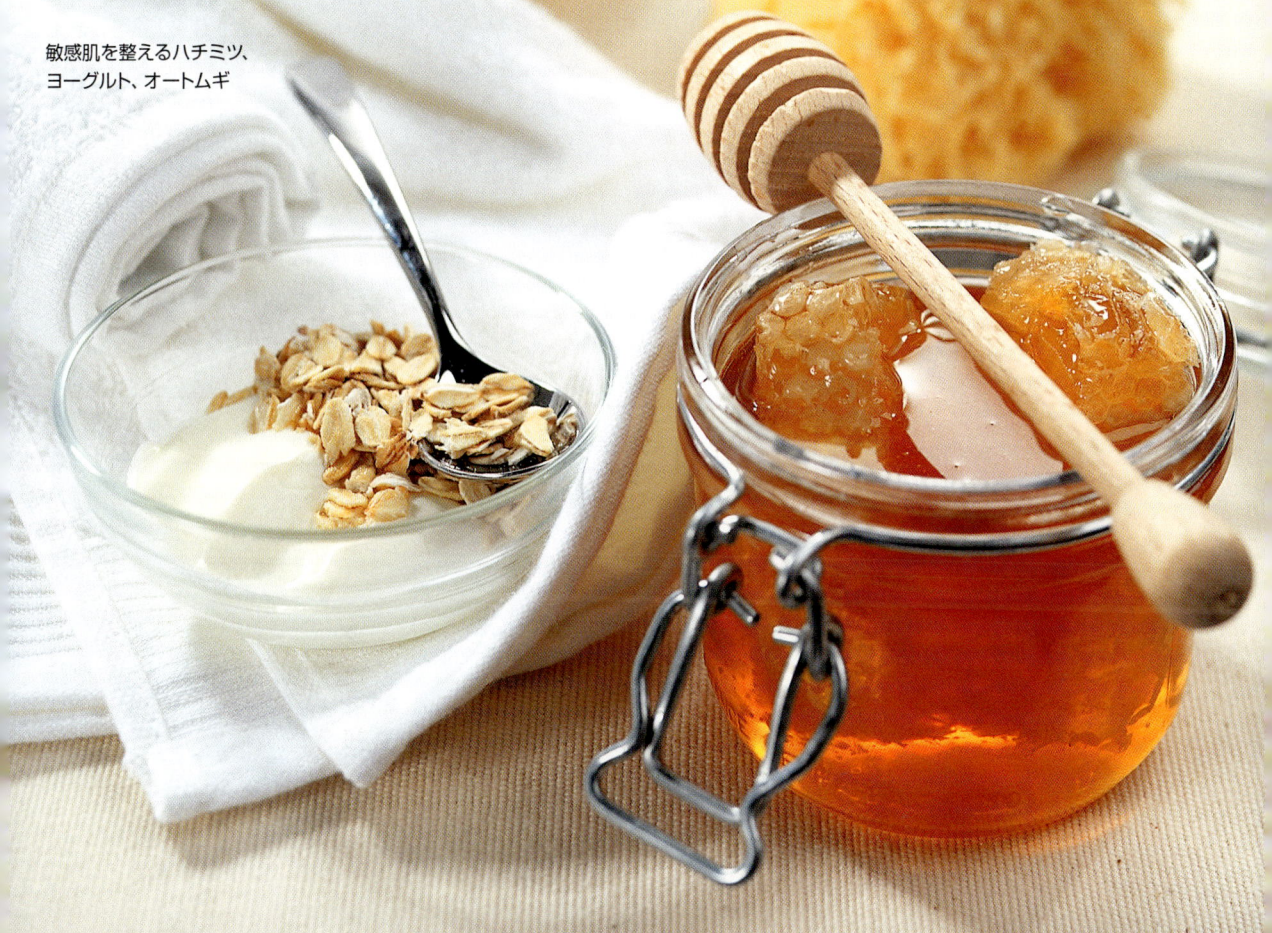

敏感肌を整えるハチミツ、
ヨーグルト、オートムギ

熟年肌のケア

熟年肌には、リッチな保湿トリートメントや細胞を活性化するエッセンシャルオイルが効きます。スクラブやフェイシャル・マスクは肌の角質を取り除き、活性化を促進します。乾燥肌の項（p67～69）で紹介した洗顔料、トナー、モイスチャーは、熟年肌にも適しています。

349
規則正しい睡眠

毎晩、同じ時刻に就寝し、最低8時間の睡眠をとりましょう。これは、体が組織を回復させて活性化するレム睡眠を促進します。睡眠サイクルを乱す可能性があるので、寝る前にカフェインやアルコールはとらないようにしてください。

350
運動をする

活発な運動は、筋肉のためによいだけでなく、顔の色つやをよくする効果もあります。運動で血液循環がよくなり、発汗による肌の美容効果が促進されるからです。

351
アロマセラピー保湿オイル

フランキンセンス、ローズのエッセンシャルオイルは、細胞の活性化を促進するすばらしいブレンドを作ります。

ホホバ油　30ml
フランキンセンス・エッセンシャル
　オイル　7滴
ローズ・エッセンシャルオイル　3滴

小型のスポイトつきガラス瓶に材料を入れ、よく振ります。洗顔後、ぬれた肌に保湿オイル数滴をつけて、指先で軽くマッサージしましょう。

352
オレンジブロッサム・クレンジング・クリーム

このリッチなクリームは乾燥肌と熟年肌に適しています。ネロリ、パルマローザのエッセンシャルオイルは熟年肌を活性化します。ビタミンEとグレープフルーツシード・エキスは保存料として働きます。

ホホバ油　大さじ2
アーモンドオイル　大さじ1
ココナッツオイル　大さじ1
挽いた蜜蝋　大さじ1
ビタミンEオイル　400-IUカプセル1錠
ローズウォーター　大さじ4
ネロリ・エッセンシャルオイル　3滴
パルマローザ・エッセンシャルオイル　3滴
グレープフルーツシード・エキス　3滴

ホホバ、アーモンド、ココナッツのオイル類に蜜蝋を加え、蝋が溶けるまでとろ火で温めます。火からおろし、ビタミンEカプセルの中身を加えます。ローズウォーターを弱火で温め、火からおろします。両液が冷めたら、ローズウォーターをオイルにゆっくりと注ぎ、ワイヤー泡立て器、または最低速にセットしたハンドミキサーで撹拌します。冷たくどろっとなめらかになったら、エッセンシャルオイルとグレープフルーツシード・エキスを加えてかきまぜます。清潔な広口瓶に入れ、完全に冷めてから、ふたをします。保管は涼しい場所で。クリームはつけすぎないようにして、水分を含ませた化粧用コットンで拭き取って、お湯でよく洗い流します。そのあと、トナーをつけます。

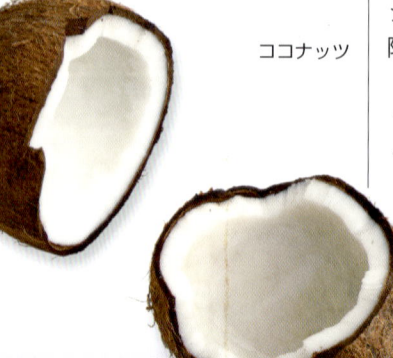

353
アロエとラベンダーのフェイシャル・ミスト

アロエベラ・ジュースとラベンダー、フランキンセンスのエッセンシャルオイルは細胞の活性化作用があり、とてもいい香りがするフェイシャル・ミストになります。

ウィッチヘーゼル蒸留液　小さじ1
ラベンダー・エッセンシャルオイル　10滴
フランキンセンス・エッセンシャルオイル　10滴
アロエベラ・ジュース　250ml

ウィッチヘーゼルとオイルをスプレーボトルに入れ、よく振ります。アロエ・ジュースを加えて、もう一度振ります。随時、肌に吹きかけましょう。

354
リバイタライジンズ・クリーム

フランキンセンス、ネロリ、サンダルウッドのエッセンシャルオイルを含むこのリッチなクリームは、熟年肌の栄養補給と活性化をはかります。ビタミンEとグレープ

ココナッツ

熟年肌のケア

フルーツシード・エキスは保存料として添加され、細菌の増殖防止に役立ちます。ローズウォーターはおだやかな洗顔料です。

アーモンドオイル　大さじ3
ココナッツオイル　大さじ1
挽いた蜜蝋　大さじ1
ビタミンEオイル
　400-IUカプセル1錠
ローズウォーター　60ml
フランキンセンス・エッセンシャルオイル　3滴
ネロリ・エッセンシャルオイル　3滴
サンダルウッド・エッセンシャルオイル　3滴
グレープフルーツシード・エキス　3滴

　アーモンドオイル、ココナッツオイル、蜜蝋を、蝋が溶けるまでとろ火で温めます。火からおろし、ビタミンEカプセルの中身を加えます。ローズウォーターを弱火で温め、火からおろします。両液が冷めたら、ローズウォーターをオイルにゆっくりと注ぎ、ワイヤー泡立て器、または最低速にセットしたハンドミキサーで撹拌します。冷たくどろっとなめらかになったら、フランキンセンス、ネロリ、サンダルウッドのエッセンシャルオイルを、グレープフルーツシード・オイルとともに加えて、かきまぜます。できたクリームを清潔な広口瓶に入れ、完全に冷めてから、ふたをします。保管は涼しい場所で。洗顔、トナーのあと、つけすぎないようにして使いましょう。

355
日々の保湿

　肌を若々しく保つために、毎日、モイスチャーを使いましょう。乾燥した肌はしっとりした肌よりしわになりやすく、慢性的に乾燥した肌は水分が保たれている肌より永続的なしわができやすいからです。

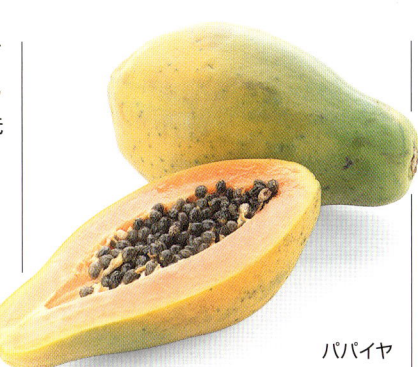

パパイヤ

356
パパイヤのピーリング・マスク

　パパイヤは、肌の角質をおだやかに取り除いてくれるタンパク質分解酵素を含んでいます。フランキンセンスとコンフリーは肌細胞の生成を活性化し、ハチミツは肌にうるおいを与えます。

つぶしたパパイヤ　大さじ2
ハチミツ　小さじ1
フランキンセンス・エッセンシャルオイル　2滴
粉末コンフリーリーフ　大さじ1以上

　つぶしたパパイヤ、ハチミツ、フランキンセンス・エッセンシャルオイルをまぜ合わせます。十分なコンフリーを加えて、どろっとしたのびのいいマスクを作り、洗顔後のぬれた肌にのばします。そのまま15分おいて、お湯で取り除きます。

357
肌を生まれ変わらせる

　肌を生まれ変わらせるために、（上記の）パパイヤ酵素のフェイシャル・マスクを、数日間連続で、1日1回、時間を30分に延長して行いましょう。このおだやかでも集中的なピーリング・トリートメントのあとは、肌がいっそうやわらかく、なめらかで、若々しくなること間違いなしです。

358
アロマセラピー・フェイシャル・マスク

　ヨーグルトは肌をなめらかにし、ハチミツはうるおいを与え、アーモンドは肌の角質をおだやかに除去します。フランキンセンス、ネロリの精油は、細胞の再生を促します。

細かく挽いたアーモンドミール　小さじ1
ホールミルクのプレーンヨーグルト　小さじ2
パック用クレイ　小さじ1/2
ハチミツ　小さじ1/2
フランキンセンスの精油　2滴
ネロリの精油　1滴

　粗みじんにしたアーモンドを清潔なミキサーか、コーヒー・ミルで挽きます。すべての材料をいっしょにして、よくまぜ合わせます。できたマスクを洗顔した肌にのばします。15分後、温かいぬれタオルで取り除きます。

359
フルーツ酸マスク

　リンゴとイチゴに含まれる天然のアルファ・ヒドロキシ酸（フルーツ酸）が、肌の角質をはがれやすくします。

さいの目に切ったリンゴ　30g
スライスしたイチゴ　2個
ホールミルクのプレーンヨーグルト　大さじ2
ハチミツ　小さじ1
パック用クレイ　小さじ2（必要ならもっと多く）

　フルーツ、ヨーグルト、ハチミツをなめらかになるまでまぜ合わせます。十分なクレイをまぜて、のびのいいマスクを作ります。お湯で顔と首を洗って、マスクを塗ります。20分ほどリラックスして、お湯でマスクを取り除き、トナーとモイスチャーをつけます。

ニキビ、吹き出物のある肌

吹き出物の1つや2つは誰でもありますが、ニキビや頻繁にできる吹き出物には特別な注意が必要です。体が解毒の手助けを必要としているので、毎日、最低グラス8杯の水を飲み、高繊維質の食物をたっぷりとってください。そして、ディープ・クレンジングのためのナチュラル・トリートメント、抗菌作用のあるハーブ、エッセンシャルオイルなどを利用してください。

360
透き通る肌のためのお茶

バードックルート、ダンデライオンルート、レッドクローバーの花は肝臓、腎臓、腸の機能を高めるので、肌をきれいにするのに役立ちます。

水　750ml
乾燥バードックルート　小さじ2
乾燥ダンデライオンルート　小さじ2
乾燥レッドクローバー・ブロッサム　小さじ2

水を入れた鍋にバードックルートとダンデライオンルートを入れ、ふたをして20分煮出します。火からおろし、クローバーの花を加えます。さらに10分浸します。こして、1日にカップ3杯を限度に飲みましょう。

吹き出物肌を改善する解毒作用のあるお茶

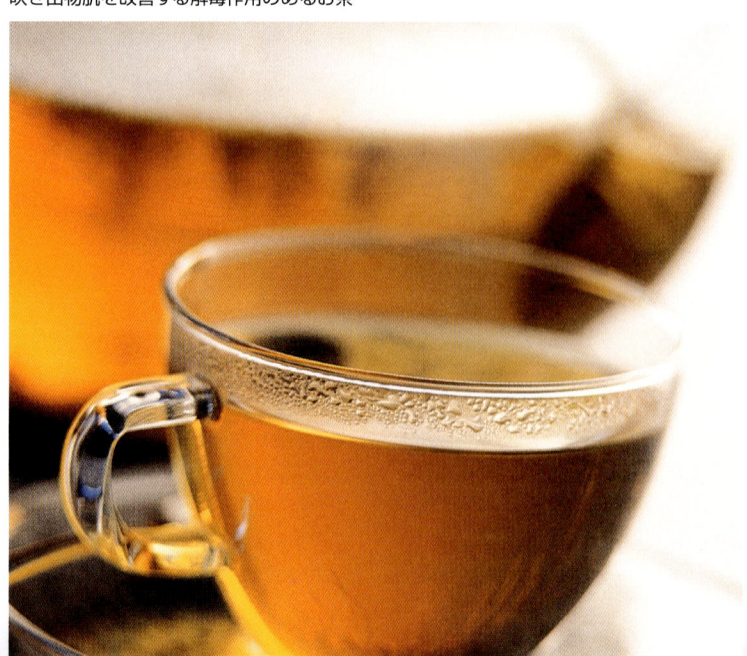

361
ハーブのクレンジング・ローション

タイムとラベンダーは抗菌作用のあるハーブで、カレンデュラとコンフリーは吹き出物を治す手助けをします。ウィッチヘーゼルとローズウォーターはおだやかなアストリンゼントで、過剰な皮脂を取り除きます。植物グリセリンは肌をべとつかせることなく、しっとりさせます。

乾燥タイム　小さじ1
乾燥ラベンダー　小さじ1
乾燥カレンデュラ　小さじ1
乾燥コンフリーリーフ　小さじ1
ウィッチヘーゼル蒸留液　60ml
ローズウォーター　60ml
植物グリセリン　大さじ2

密閉できるガラスの広口瓶で、ハーブをウィッチヘーゼルとローズウォーターに浸して、1週間置きます。こして、溶液を清潔な瓶に入れ、植物グリセリンを添加し、よく振ります。使い方は、化粧用コットンに含ませて、軽く顔をぬぐいます。完全に肌のクレンジングができるまで、必要なだけくり返してください。

362
ハーブのクレンジング・ミルク

ヨーグルトで作ったおだやかなスキン・ウォッシュは、吹き出物肌をなめらかにします。カレンデュラとタイムは抗菌作用があり、肌を浄化して吹き出物の原因となる細菌を取り除くのに役立ちます。コンフリーは治癒を促進します。

低脂肪プレーンヨーグルト　125ml
水　125ml
乾燥カレンデュラ　大さじ1
乾燥タイム　大さじ1
乾燥コンフリーリーフ　大さじ2

密閉できるガラスの広口瓶で、すべての材料を混合します。ひと晩、冷蔵庫で浸します。こして、また瓶に戻します。冷蔵庫で1週間を限度に保存してください。肌のクレンジングには、まずお湯で肌をぬらし、クレンジング・ミルクを化粧用コットンに含ませて、軽く顔をぬぐいます。肌がきれいになるまでく

ニキビ、吹き出物のある肌

り返します。あとは、お湯で洗い流して、トナー、モイスチャーの順につけます。

363
ハーブのアスリンゼント

ウィッチヘーゼルとヤロウはおだやかなアスリンゼントで、ペパーミントはリフレッシュ効果と抗菌効果があり、コンフリーは肌の吹き出物を治す手助けをします。

ウィッチヘーゼル蒸留液　250ml
乾燥ヤロウ　小さじ2
乾燥ペパーミント　小さじ1
乾燥コンフリーリーフ　小さじ1

密閉できるガラスの広口瓶で、材料を混合します。2週間浸します。こして、清潔な瓶に入れます。化粧用コットンで、たっぷりと肌につけましょう。

364
万能フェイス・トリートメント

ヨーグルトはトラブル肌をやわらかく、なめらかにします。コンフリーは吹き出物を治す手助けをします。ハチミツはうるおいを与えます。パック用クレイは肌の不純物を取り除くのに役立ちます。

低脂肪プレーンヨーグルト　大さじ1
乾燥コンフリーリーフ　大さじ1
ハチミツ　小さじ1
パック用クレイ　小さじ1

コンフリーをコーヒー・ミルで挽いて粉末状にします。材料をまぜ合わせ、のびのいいマスクを作ります。洗顔直後の肌にマスクをのばし、15分ほどリラックスしましょう。最後はお湯でぬらしたタオルで拭き取ります。

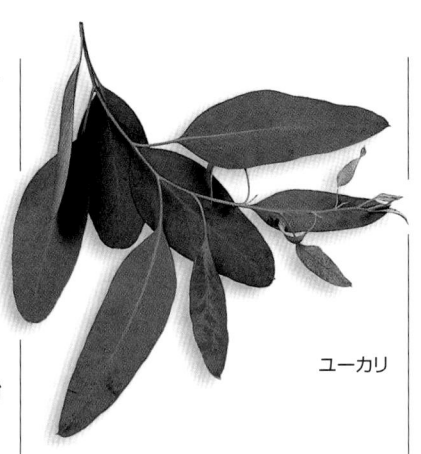

ユーカリ

365
アロマセラピー・フェイシャル・マスク

ヨーグルトは肌をなめらかにし、オートムギは肌を整え、おだやかにピーリングします。パック用クレイは毛穴をきれいにします。ラベンダー、ユーカリのエッセンシャルオイルは吹き出物の原因となる細菌を抑えます。

細かく挽いたロールドオート　大さじ1
低脂肪プレーンヨーグルト　大さじ1
パック用クレイ　小さじ1
ラベンダー・エッセンシャルオイル　2滴
ユーカリ・エッセンシャルオイル　1滴

ロールドオートをミキサーか、コーヒー・ミルで細かく挽きます。材料をいっしょにして、よくまぜ合わせます。洗顔した肌にマスクをのばし、15分後にお湯でぬらしたタオルで拭き取ります。

366
オーバーナイト・ペースト

ティーツリー・エッセンシャルオイル2滴、パック用クレイ小さじ1/2、水数滴(どろっとしたペーストができるくらいの量)をまぜ合わせます。できたペーストを吹き出物に塗り、ひと晩置きます。吹き出物の乾燥、治療に効果があります。

367
吹き出物の治療の仕方

吹き出物はつぶしてはいけません。つぶさず、1日数回、清潔な温かいタオルと冷たいタオルを交互に(温かいタオル1分、冷たいタオル1分という要領で)あてましょう。これは、血液循環をよくすることで、肌を癒します。そのあと、ティーツリー・エッセンシャルオイルをひと塗りしてください。

368
ハチミツ・マスク

生の未加工ハチミツは抗菌効果と肌をべたつかせずにしっとりさせる効果があるので、脂性肌、吹き出物肌に向いています。パック用クレイは過剰な皮脂を吸収し、肌の毒素を取り除きます。ラベンダー・エッセンシャルオイルは肌の炎症を静め、吹き出物を治す手助けをします。

生の未加工ハチミツ　大さじ2
パック用クレイ　小さじ1
ラベンダー・エッセンシャルオイル　2滴

材料を合わせ、よくまぜて、(必要ならパック用クレイをさらに加えて)薄いペーストにします。洗顔後のぬれた肌にのばします。15分後、お湯で取り除きます。

369
アロマセラピーの吹き出物トリートメント

同量のティーツリーとラベンダーのエッセンシャルオイルを混合した液を、1日2回、直接、吹き出物に塗ります。ティーツリー・オイルは吹き出物の原因となる細菌を抑えます。ラベンダーは吹き出物を治す手助けをするとともに、ティーツリー・オイルの薬臭を覆い隠します。

しみ・そばかすの対処法

顔、首、手の甲にできるしみ・そばかすは、肌が日光に過剰にさらされると発生します。しみ・そばかすの予防には、紫外線のUVA波、UVB波をともに遮断するサンスクリーン剤を毎日つけてください。二酸化チタン配合のサンスクリーン剤は、紫外線吸収剤を含む多くのサンスクリーン剤が関連している、肌トラブルを起こしません。できてしまったしみ・そばかすを薄くするために、以下の方法を試してみてください。

370
しみ・そばかすに効くイチゴのマスク

イチゴとヨーグルトのマスクは、しみ・そばかすを薄くする、効果的でもおだやかなトリートメントです。フランキンセンス・エッセンシャルオイルは肌の活性化を促します。

生のイチゴ　1個
ホールミルクのプレーンヨーグルト　小さじ2
フランキンセンス・エッセンシャルオイル　2滴
パック用クレイ　小さじ1/2

イチゴをつぶして、その汁（およそ小さじ1）をヨーグルト、フランキンセンス・エッセンシャルオイル、クレイとまぜ合わせます。できたものを洗顔した肌につけます。20分置いてから、お湯でぬらしたタオルで取り除きます。そのあと、モイスチャーをつけましょう。最大の成果を得るには、脂性肌、普通肌は毎日、乾燥肌は週二回、使用してください。

371
しみ・そばかすに効くヨーグルトのマスク

ヨーグルトはマイルドな漂白効果があり、しみ・そばかすや皮膚変色を薄くするのに役立ちます。お湯で洗顔し、軽く拭いて、濃厚なホールミルクのプレーンヨーグルトをひと塗りします。そのまま30分置いて、お湯で洗い流します。違いが現れるまでに、最低2ヶ月は毎日マスクをする必要があります。たとえしみ・そばかすが消えなくても、肌のなめらかさや柔軟性は格段に高まります。

372
濃いしみ・そばかすを薄くする

毎日、しみ・そばかすにレモンの果汁を塗りましょう（やわらかい絵筆を使って）。レモンは強力な漂白剤。3ヶ月以内に違いが現れるはずです。

373
色素沈着した肌を脱色する

頑固なしみ・そばかすにはヒドロキノン・クリームを試してみてください。これは色素沈着した肌を脱色する、安全で自然な方法です。3ヶ月以内に違いが現れるはずです。

しみ・そばかすを薄くするイチゴとヨーグルトのマスク

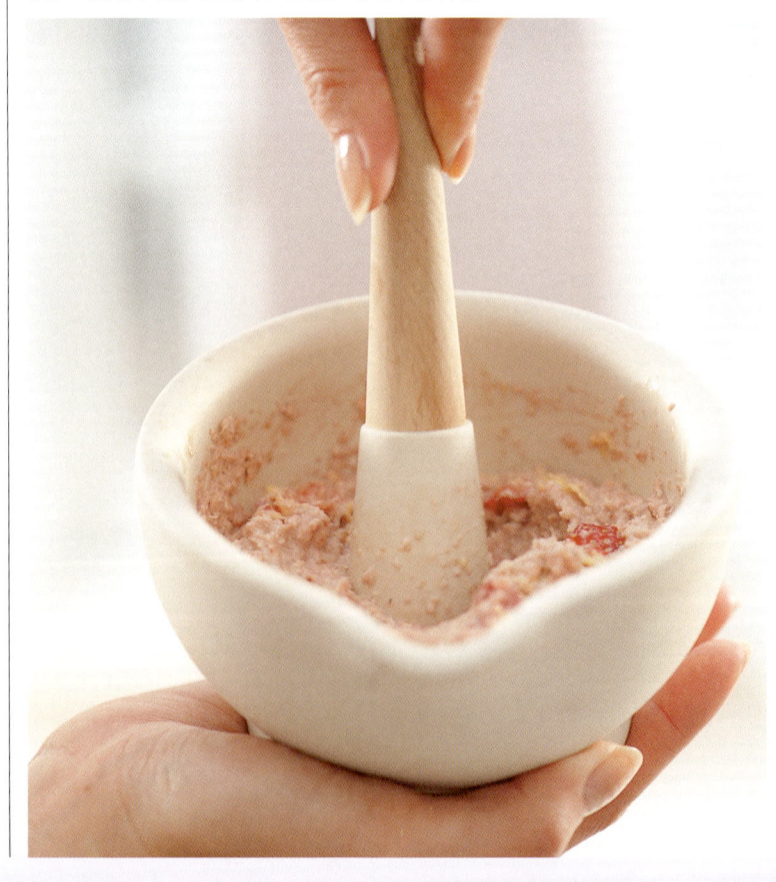

日焼けの治療薬

早朝や夕方の日差しを浴びて1時間ほどすごすのは、心身にとってよいことです。とはいえ、日差しの浴びすぎは肌にダメージを与えます。日差しの強い、午前10時から午後4時までのあいだは、サンスクリーン剤をつけ、肌を保護する衣服を身につけてください。以下の治療薬は日焼けの痛みをやわらげ、治癒を早めます。

374
肌を冷やすフェイシャル・ミスト

日焼け肌用の冷却ヒーリング・ローションです。

ウィッチヘーゼル蒸留液　小さじ1
ラベンダーの精油　20滴
ローズウォーター　60ml
アロエベラ・ジュース　180ml

ウィッチヘーゼルとラベンダーをスプレーボトルに入れ、よく振ります。ローズウォーターとアロエベラを加え、もう一度振ります。冷蔵庫で保存し、必要に応じて肌に吹きかけてください。

375
ヨーグルト・マスク

ヨーグルトとラベンダーが、日差しや風で痛んだ肌を落ち着かせます。

ホールミルクのプレーンヨーグルト　大さじ1
ラベンダー・エッセンシャルオイル　1滴

ペースト状にし、肌にのばします。15分後、ぬるま湯で洗い流します。

376
肌を冷やす

ラベンダーの精油1滴と、アロエベラ・ジェル大さじ1をまぜ、日焼けした肌にそっとのばしましょう。

377
ハチミツ・マスク

ハチミツは肌の乾燥を防ぎ、アロエベラは日焼けした肌の冷却と治療をサポートします。ラベンダーは日焼けを癒し、健康な細胞の生成を促します。

生のハチミツ　小さじ2
アロエベラ・ジェル　小さじ2
ラベンダーの精油　2滴

材料を混合します。水で顔をぬらし、マスクを塗って、20分置きます。最後はぬるま湯で洗い流します。

378
まぶたの炎症を静める

日焼けして腫れたまぶたには、目を閉じてキュウリのスライスか、冷たいティーバッグを15分ほど載せるとよいでしょう。

379
ベーキングパウダー・バス

日焼けを冷やす手っ取り早い方法は、微温のお風呂に浸かることです。ベーキングパウダーとラベンダーが熱をとり、炎症を静めます。

ベーキングパウダー　250g
ラベンダーの精油　10滴

生ぬるいお風呂に材料を入れ、かきまぜて溶かします。20分を限度に浸かります。石けんは日焼けした肌を乾燥させ、ヒリヒリさせるので、使用を控えてください。軽く体を拭き、肌のうるおいを逃がさないように、ボディ・ローションをつけましょう。

380
ヒーリング・バス

緑茶のもつ強力な抗酸化作用が、細胞のダメージを解消するのに役立ちます。カモミールとカレンデュラは、肌を整え、癒し効果もあります。

水　2.5ℓ
乾燥緑茶　10g
乾燥カモミール　10g
乾燥カレンデュラ　10g

水とハーブを鍋に入れ、ふたをして沸騰させます。火からおろし、冷めるまで浸した後、こしたお茶を生ぬるいお風呂に入れます。日焼けした肌が回復するまで、毎日20分浸かりましょう。

381
緑茶治療

毎日、緑茶750mlを飲んで、日焼けした肌の回復を促す抗酸化作用のある物質を、体に供給してください。

382
日焼けした肌を冷やすスプレー

肌を冷やし、回復を促進します。

淹れた緑茶　60ml
アロエベラ・ジュース　60ml
ラベンダーの精油　小さじ1/4

材料をスプレーボトルに入れ、よく振ります。日焼けした肌にたっぷりとスプレーしましょう。冷蔵保存し、2週間以内に使用してください。

目のケア

目の緊張をほぐすために、1日のうちに何度か短い休憩を取り、リラックス運動か、ハーブの冷湿布をしましょう。目の下の皮膚は薄く、皮脂を分泌する脂腺がないせいで、目元は顔のほかの部分よりも年齢が出てしまいます。目元のケアは肌をいたわるようにしてください。肌をなめらかに保つため、毎日、弱いモイスチャーを使いましょう。

383 疲れ目のリフレッシュ

スモッグ、ほこり、アレルギーで目が炎症を起こしているなら、あるいは、コンピューター画面など近くのものを見続ける仕事をしていて休憩が必要なら、この10分間のステップで目をリラックスさせて、疲れを癒しましょう。洗面台で、目に冷たい水を数回かけます。閉じたまぶたの上に熱いタオルをあて、指で軽く目の部分を押さえます。冷たい水をかけるのと熱いタオルをあてるのを何度か交互にくり返し、最後は冷たい水で終わります。やわらかいタオルで軽く目元を拭きます。仕上げは、足を少し高くして仰向けに寝ます。それぞれの閉じたまぶたの上によく冷えたキュウリのスライスを載せて、最低5分は休憩します。

384 目の下の隈に効くハーブ

カモミール・ティーの目元用冷湿布は、目の疲れを癒す効果にすぐれ、腫れの緩和を促します。

乾燥カモミール　山盛り小さじ1
熱湯　250ml

カモミールに熱湯を注ぎます。ふたをして、20分蒸らします。こして、冷蔵庫で冷やします。使い方は、化粧用コットン2枚をよく冷えたお茶に浸して、閉じたまぶたに10分ほどあててください。

385 腫れを抑える

疲労やアレルギーで目が腫れたときは、冷たい湿り気のある紅茶のティーバッグを閉じたまぶたに10分ほど載せましょう。紅茶に含まれるタンニンが、膨張した組織を収縮させます。

386 目の疲れを癒すリラックス法

これは目の疲れを癒し、全身のリラックスに役立ちます。必要に応じて行ってください。足を床に投げ出して楽な格好ですわります。手のひらを温かく感じるまでこすり合わせます。目を閉じて、手で（指先を上にして）目を覆います。手のひらが完全な闇を作るように調節します。最低1分、深くリズミカルに呼吸をしましょう。深い闇が目の疲れを癒し、リフレッシュしてくれます。

387 ローズ・リフレッシャー

冷蔵庫にローズウォーターのボトルを入れておきます。よく冷えたローズウォーター大さじ2を、同量の冷水で希釈します。化粧用コットンに含ませ、閉じたまぶたにつけましょう。

388 ハーブの目元用リフレッシャー

カモミール、フェンネル、エルダーフラワーは疲れ目や腫れた目をリフレッシュします。

熱湯　500ml
乾燥カモミール　大さじ1
つぶしたフェンネルシード　大さじ1
乾燥エルダーフラワー　大さじ1

ハーブに熱湯を注ぎ、ふたをして冷めるまで浸しておきます。こして、冷蔵庫で冷やします。タオルを液に浸し、軽く絞ります。横になって、目の上にタオルを載せ、10分ほどリラックスします。

389 目元用アロマセラピー・オイル

カモミール、ローズのエッセンシャルオイルは目元をしっとりさせます。

カモミール・エッセンシャルオイル　5滴
ローズ・エッセンシャルオイル　5滴
ホホバ油　30ml

材料をまぜ、小型のスポイトつきガラス瓶で保存します。洗顔後、目元に2滴つけ、指先で軽くたたいて肌になじませます。

390 眉毛のケア

眉毛を抜いたあとは、ウィッチヘーゼルなどのアストリンゼントを脱脂綿に含ませてつけます。次にハチミツを指で薄くのばします。数分後、お湯で洗い流します。

唇のケア

唇には脂腺がないので、日差し、風、寒さなどから保護しなくてはなりません。ここで紹介する簡単にできるリップクリームを試してみてください。

391
ハチミツのリップクリーム

アーモンドオイルと蜜蝋は風や寒さを防ぐバリヤーを作ります。ハチミツは唇の保湿を助けます。

アーモンドオイル　大さじ4
挽いた蜜蝋　大さじ1
ハチミツ　小さじ1

アーモンドオイルと蜜蝋を小型鍋に入れ、蝋が溶けるまでとろ火で温めます。火からおろして、ハチミツを加え、よくかきまぜます。小型の広口瓶に入れ、分離しないように時々かきまぜながら冷まします。保管は涼しい場所で。随時、少量を唇に塗りましょう。

392
ペパーミント・リップクリーム

爽快なリップクリームを作るには、ハチミツのリップクリームのレシピ（391参照）に従って、ハチミツをまぜたあとに、ペパーミント・エッセンシャルオイル10滴を加えてかきまぜます。

唇をなめらかに保つハチミツのリップクリーム

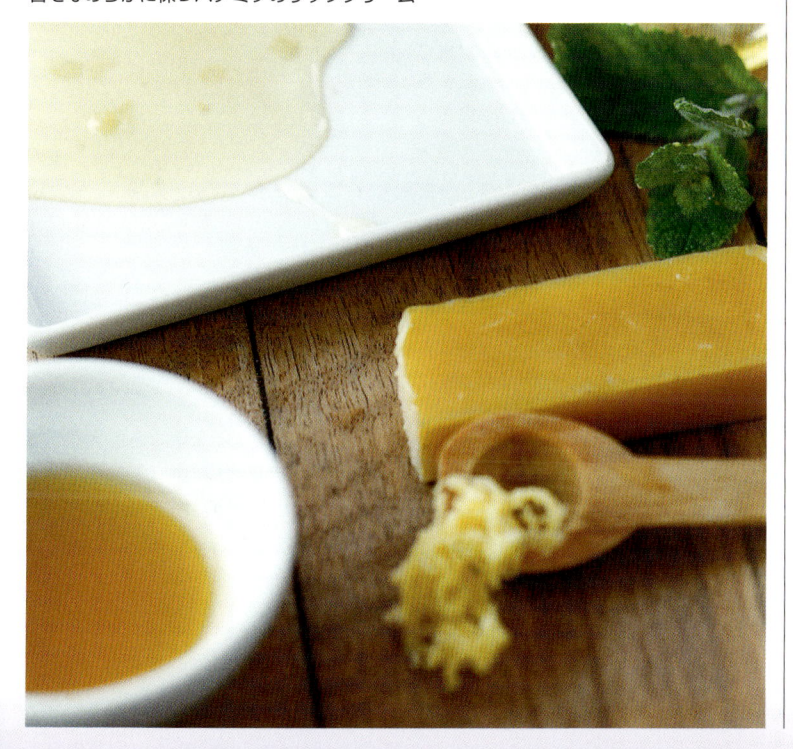

393
グレープフルーツとラベンダーのリップクリーム

甘い柑橘系のリップクリームを作るには、ハチミツのリップクリームのレシピに従って、ハチミツをまぜたあとに、グレープフルーツの精油10滴とラベンダーの精油5滴を加えてかきまぜます。

394
カモミールとオレンジブロッサムのリップクリーム

ハチミツのリップクリームのレシピに従って、ハチミツをまぜたあとに、カモミールの精油5滴とネロリの精油10滴を加えてかきまぜます。

395
ローズ・リップクリーム

繊細な唇のための香り豊かでデリケートなリップクリームを作るには、ハチミツのリップクリームのレシピに従って、ハチミツをまぜたあとに、ローズの精油10滴を加えてかきまぜます。

396
荒れた唇を治すリップクリーム

ビタミンEは、ティーツリー、ラベンダーの精油といっしょになって、乾燥して荒れた唇を癒します。作り方は、ハチミツのリップクリームのレシピに従います。ハチミツとともに、400-IUビタミンEカプセル1錠の中身を加え、よくかきまぜます。そのあと、ティーツリー10滴とラベンダー5滴を加え、もう一度かきまぜます。

健康な歯と歯ぐき

ビタミンC、コエンザイムQ10、カルシウム、マグネシウム、毎日の歯磨きとフロッシングが、歯と歯ぐきの健康には欠かせません。歯をきれいにするには、ベーキングパウダーが何よりも効果的です。自然かつおだやかに、歯を磨き上げ、白くしてくれます。ハーブのマウスウォッシュはすぐに作れて、歯ぐきのためになり、なおその上に息もさわやかにしてくれます。

397
ビタミンC

抗酸化作用のあるビタミンCは炎症を抑えます。免疫系の機能を高めることによって、炎症の原因となる細菌を抑え、歯ぐきを癒します。柑橘類、緑色の葉もの野菜（例えば、ホウレンソウ、ブロッコリー）など、ビタミンCが豊富な食品をとり、さらに1日250〜500mgを補ってください。

398
コエンザイムQ10

コエンザイムQ10は強力な抗酸化剤で、歯ぐきにダメージを与える活性酸素の量を減少させます。コエンザイムQ10はもともと体内で生成されますが、年齢とともに減少します。毎日60〜100mgを補うとよいでしょう。

399
カルシウム

カルシウムが不足すると、歯も歯を支える骨も弱くなります。暗緑色の葉もの野菜、豆腐、低脂肪の乳製品をとり、さらに1日1,200mg（2回に分けてとる）を補うことによって、カルシウムの摂取を増やしてください。

400
マグネシウム

マグネシウムはカルシウムとともに働いて、歯と骨の強度を保ちます。ナッツ類、種子類、マメ科植物、暗緑色の葉もの野菜など、マグネシウムの豊富な食品をとり、さらに1日に400mgカプセル1錠を追加してください。

401
歯と歯ぐきのブラッシング

やわらかい歯ブラシを使って、歯ぐきを軽くブラッシングしましょう。食べ物かすや細菌が集まる歯と歯ぐきの境目を注意して洗います。ナチュラルな歯磨き粉を使用してください。免疫系の機能を高め、歯ぐきの健康を保ち、炎症を抑えてくれるものもあります。食後の歯磨きが無理なら、せめて水で口をすすいで、糖分や食べ物かすを洗い流してください。

402
毎日のフロッシング

フロッシングは、歯と歯ぐきの健康を保つために毎日欠かせない習慣です。毎回、新しいデンタルフロスを使い、歯ぐきを傷つけないように、徐々に歯と歯のあいだに挿入してください。

403
ハーブの歯磨き粉

ベーキングパウダーは歯を白くし、息をさわやかにします。シーソルトは歯ぐきを引き締めます。ペパーミント・オイルとショウガは細菌を抑え、風味を添えます。

ベーキングパウダー　大さじ2
細かく挽いたシーソルト　小さじ1/2
ジンジャー・パウダー　小さじ1/4
ペパーミント・エッセンシャルオイル　3滴

材料を混合し、密閉容器に保存し

自然に歯を白くするハーブの歯磨き粉

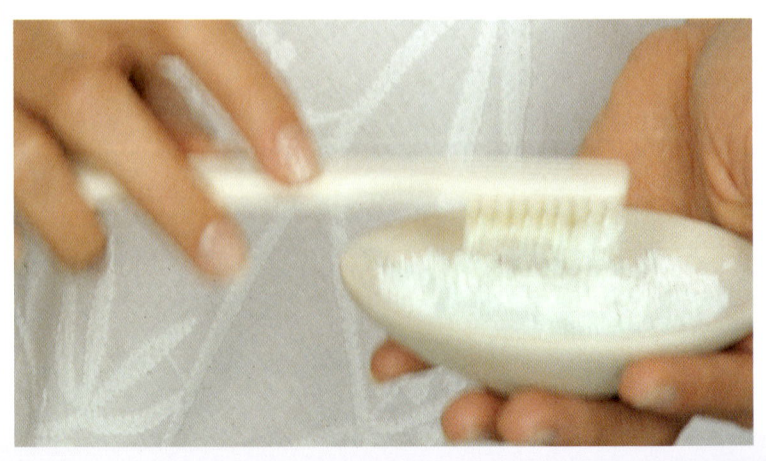

ます。1回の歯磨きに、小さじ½を使用します。

404
舌のブラッシング

舌にたまった細菌（舌苔）は口臭の原因になります。歯磨きのたびに、舌の表面も軽くブラッシングしましょう。

405
ブレス・フレッシュナー

すばやく息をさやわかにするには、フェンネルシードを数粒噛むか、パセリを食べるとよいでしょう。

406
歯のホワイトニング

ベーキングパウダーと3％過酸化水素水各小さじ1を混合します。歯ブラシに含ませて、3分ほどブラッシングして、よくすすぎます。そのあと、普通の歯磨き粉か、ハーブのマウスウォッシュを使います。

407
イチゴの美白剤

歯の黄ばみを落とし、白くするために、生のイチゴ1個をつぶして歯にこすりつけます。
そのあと、水ですすぎます。

408
ハーブのマウスウォッシュ

1日に1分、マウスウォッシュでよく口をすすぐことで、歯肉炎や虫歯の原因となる歯垢の蓄積を防げます。消毒・殺菌作用のある成分（ティーツリー・エッセンシャルオイルやミルラなど）が含まれるブランドを探しましょう。

409
ミント・マウスウォッシュ

ペパーミント・エッセンシャルオイルは口臭の原因となる細菌を抑え、アロエベラは歯ぐきを整えます。

水　250ml
植物グリセリン　小さじ1
アロエベラ・ジュース　小さじ1
ペパーミント・エッセンシャルオイル　6滴

材料をまぜ合わせ、ふたつき容器に入れます。よく振って、数日以内に使用してください。

410
健康な歯ぐきのためのハーブのマウスウォッシュ

ペパーミントとアニシードは息をさわやかにします。ミルラは歯ぐきの強化に役立ち、殺菌剤、保存料として働きます。

熱湯　250ml
乾燥ペパーミント　小さじ2
アニシード　小さじ1
ミルラチンキ　小さじ½

ペパーミントとアニシードに熱湯を注ぎます。ふたをして、冷めるまで浸しておきます。こして、ミルラを加えます。ボトルに入れ、使用前には振ってください。

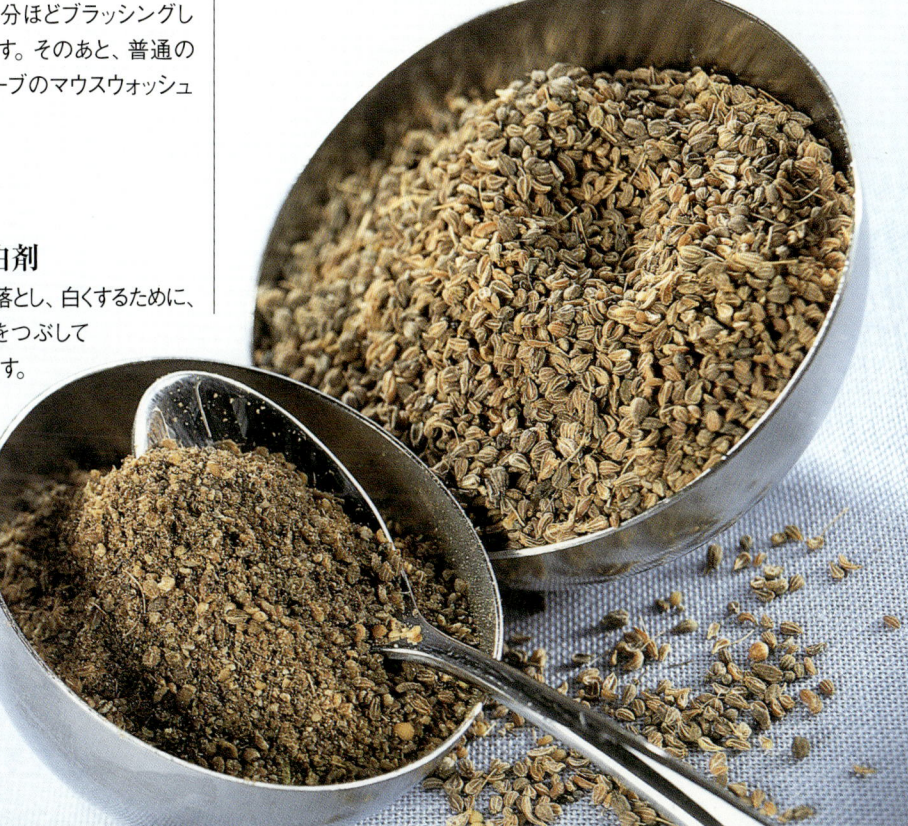

息をさわやかにするアニシード

ボディ・ローションとモイスチャー

定期的なボディのモイスチャーライジングは、肌を柔軟で若々しく保つ効果があります。モイスチャーは、水分の喪失、風の悪影響、熱、乾燥した環境を防ぐバリヤーを作ることによって、肌を保護します。

411
熟年肌向けの保湿オイル

ホホバ油がたっぷりと肌にうるおいを与え、フランキンセンス、パルマローザのエッセンシャルオイルが肌の活性化を促進します。

ホホバ油　60ml
フランキンセンス・エッセンシャルオイル　15滴
パルマローザ・エッセンシャルオイル　10滴

ホホバ油とエッセンシャルオイルを小さな瓶で混合します。入浴、またはシャワー直後のぬれた肌に数滴をつけます。

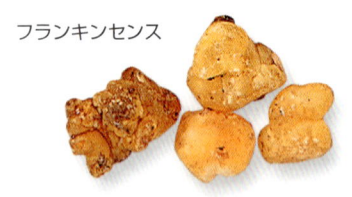

フランキンセンス

412
アロマセラピー保湿オイル

ホホバ油とラベンダー、グレープフルーツのエッセンシャルオイルを混合すると、よい香りのモイスチャーになります。

ホホバ油　60ml
ラベンダー・エッセンシャルオイル　15滴
グレープフルーツ・エッセンシャルオイル　10滴

エッセンシャルオイルとホホバ油を小さな瓶で混合します。シャワー、または入浴直後のぬれた肌に数滴をのばします。

413
サンダルウッド保湿ローション

シンプルで、香りのいいモイスチャーを作るために、ナチュラル・ボディ・ローション大さじ1に、サンダルウッド・エッセンシャルオイル数滴を加えます。できたローションを、シャワー、または入浴直後のぬれた肌につけてマッサージします。

414
サンダルウッドとローズのボディ・クリーム

サンダルウッド、ローズのエッセンシャルオイルは、どちらも乾燥した肌にうるおいを与え、整えます。そしてともに、このリッチなボディ・クリームにいつまでも続く芳香を与えます。ココナッツ・オイルと蜜蝋はリッチなモイスチャーです。グレープシード・オイルは肌の保護に有効な抗酸化作用があり、ローズウォーターは肌を整えます。ビタミンEオイルとグレープフルーツシード・エキスを添加するのは、クリームの保存のためです。

グレープシード・オイル　大さじ3
ココナッツ・オイル　大さじ1
挽いた蜜蝋　大さじ1
ビタミンEオイル　400-IUカプセル1錠
ローズウォーター　60ml
サンダルウッド・エッセンシャルオイル　5滴
ローズ・エッセンシャルオイル　5滴
グレープフルーツシード・エキス　3滴

グレープシード・オイル、ココナッツ・オイル、蜜蝋を鍋に入れ、蝋が溶けるまで弱火で温めます。火からおろし、ビタミンEカプセルの中身を加えます。ローズウォーターを弱火で温め、火からおろします。両液が冷めたら、ローズウォーターをオイルにゆっくりと注ぎ、ワイヤー泡立て器、または最低速にセットしたハンドミキサーでよく撹拌します。冷たくどろっとなめらかになったら、サンダルウッド、ローズのエッセンシャルオイル、グレープフルーツシード・エキスを加えてまぜます。できたクリームは清潔な広口瓶に入れ、完全に冷めてからふたを閉めます。保存は涼しい場所で。クリームはつけすぎないように使いましょう。

415
オレンジフラワー・ボディ・クリーム

このリッチなクリームはオレンジフラワーの香りを持ち、全身のナリッシング・ケアに使えます。フランキンセンス、ネロリのエッセンシャルオイルは肌を若返らせます。サンダルウッドとローズのボディ・クリームのレシピ（414参照）に従い、サンダルウッドとローズのオイルの部分を、フランキンセンス・エッセンシャルオイル5滴と、ネロリ・エッセンシャルオイル5滴に置き換えます。このクリームはつけすぎないように使いましょう。

416
うるおいをキープ

シャワー、または入浴後は、すぐにオイルか、モイスチャーをつけましょう——できれば、まだ肌に湿り気があるうちに。肌から水分が失われるのを防ぐ効果があります。

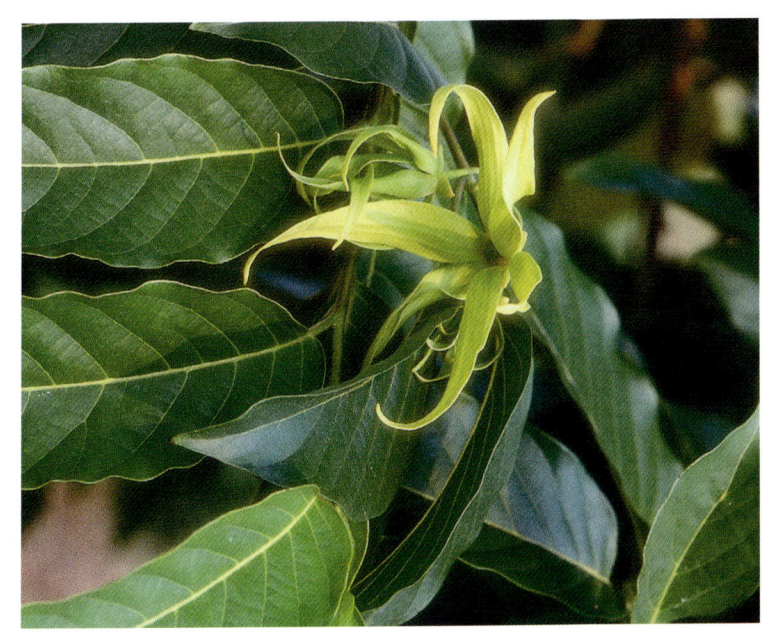

ボディ・ケア製品にエキゾチックな香りを添えるイランイラン

ボディ・パウダー

ボディ・パウダーは、過剰な汗の吸収、摩擦や炎症の緩和に効果を発揮します。ほとんどの市販品にはタルク（しばしばアスベストで汚染されていて肺に炎症を起こさせる）が含まれています。すぐれた効果を持ち、安価でナチュラルな代替品としては、コーンスターチ、アロールート、白いパック用クレイがあります。

417
シンプルなボディ・パウダー

シンプルなボディ・パウダーを作るには、コーンスターチ1カップにお好みのエッセンシャルオイル10〜30滴で香りづけします。指先でよくまぜて、すぐに使用してください。

418
気分を高揚させるボディ・パウダー

ラベンダー、グレープフルーツのエッセンシャルオイルは、暑い夏の日に最適な爽快で元気が出る香りを持っています。アロールート（またはコーンスターチ）とクレイは、過剰な汗を吸収します。

アロールート（またはコーンスターチ）　50g
白いパック用クレイ　大さじ2
ラベンダー・エッセンシャルオイル　7滴
グレープフルーツ・エッセンシャルオイル　7滴

アロールート（またはコーンスターチ）とパック用クレイをまぜ合わせます。パウダーにエッセンシャルオイルを1滴ずつ加えながら、指でよくまぜます。密閉容器に入れ、パウダーにオイルの香りが十分つくように、2日ほど置いてから使用してください。

419
気分を静めるボディ・パウダー

ローズ、ラベンダー、イランイランは、気分を静める、花の香りのパウダーを作ります。アロールート（またはコーンスターチ）とクレイは、汗を抑えるのに役立ちます。

よい香りのする乾燥ローズペタル　大さじ2
アロールート（またはコーンスターチ）　50g
白いパック用クレイ　大さじ2
ラベンダー・エッセンシャルオイル　8滴
ローズ・エッセンシャルオイル　5滴
イランイラン・エッセンシャルオイル　1滴

ローズペタルを清潔なコーヒー・ミルで挽いて粉末状にし、アロールート（またはコーンスターチ）、パック用クレイとまぜ合わせます。オイルを1滴ずつ加えながら、指でまぜてパウダーとよく混合させます。密閉容器に入れ、パウダーにオイルの香りが十分つくように、2日ほど置いてから使用してください。

420
体を温めるボディ・パウダー

秋・冬向きのボディ・パウダーの作り方としては、気分を高揚させるボディ・パウダーのレシピ（418参照）に従い、エッセンシャルオイルの部分をサンダルウッド12滴、ジンジャー3滴、パチョリ1滴に置き換えます。

421
心を静めるボディ・パウダー

いつまでも香りが続いて心を静めるボディ・パウダーを作るには、気分を高揚させるボディ・パウダーのレシピ（418参照）に従い、エッセンシャルオイルの部分を、サンダルウッド10滴、ラベンダー3滴、クラリーセージ3滴に置き換えます。

手と爪

手、甘皮、爪は、日常の仕事で痛めつけられます。気候が寒かったり、日差しを浴びすぎたりすると、手や甘皮は荒れて乾燥します。毎日リッチな保湿クリームを使い、週に1回はナチュラルなマニキュアをしましょう。まずはハーブのハンドソーク、次に肌を活性化するハンドパック、マスク、スクラブ、そして最後に爪と甘皮にすり込むネイル・オイルやクリームを紹介します。

422
乾燥した手にうるおいを

すばやく乾燥した手肌をやわらかくして、しっとりさせるには、洗面器のお湯にラベンダー・エッセンシャルオイル5滴とアーモンドオイル小さじ1を加え、10分ほど手を浸けます。そのあと、リッチなハンドクリームをつけて、うるおいを逃がさないようにします。

423
荒れた手にはコンフリー・ハンドソーク

ぬるめのコンフリー・ティーに手を浸ける。それが、荒れたり、ひび割れたりした手肌を簡単に治療する方法です。コンフリーには、アラントインという健康な皮膚細胞の増殖を促す成分が含まれています。

乾燥コンフリールート　大さじ3
水　750ml

コンフリーと水を鍋に入れ、ふたをして10分煮出します。火からおろして、生ぬるくなるまで浸します。（乾燥コンフリーリーフの場合、アラントインの含有量が半分しかありません——熱湯750mlを乾燥リーフ大さじ6に注ぎ、生ぬるくなるまで浸します）こして、15分ほどそのお茶に手を浸けます。軽くたたくように手を拭き、保湿クリームかオイルを塗りましょう。

424
ハーブのハンドソーク

このソークは手を清潔にするとともに柔軟にして、爪と甘皮の形を整えるのを容易にします。アーモンドオイルはうるおいを与え、カモミール、カレンデュラ、ラベンダーは肌を整え、癒す効果があります。

水　500ml
乾燥カレンデュラ　大さじ1
乾燥カモミール　大さじ1
乾燥ラベンダー　大さじ1
アーモンドオイル　小さじ1

水とハーブを鍋に入れて沸騰させます。ふたをして、火からおろし、10分蒸らします。こして、ボウルに入れ、アーモンドオイルを加えます。その温かい液に手を10分浸けます。手がぬれているあいだに、爪の下を清潔にし、甘皮を押し戻してください。それから、手と爪にモイスチャーをすり込みます。

425
おだやかなハンドスクラブ

アーモンドとオートムギは、乾燥した肌の角質を落として手をやわらかくなめらかにする、おだやかなピーリング剤になります。

アーモンド　大さじ1
ロールドオート　大さじ1
アーモンドオイル　小さじ1

アーモンドとオートムギを清潔なコーヒー・ミルで挽き、粗い粉末状にします。アーモンドオイルをまぜます。手をお湯でぬらし、そのスクラブ剤で2分ほどマッサージ。お湯でよく洗い流して、軽くたたくように拭きます。

426
ヨーグルトのハンドマスク

ハチミツ、レモン、オートムギ、ヨーグルトの組み合わせが、手肌をなめらかで、柔軟にします。フランキンセンス・エッセンシャルオイルによって、肌の活性化作用が追加されます。

ロールドオート　大さじ1
ホールミルクのプレーンヨーグルト　大さじ1
アーモンドオイル　小さじ1
レモン果汁　小さじ1
フランキンセンス・エッセンシャルオイル　2滴

オートムギを清潔なコーヒー・ミルで挽き、粗い粉末状にします。残りの材料を加え、よくまぜ合わせます。洗ったばかりのぬれた手の甲にマスクをつけます。20分ほどリラックスして、お湯でマスクを洗い流し、保湿クリームをつけます。

427
肌を整えるハンドマスク

ハチミツとアーモンドオイルが乾燥した手にうるおいを与え、ラベンダー・エッセンシャルオイルが肌を整えます。

アーモンドオイル　小さじ1
ハチミツ　小さじ1
ラベンダー・エッセンシャルオイル　2滴

材料を混合し、洗ったばかりのぬれた手にすり込みます。15分ほどリラックスして、お湯で手を洗い、モイスチャーをつけます。

428
アーモンドとハチミツのパック

冬には、痛いあかぎれがよくできるものです。乾燥した手にうるおいを取り戻すために、肌を整えるこのパックを試してみてください。材料はすべて手肌を癒し、うるおいを与える効果があるとされています。

アーモンド　大さじ1
ロールドオート　大さじ1
ハチミツ　小さじ1
アーモンドオイル　小さじ1
バターミルク、またはホールミルクの
　プレーンヨーグルト

アーモンドとオートムギをコーヒー・ミルで挽き、粗い粉末状します。ハチミツ、アーモンドオイル、どろっとしたペーストを作るのに十分なバターミルク（またはホールミルクのプレーンヨーグルト）をまぜ合わせます。それを手につけます——誰かに手伝ってもらうと楽です。大きめの分厚い綿の手袋をはめ、2時間ほどそのままにします。お湯で洗い流し、保湿クリームをつけます。

429
コンフリー・ハンドパック

このハンドパックは汚いですが、集中的なトリートメントが必要な手には最適です。オートムギ、ヨーグルト、ハチミツはダメージを受けた肌をやわらかくなめらかにします。コンフリーはアラントインという肌の活性化を促す成分を含み、ラベンダーは炎症を緩和します。

ロールドオート　大さじ2
乾燥コンフリーリーフ　大さじ2
ホールミルクのプレーンヨーグルト　大さじ1
ハチミツ　大さじ1
ラベンダー・エッセンシャルオイル　5滴

ロールドオートとコンフリーを清潔なコーヒー・ミルで挽き、粉末状にします。残りの材料を加えてかきまぜ、どろっとした、のびのいいペーストを作ります。それを手にのばします——誰かに手伝ってもらいましょう。大きめの分厚い綿の手袋をはめます。少なくとも2時間はそのままにして、そのあとお湯で洗い流し、保湿クリームをつけます。

430
アロマセラピー甘皮オイル

ホホバ油はうるおいを与え、ビタミンE、ラベンダー、フランキンセンスは痛んだ甘皮の治癒を助けます。

ホホバ油　30ml
ビタミンEオイル　400-IUカプセル2錠
ラベンダー・エッセンシャルオイル　5滴
フランキンセンス・エッセンシャルオイル　5滴

材料を小さな瓶で混合し、よく振ります。毎晩、就寝前に数滴を爪と甘皮にすり込んでください。

431
甘皮用の温かいオイル

温かいオイルソークを痛んだ甘皮に使えば、たちどころに効果が現れます。オリーブオイル、ラベンダーとレモンのエッセンシャルオイルが、甘皮を癒し、なめらかにします。

エクストラ・バージン・オリーブオイル　60ml
ラベンダー・エッセンシャルオイル　5滴
レモン・エッセンシャルオイル　2滴

オリーブオイルを快適な温度になるまで温め、エッセンシャルオイルを入れてかきまぜます。その温かいオイルに指先を10分ほど浸けます。このオイルは何度か再利用できます。涼しい場所で保存し、必要時に再加熱してください。

ダメージ肌に効くコンフリー

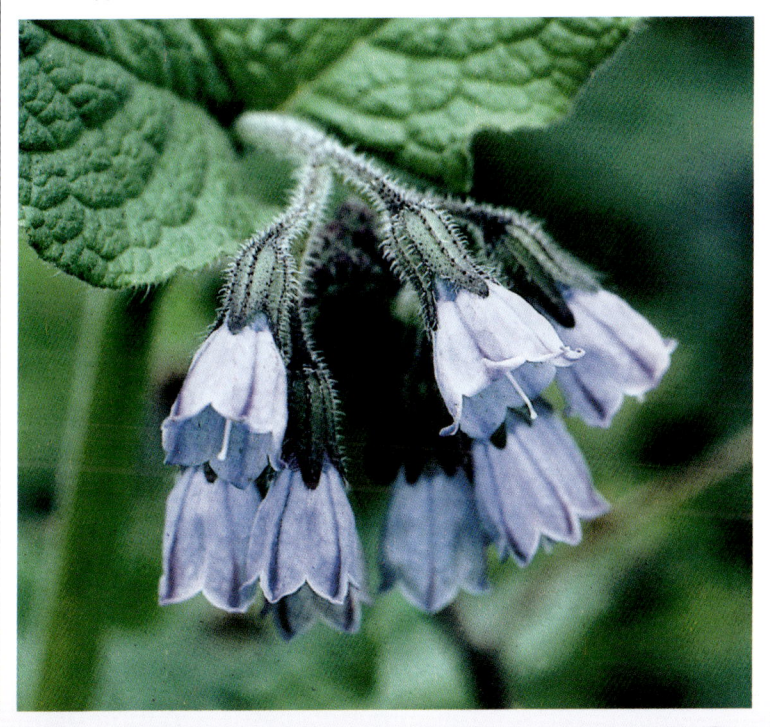

432
栄養を与えるネイルオイル

爪は、熱いお湯、石けん、マニキュア液、除光液にさらされると、もろくなって乾燥します。このオイルの混合液は爪の回復をサポートします。

ホホバ油　小さじ1
アプリコットシード・オイル　小さじ1
アーモンドオイル　小さじ1
ビタミンEオイル　400-IUカプセル1錠

材料を小さなボトルに入れ、よく振ってブレンドします。朝晩、数滴を爪と甘皮にすり込みましょう。爪の自然な輝きを出したければ、シャモア革で磨いてください。

433
リッチなネイル・バター

ホホバ油、ココアバター、蜜蝋は深く浸透する保湿剤です。レモン・エッセンシャルオイルはもろくなった爪に力を与え、サンダルウッド・エッセンシャルオイルは乾燥した甘皮にうるおいを与えます。

ホホバ油　大さじ2
ココアバター　大さじ1
挽いた蜜蝋　大さじ1
サンダルウッド・エッセンシャルオイル　10滴
レモン・エッセンシャルオイル　5滴

ホホバ油、ココアバター、蜜蝋を小さな鍋に入れ、ココアバターと蜜蝋が溶けるまでとろ火で温めます。火からおろし、サンダルウッドとレモンのエッセンシャルオイルを入れて、かきまぜます。小型の口の広いガラス瓶に入れ、完全に冷めてからふたを閉めます。毎日、このネイル・バターを爪にすり込んでください。

434
アロマセラピー・ハンドクリーム

ココナッツ・オイルと蜜蝋はリッチなモイスチャー。グレープシード・オイルは抗酸化作用があり、サンダルウッドとローズのエッセンシャルオイルは乾燥した肌を癒します。ビタミンEオイルとグレープフルーツシード・エキスはクリームを保存します。

グレープシード・オイル　大さじ3
ココナッツ・オイル　大さじ1
挽いた蜜蝋　大さじ1
ビタミンEオイル　400-IUカプセル1錠
ローズウォーター　60ml
ローズ・エッセンシャルオイル　5滴
サンダルウッド・エッセンシャルオイル　5滴
グレープフルーツシード・エキス　3滴

グレープシード・オイル、ココナッツ・オイル、蜜蝋を鍋に入れ、蝋が溶けるまでとろ火で温めます。火からおろし、ビタミンEカプセルの中身を加えます。ローズウォーターを弱火で温め、火からおろします。両液が冷めたら、ローズウォーターをオイルにゆっくりと注ぎながら、ワイヤー泡立て器か、最低速にセットしたハンドミキサーで攪拌します。冷たくどろっとなめらかになったら、グレープフルーツシード・エキスとエッセンシャルオイル類を入れてかきまぜます。クリームを清潔な広口瓶に入れて、完全に冷ましてから、ふたをします。保管は涼しい場所で。手をやわらかくなめらかに保つために、毎日使用してください。

手にうるおいを与える
アロマセラピー・クリーム

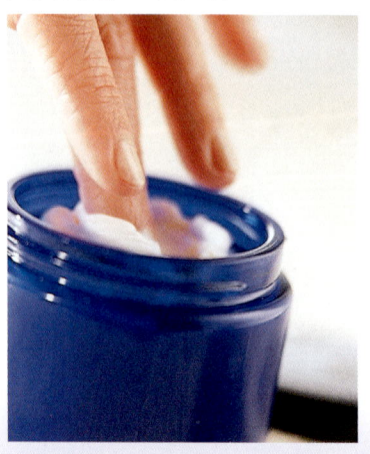

435
ヒーリング・ハンドクリーム

このハンドクリームは、ざらざらで、乾燥して、ひび割れた手に効果があります。ホホバ油、ココナッツ・オイル、蜜蝋はリッチなモイスチャー。アロエ・ジェル、ティーツリーとラベンダーのエッセンシャルオイルは治癒を促進します。ビタミンEとグレープフルーツシード・エキスを添加するのはクリームの保存のためです。

ホホバ油　大さじ3
ココナッツ・オイル　大さじ1
挽いた蜜蝋　大さじ1
ビタミンEオイル　400-IUカプセル1錠
アロエベラ・ジェル　60ml
ティーツリー・エッセンシャルオイル　5滴
ラベンダー・エッセンシャルオイル　5滴
グレープフルーツシード・エキス　3滴

ホホバ油、ココナッツ・オイルと、蜜蝋を鍋に入れます。蝋が溶けるまでとろ火で温めます。火からおろし、カプセルの中身を加えます。アロエ・ジェルを弱火で温め、火からおろします。両方が冷めたら、ジェルをオイルにゆっくりと加えながら、ワイヤー泡立て器か、最低速にセットしたハンドミキサーで攪拌します。冷たくどろっとなめらかになったら、エッセンシャルオイルとグレープフルーツシード・エキスを入れてかきまぜます。できたクリームを清潔な広口瓶に入れ、完全に冷ましてから、ふたを閉めます。クリームの保存は涼しい場所で。

足のケア

タコ、ウオノメ、足の痛みはたいてい足に合っていない靴が原因で起こります。ですから、爪先にゆとりがあり、足の甲をしっかりサポートする靴を選んでください。ここでは、リッチな栄養クリームを使った夜のフットマッサージ、リフレッシュ効果のあるフットスプレーを使った足の冷却と消臭、疲れた足の回復をはかるすばらしいフットバスを紹介します。

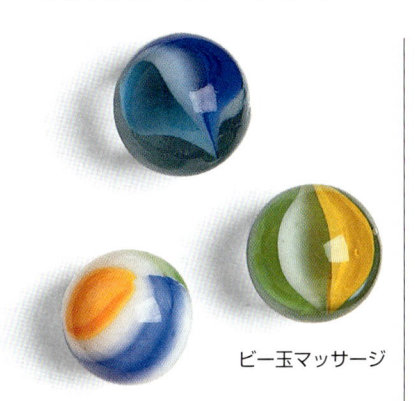

ビー玉マッサージ

436
疲れた足のリラックス用フットバス

ラベンダーはリラックス効果があり、ローズマリーは血行をよくします。お湯を入れたたらいに、ラベンダーの精油5滴とローズマリーの精油2滴を加えて、手でかきまぜます。足を15分ほど浸けて、長い1日の疲れを癒してください。最後は冷水ですすぎます。

437
冷却フットバス

水を入れたたらいに、ラベンダーの精油5滴とペパーミントの精油2滴を加えます。水をかきまぜて、足を15分ほど浸けます。

438
ビー玉マッサージ

お好みのフットバスにビー玉を入れ、足を浸けながら足でビー玉を転がして楽しんでください。

439
防臭フットバス

サイプレス、ラベンダー、パチョリの精油は、足の臭いの原因となる細菌を抑え、さっぱりした爽快感を持続させます。

ラベンダーの精油　5滴
サイプレスの精油　3滴
パチョリの精油　2滴

お湯を入れたたらいにオイルを加えます。手でかきまぜて、足を15分ほど浸けます。

440
血液循環をよくする

痛む足を休め、活性化するために、床に横になって、足が頭よりも高くなるよう椅子の上に足を載せます。この姿勢で10分ほどリラックスします。足を頭より高く上げると、血液循環がよくなり、脚のむくみが取れます。

441
アロマセラピー・フットソーク

ベーキングパウダー、ボラックス（ホウ砂）はざらざらの肌を柔軟にし、アーモンドオイルはうるおいを与えます。ラベンダー、グレープフルーツの精油は足を清潔にし、リフレッシュします。

ベーキングパウダー　125g
ボラックス　60g
ラベンダーの精油　5滴
グレープフルーツの精油　2滴
アーモンドオイル　小さじ1

両足が楽に入るプラスチック製のたらいにお湯を入れます。ベーキングパウダーとボラックスを加え、かきまぜて溶かします。ラベンダー、グレープフルーツの精油とアーモンドオイルをまぜて、フットバスに加えます。最低10分は足を浸けてください。足がまだぬれているうちに、軽石か、やすりでタコを削り取ります。

442
足を元気にするフットスクラブ

コーンミールとシーソルトはごわごわの肌をつるつるにします。ペパーミントの精油は冷却と活性化に効果を発揮。アーモンドオイルはうるおいを与えます。

細かく挽いたコーンミール　45g
シーソルト　大さじ1
アーモンドオイル　小さじ1
ペパーミントの精油　3滴

たらいに材料を入れ、お湯を加えて、どろっとしたペーストを作ります。浴槽の端に腰かけて、洗ったばかりのぬれた足にスクラブ剤をつけてマッサージします。石けんを含んだお湯で足をよくすすぎます。

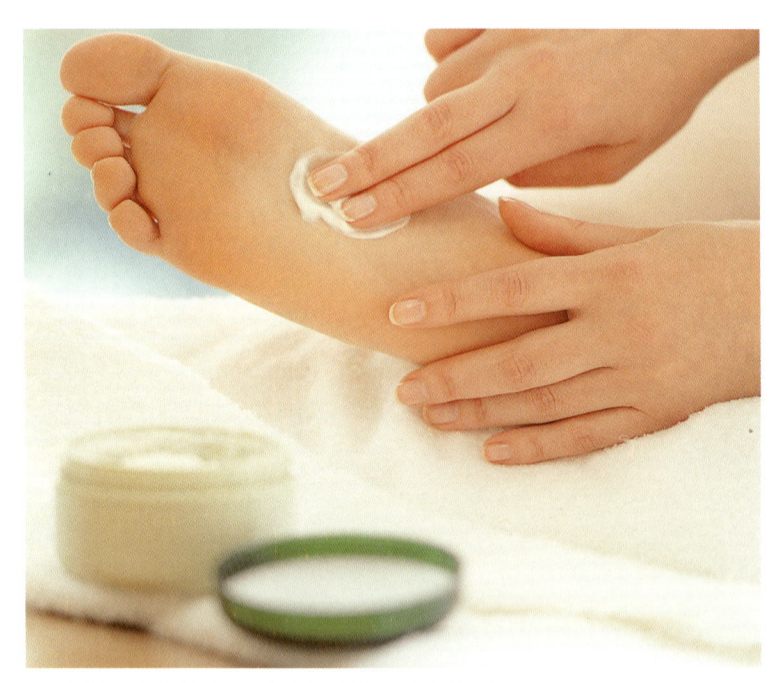

タコをやわらかくするレモンとパチョリのフットクリーム

443
レモンとパチョリのフットクリーム

レモン・エッセンシャルオイルはタコをやわらかくし、パチョリ・エッセンシャルオイルはひび割れた肌を癒します。ココアバターは保湿効果にすぐれています。

ココアバター　60g
レモン・エッセンシャルオイル　10滴
パチョリ・エッセンシャルオイル　5滴

ココアバターを厚手の小型片手鍋に入れ、弱火で温めて溶かします。鍋を火からおろし、溶けたバターにレモン、パチョリのエッセンシャルオイルを入れてかきまぜます。それをガラスの広口瓶に注いで、冷まします。できたクリームを、夜寝る前に足にすり込みます。シーツが汚れないように、ベッドに入る前に綿のソックスを履きましょう。

444
アロマセラピー・フットパウダー

アロールート、コーンスターチ、クレイは余分な汗を吸収します。サイプレス、ラベンダー、パチョリのエッセンシャルオイルは足の臭いを防ぎます。

アロールート、またはコーンスターチ　50g
パック用クレイ　大さじ2
サイプレス・エッセンシャルオイル　10滴
ラベンダー・エッセンシャルオイル　10滴
パチョリ・エッセンシャルオイル　3滴

アロールート、またはコーンスターチをパック用クレイと混合します。エッセンシャルオイルを1滴ずつ加え、指でまぜ合わせます。ふたつき容器に入れて、オイルの香りがパウダーにしっかりつくように、2日ほど置いてください。1日1〜2回、パウダーを足に振りかけましょう。

445
リフレッシュ・フットスプレー

ウィッチヘーゼル・エキスとラベンダー、ペパーミント・エッセンシャルオイルは、冷却フットスプレーになります。

ウィッチヘーゼル蒸留液　125ml
ラベンダー・エッセンシャルオイル　15滴
ペパーミント・エッセンシャルオイル　5滴

材料をスプレーボトルに入れ、よく振ります。随時、足にたっぷりとスプレーしましょう。

446
アロマセラピー・フットスプレー

ラベンダー、サイプレス、パチョリは足をさわやかにするだけでなく、臭いの原因となる細菌を除去する抗菌作用もあります。ウィッチヘーゼルには冷却と収斂効果があります。

ウィッチヘーゼル蒸留液　125ml
ラベンダー・エッセンシャルオイル　30滴
サイプレス、またはパチョリ・エッセンシャルオイル　10滴

ウィッチヘーゼルとエッセンシャルオイルを混合します。よく振って、1日2回、足にスプレーしましょう。

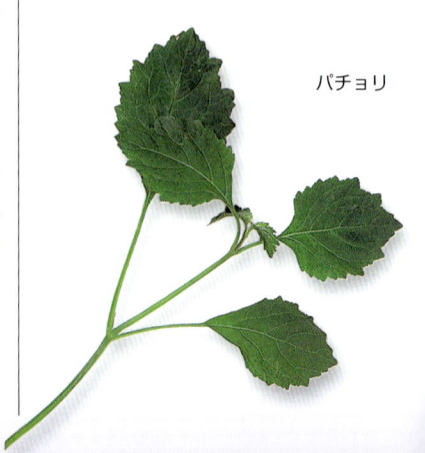

パチョリ

肘と膝

肘と膝の皮膚は脂腺がないので、すぐにがさがさに乾燥したり、黒ずんだりします。普通のモイスチャーではそんな肌荒れをほとんど改善できませんが、特別なピーリング・トリートメントやリッチなモイスチャーを使えば、たちまち効果が現れます。

447
リッチな肘と膝のクリーム

このリッチなクリームは、肘や膝など、体の乾燥の激しい箇所に効果的です。アボカドオイル、ココナッツオイル、蜜蝋はすべて保湿効果があります。パチョリ・エッセンシャルオイルはひび割れた肌を癒す効果があり、レモン・エッセンシャルオイルはがさがさの肌をやわらかくします。ビタミンEとグレープフルーツシード・エキスはクリームの保存料として添加され、細菌の繁殖を防止します。

アボカドオイル　大さじ2
ココナッツオイル　大さじ2
挽いた蜜蝋　大さじ1
ビタミンEオイル　400-IUカプセル1錠
こしたレモンの果汁　大さじ2
濾過した水　大さじ2
パチョリ・エッセンシャルオイル　5滴
レモン・エッセンシャルオイル　2滴
グレープフルーツシード・エキス　3滴

アボカドオイル、ココナッツオイル、蜜蝋を小型片手鍋に入れ、蜜蝋が溶けるまでとろ火で温めます。火からおろし、ビタミンEカプセルの中身を加えます。レモン果汁と水を弱火で温め、火からおろします。両液が冷めたら、レモン水をオイルにゆっくりと注ぎ、ワイヤー泡立て器か、最低速にセットしたハンドミキサーでよく撹拌します。冷たくどろっとなめらかになったら、パチョリとレモンのエッセンシャルオイルをグレープフルーツシード・エキスとともに入れて、かきまぜます。できたクリームを清潔な広口瓶に入れ、完全に冷ましてから、ふたをします。保管は涼しい場所で。少量のクリームを、随時、肘と膝にすり込みましょう。

448
肘や膝のブリーチ

このトリートメントは肘と膝の皮膚をやわらかくし、漂白するのに役立ちます。レモンを半分に切り、それぞれに砂糖小さじ1を振りをかけます。その切ったレモンを、肘、または膝に2分ほどこすりつけます。肌をよく洗い流し、リッチな保湿クリームをつけましょう（447参照）。

449
アボカドとレモンのトリートメント

アボカドの皮をとっておいて、肘と膝のがさがさの肌を柔らかくするのに使いましょう。アボカドを半分に切り、果肉をかき取って果皮を残します。果皮の中に少量のレモン果汁をかけます。果皮の内側を、肘、または膝に2分ほどこすりつけます。あとは、お湯で肌を洗い流します。

450
ハチミツとレモンのスムーザー

ハチミツとアーモンドオイルはどちらもすぐれた保湿剤です。レモン果汁には、肘と膝の乾燥した皮膚をやわらかくする効果のある天然のフルーツ酸が含まれています。

アーモンドオイル　小さじ2
ハチミツ　小さじ2
レモン果汁　小さじ2

材料をまぜ合わせ、できた混合物を肘と膝に2分ほどすり込みます。お湯で洗い流して、モイスチャー（447参照）をつけましょう。随時、くり返してください。

荒れた肌をやわらかくするハチミツとレモン

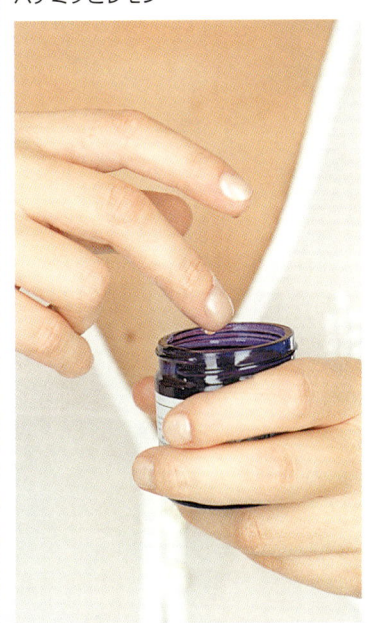

天然のデオドラント

体臭は汗が皮膚の細菌と接触することから発生します。体臭はほとんどの場合、簡単に治ります。毎日、入浴するか、シャワーを使い、体臭の原因となる細菌の増殖を抑える天然のデオドラントを使えばよいのです。

451
アロマセラピー・デオドラント

サイプレス、ラベンダーのエッセンシャルオイルに、グレープフルーツシード・エキスを混合したものは、臭いの原因となる細菌の繁殖を抑えるのに役立ちます。

ウィッチヘーゼル蒸留液　60ml
グレープフルーツシード・エキス　10滴
サイプレス・エッセンシャルオイル　10滴
ラベンダー・エッセンシャルオイル　10滴

材料を小型スプレーボトルに入れ、よく振って使用します。必要に応じて、腋にスプレーしましょう。

452
シトラスとラベンダーのデオドラント

ラベンダーとグレープフルーツのエッセンシャルオイルは、軽くさわやかな天然デオドラントです。ウィッチヘーゼルはおだやかな収斂効果があり、グレープフルーツシードは抗菌作用があり、体臭の原因となる細菌の増殖を阻止します。

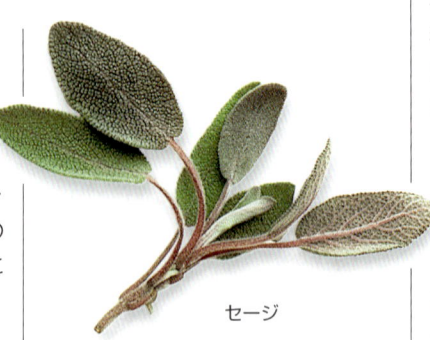

ウィッチヘーゼル蒸留液　60ml
グレープフルーツシード・エキス　10滴
ラベンダー・エッセンシャルオイル　10滴
グレープフルーツ・エッセンシャルオイル　10滴

材料を小型スプレーボトルに入れ、よく振って使用します。必要に応じて、腋にスプレーしましょう。

セージ

453
セージのデオドラント

サージは強力な収斂作用があり、過剰な汗を抑えるのに役立ちます。ウィッチヘーゼルは洗浄と冷却に効果があり、グレープフルーツシード・エキスは臭いの原因となる細菌を抑えます。クラリーセージとパチョリは効果的なデオドラントです。

ウィッチヘーゼル蒸留液　60ml
（アルコールベースの）セージ・ハーブエキス　30ml
グレープフルーツシード・エキス　10滴
クラリーセージ・エッセンシャルオイル　10滴
パチョリ・エッセンシャルオイル　5滴

材料を小型スプレーボトルに入れ、よく振って使用します。必要に応じて、腋にスプレーしましょう。

454
おだやかなハーブのデオドラント

タイム、セージ、ラベンダー、レモンピールはさわやかなデオドラントになります。リンゴ酢は臭いの原因となる細菌の増殖を抑えるのに役立ち、ウィッチヘーゼルはおだやかな収斂効果があります。

乾燥タイム　大さじ2
乾燥セージ　大さじ2
乾燥ラベンダー　大さじ2
粗みじんにした生のレモンピール　大さじ1
ウィッチヘーゼル蒸留液　250ml
リンゴ酢　大さじ2

ふたつきの広口瓶で、乾燥タイム、セージ、ラベンダーをレモンピールとともに、ウィッチヘーゼルに1週間浸します。液をこして、清潔なスプレーボトルに入れます。リンゴ酢を加えて、よく振ります。必要に応じて、腋にスプレーしましょう。

455
デオドラント・ボディパウダー

この軽いデオドラント・ボディパウダーに含まれるアロールートとパック用クレイは、肌の過剰な汗を吸収します。クラリーセージ、ラベンダー、パチョリのエッセンシャルオイルは、臭いの原因となる細菌の抗菌に有効です。

アロールート　50g
パック用クレイ　大さじ2
ラベンダー・エッセンシャルオイル　7滴
クラリーセージ・エッセンシャルオイル　5滴
パチョリ・エッセンシャルオイル　2滴

アロールートとパック用クレイをまぜ合わせます。ラベンダー、クラリーセージ、パチョリのエッセンシャルオイルを1滴ずつ加え、指でよくまぜます。パウダーを密閉容器に入れ、エッセンシャルオイルを完全にパウダーに染み込ませるために、2日ほど置いてから使用します。随時、パウダーを使用しましょう。

肌の炎症を抑えるアフターシェイブ

シェービングとワックスが、もっとも一般的なむだ毛処理の方法です。どちらも手早くできて、効果的ですが、炎症が起きたり、吹き出物ができることがあります。少しのあいだお湯のシャワーを浴びると、むだ毛がやわらかくなるので処理がしやすくなります。そして、肌を整えるハーブのアフターシェイブをつければ、炎症やひりひりした感じをやわらげることができます。

456
ハーブのアフターシェイブ・ボディローション

カモミール、カレンデュラ、ラベンダー、ローズは肌の炎症を緩和し、治癒を促します。ウィッチヘーゼルはおだやかな収斂剤。植物グリセリンは肌にうるおいを与えます。

乾燥カモミール　大さじ2
乾燥カレンデュラ　大さじ2
ウィッチヘーゼル蒸留液　125ml
ローズウォーター　125ml
植物グリセリン　小さじ1
ラベンダー・エッセンシャルオイル　10滴
ローズ・エッセンシャルオイル　5滴

ふたつき広口瓶で、カモミール、カレンデュラを、ウィッチヘーゼル、ローズウォーターに2週間浸します。こして、植物グリセリン、エッセンシャルオイルを加えます。よく振って、シェービングやワックス後の肌につけ、炎症を防ぎます。

457
カモミール・ティーで肌の炎症をやわらげる

冷たいカモミール・ティーは、ワックスやシェービングによる肌の炎症をすばやく緩和してくれます。カモミールには、アズレンという強力な抗炎症成分が含まれているからです。ビキニラインや上唇などの狭い範囲には、冷やしたカモミールのティーバッグを使いましょう。脚などの広い範囲には、乾燥ハーブ大さじ4に熱湯500mlを注いで、カモミール・ティーを用意します。ふたをして、冷めるまで浸します。こして、1週間を限度に冷蔵保存します。シェービングやワックスのあと、この冷えたお茶を清潔なタオルに含ませ、炎症箇所に10分ほどあててください。

458
肌を整えるラベンダー・スプレー

250mlスプレーボトルに、ラベンダー・エッセンシャルオイル30滴とウィッチヘーゼル蒸留液大さじ1を入れます。よく振って、濾過した水をいっぱいまで入れ、もう一度振ります。随時、炎症を起こした肌にたっぷりとスプレーしましょう。冷却効果を高めるに、冷蔵庫で保存してください。

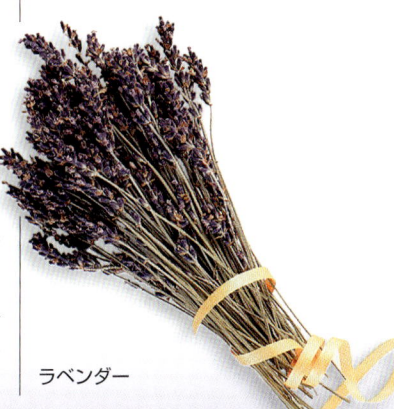

ラベンダー

459
カミソリ負けを防ぐ

多くの男性を悩ませるカミソリ負け。敏感な肌の人、ひげが濃い人にとっては、とくに悩みの種です。前もって肌を整えておけば、炎症を起こすこともなく、スムーズな深剃りが可能です。まず最初に、温湿布でひげをやわらかくします。洗面器に熱いお湯を入れ、ラベンダー・エッセンシャルオイル1滴を加えて、タオルを浸します。タオルを絞って、顔と首にあて、何度かそれをくり返します。次に、(ホホバ油、アボカドオイルなどの)保湿オイルを肌に薄くのばします。リッチなシェービング・クリームを使い、シェービング後は、お湯で十分に洗い流してください。

460
ハーブの男性用アフターシェイブ・ローション

コンフリーとカレンデュラは、シェービングによる皮膚の炎症や小さい切り傷を治すのに役立ちます。ウィッチヘーゼルはおだやかな収斂剤。サンダルウッドは炎症をやわらげます。植物グリセリンは肌の保湿をサポートします。

乾燥コンフリーリーフ　大さじ2
乾燥カレンデュラ　大さじ1
ウィッチヘーゼル蒸留液　250ml
植物グリセリン　小さじ1/2
サンダルウッド・エッセンシャルオイル　20滴

ふたつき広口瓶で、コンフリーとカレンデュラを、ウィッチヘーゼルに2週間浸します。こして、植物グリセリンとサンダルウッド・エッセンシャルオイルを加えます。よく振って、シェービング後の肌につけてください。

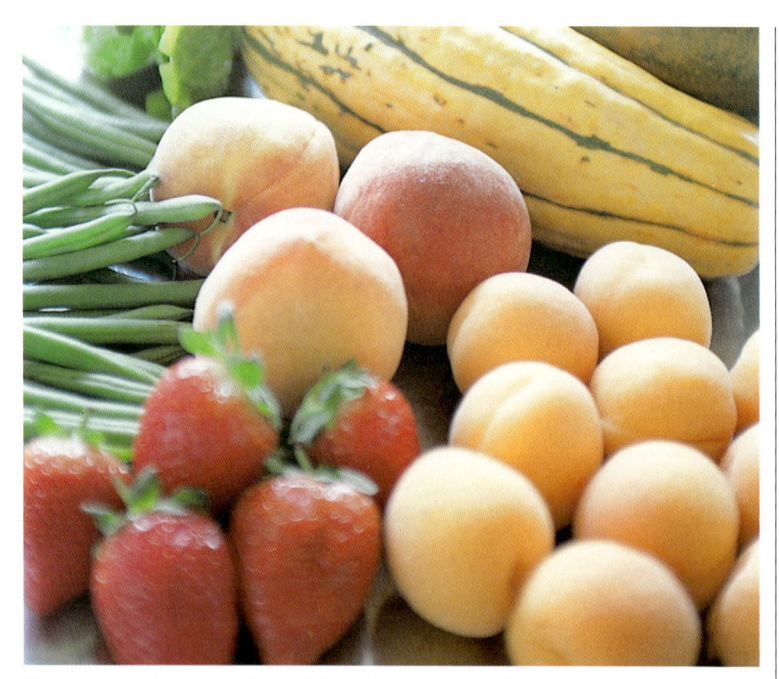

美容のために欠かせない栄養素を供給する新鮮な果物と野菜

ナチュラルなヘアケア

栄養豊富な食事が、健康で、こしがあって、輝く髪を作ります。タンパク質、体によい脂肪、そして毎日のビタミンA、ビタミンB複合体、鉄の摂取が欠かせません。自分の髪タイプに合ったヘアケア製品を選び、ハーブとエッセンシャルオイルが天然のヘアケア・トリートメントに付加する香りの特典を楽しんでください。

461
ビタミンA

ビタミンAは頭皮の健康を保ち、組織の再生をサポートします。ビタミンAとベータカロテン（植物性のビタミンA）が豊富な食物には、緑黄色野菜や果物などがあります。ベータカロテンがもっとも豊富な食物には、ニンジン、サツマイモなどがあります。毎日、ビタミンA 4,000IUを補いましょう。
注意：妊娠中、妊娠を心がけている方は、出生異常の危険性がありますので、4,000IU以上は摂取しないでください。

462
ビタミンB複合体

ビタミンB複合体は髪にこしを与え、頭皮を健康に保ちます。全粒穀物、暗緑色の葉もの野菜、ナッツ類、魚介類、大豆食品の摂取を増やしましょう。少なくともビタミンB_{12}、ビオチン各50mcg、葉酸400mcg、その他ビタミンB群50mgを含有するサプリメントをとりましょう。

463
鉄分が豊富な食事

鉄分の摂取不足が、月経閉止期に入っていない女性の抜け毛の主要原因です。鉄分が豊富な食品には、暗緑色の葉もの野菜、乾燥フルーツ、ナッツ類、全粒穀物、マメ科植物などがあります。
注意：男性、もしくは閉経期の女性は、鉄分サプリメントをとる前に、医師に相談してください。鉄分の過剰摂取は心臓病の危険性が高まるからです。

464
クレンジングとコンディショニング

髪と地肌のクレンジングには、まず最初にお湯ですすぎ、少量のシャンプーをつけ、指先で地肌をよくマッサージします。そしてお湯でシャンプーを洗い流します。二度洗いする必要はありません。コンディショナーをつけ、髪と地肌になじませます。地肌が油っぽくなりがちなら、コンディショナーをつけるのは毛先だけにしましょう。お湯で十分にすすいでください。

465
ハーブのヘアリンス

ハーブのヘアリンスはシャンプーの残留物を取り除き、頭皮のpHバランスの回復を助け、髪に自然なつやを与えます。頭皮リンスも、熱や合成ヘアトリートメントによる炎症を癒すのに役立ちます。コンディショニングの前後いずれかに、ハーブリンスをつけましょう。

466

頭皮マッサージ

頭皮マッサージは頭皮の血液循環をよくし、毛穴を詰まらせる脂質残屑の除去を助け、髪の成長を促進します。毎日、就寝前か、シャンプー前に、アロマセラピー・スカルプローションをつけて、2分ほど頭皮のマッサージをしましょう。

467

髪のディープ・コンディショニング

髪を最高のコンディションに保つために、月に1回、ディープ・コンディショニング・パックを使いましょう。パックに含まれるリッチなオイルが、乾燥して痛んだ髪をやわらかくします。髪のつやとまとめやすさを取り戻すために、週に1回の使用にしてもかまいません。

ノーマルヘアのケア

ノーマルヘアを健康でまとまりやすく保つには、おだやかなナチュラルシャンプーを使って、毎日（もしくは必要に応じて）洗髪をすることが大切です。ラウリル硫酸ナトリウムなどの合成界面活性剤を含むものは避けてください。頭皮に炎症を起こすことがあります。ハーブのリンスはシャンプーの残留物を取り除き、髪をやわらかくし、健康的な輝きを与えてくれます。時々は、髪と地肌にディープ・コンディショニング・ヘアパック（490参照）をしましょう。

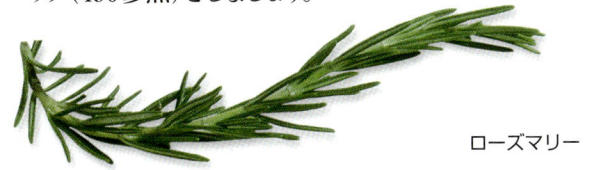

ローズマリー

468

アロマセラピー・シャンプー

ラベンダー、ローズマリーのエッセンシャルオイルは、すべての髪タイプに対応するシンプルなシャンプーになります。

無香料ナチュラルシャンプー　60ml
スプリングウォーター　60ml
ラベンダー・エッセンシャルオイル　20滴
ローズマリー・エッセンシャルオイル　10滴

すべての材料を清潔なボトルに入れて、十分にまぜ合わせます。よく振って使いましょう。

469

髪の保護

日差しや風によるダメージから髪を守るために、長時間屋外ですごす場合は、リーブイン（洗い流さない）タイプのヘアコンディショナーを使うか、帽子をかぶります。泳ぐ場合は、スイムキャップをかぶります。塩素消毒した水や塩水で泳いだあとは、シャンプーとコンディショニングをします。熱風のドライヤーやカールアイロンは避けてください。どうしてもドライヤーを使わなくてはならないのなら、冷風で使用し、リーブイン・コンディショナーを使いましょう。

470

黒髪用ハーブシャンプー

ラベンダー、ローズマリー、クローブは黒髪の明るい輝きを引き出します。

水　125ml
乾燥ラベンダー　小さじ1
乾燥ローズマリー　小さじ1
ホールクローブ　小さじ½
無香料ナチュラルシャンプー　大さじ2

水とハーブを小型鍋に入れ、ふたをして沸騰させます。火からおろし、30分浸します。こして、清潔なボトルに入れます。無香料シャンプーを加え、よく振ります。1週間以内に使用してください。冷蔵保存なら1ヶ月まで保存可能です。

471

ブロンド用ハーブシャンプー

ブロンドの明るい輝きを引き出すには、黒髪用ハーブシャンプーの作り方（470参照）に従い、ラベンダー、ローズマリー、クローブを、乾燥カレンデュラ、カモミール各小さじ1、粗みじんにしたレモンピール小さじ1に置き換えます。

472

赤毛用ハーブシャンプー

赤毛の明るい輝きを引き出すには、黒髪用ハーブシャンプーの作り方（470参照）に従い、ラベンダー、ローズマリー、クローブを、乾燥ハイビスカス、カレンデュラ各小さじ1、挽いたシナモン小さじ½に置き換えます。

473
ビネガー・ハーブヘアリンス

リンゴ酢はスタイリング製品やシャンプーの残留物のくすみを取り除きます。ラベンダー、カモミール、ローズマリーはどの髪タイプにも有益です。

乾燥ラベンダー　大さじ1
乾燥カモミール　大さじ1
乾燥ローズマリー　大さじ1
リンゴ酢　250ml

ふたつきガラス瓶で、ラベンダー、カモミール、ローズマリーを、リンゴ酢に2週間浸します。こして、ボトルに入れます。大さじ1に水250mlを加えて、シャンプー後の最後のリンスとして髪にまんべんなくなじませて使います。

474
黒髪用ハイライトリンス

ローズマリー、セージ、ラベンダーは黒髪の明るい輝きを引き出します。

乾燥ローズマリー　大さじ2
乾燥セージ　大さじ2
乾燥ラベンダー　大さじ2
水　500ml
リンゴ酢　大さじ1

ローズマリー、セージ、ラベンダー、水を鍋に入れ、ふたをして沸騰させます。火からおろし、冷めるまで浸します。こして、清潔な容器に入れ、リンゴ酢を加えます。よく振ってください。シャンプー後、リンス液125mlを髪につけます。残ったリンス液は、2週間を限度に冷蔵庫で保存してください。

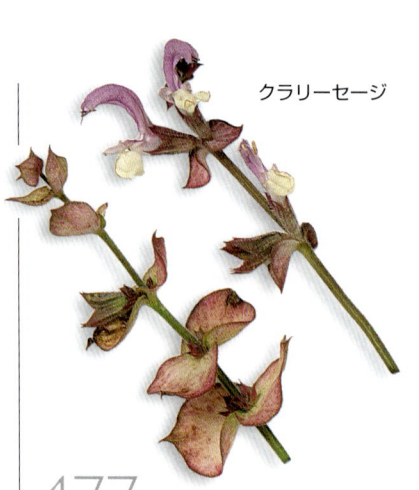

475
ブロンド用ハイライトリンス

カモミール、カレンデュラ、レモンはブロンドの明るい輝きを引き出します。

乾燥カモミール　大さじ3
乾燥カレンデュラ　大さじ3
水　500ml
レモン果汁　大さじ1

カモミール、カレンデュラ、水を鍋に入れ、ふたをして沸騰させます。火からおろし、冷めるまで浸します。こして、清潔な容器に入れ、レモン果汁を加えます。よく振ってください。シャンプー後、リンス液125mlを髪につけます。残ったリンス液は、2週間を限度に冷蔵庫で保存してください。

476
赤毛用ハイライトリンス

ハイビスカス、カレンデュラは赤毛の明るい輝きを引き出します。

乾燥ハイビスカス　大さじ3
乾燥カレンデュラ　大さじ3
水　500ml
リンゴ酢　大さじ1

ハイビスカス、カレンデュラ、水を鍋に入れ、ふたをして沸騰させます。火からおろし、冷めるまで浸します。こして、清潔な容器に入れ、リンゴ酢を加えます。よく振ってください。シャンプー後、リンス液125mlを髪につけます。残ったリンス液は、2週間を限度に冷蔵庫で保存してください。

クラリーセージ

477
香りの高いヘアコンディショナー

ラベンダー、サンダルウッド、クラリーセージは、まとまりにくい髪をまとめる香り豊かなコンディショナーになります。

ラベンダー・エッセンシャルオイル　25滴
サンダルウッド・エッセンシャルオイル　25滴
クラリーセージ・エッセンシャルオイル　5滴

オイルを小型ボトルに入れ、よく振って、数滴を髪にのばします。

478
コンディショニング・オイル

毛染めの前にはコンディショニング・オイルを使って、髪を保護し、染料がいっそうむらなく髪に浸透するようにサポートしましょう。

479
ヘアブラシ・オイル

お気に入りのエッセンシャルオイルをヘアブラシに数滴垂らすだけで、髪に香りがつき、気分が高揚する効果があります。異なる香りで試してみてください。ラベンダーなら緊張緩和、ローズマリーなら集中力アップ、サンダルウッドならリラックス効果が期待できます。

オイリーヘアのケア

オイリーヘアはよく洗う必要がありますが、必ずぱさつかずに洗い上げるシャンプーを選んでください。界面活性剤入りシャンプーは皮脂の過剰生成を促進することがあり、コンディショナー入りシャンプーは髪をべたつかせることがあります。その点、酢を使ったヘアリンスなら申し分ありません。おだやかな収斂効果のあるハーブとエッセンシャルオイルも同様です。

480
ハーブシャンプー

ヤロウ、ペパーミント、レモンピールは髪と地肌をリフレッシュし、しっかりと洗い上げます。

水　125ml
乾燥ヤロウ　小さじ1
乾燥ペパーミント　小さじ1
粗みじんにした生のレモンピール　小さじ1
無香料ナチュラルシャンプー　大さじ2

水、ハーブ、レモンを鍋に入れ、ふたをして沸騰させます。火からおろして、30分浸します。こして、清潔なボトルに入れます。シャンプーを加え、よく振ります。1週間以内に使用してください。冷蔵庫で保存すれば、1ヶ月まで保存可能です。

481
アロマセラピー・シャンプー

ジュニパー、サイプレスのエッセンシャルオイルは、よい香りのクレンジングシャンプーになります。

リンゴ酢　大さじ1
サイプレス・エッセンシャルオイル　20滴
ジュニパー・エッセンシャルオイル　10滴
無香料ナチュラルシャンプー　60ml
スプリングウォーター　60ml

酢とエッセンシャルオイルをまぜ合わせます。シャンプーと水を加え、よく振ります。

482
ハーブリンス

ヤロウとラベンダーは、皮脂を減少させる効果があるおだやかなアストリンゼントです。

乾燥ヤロウ　大さじ2
乾燥ラベンダー　大さじ2
乾燥ペパーミント　大さじ2
水　500ml
リンゴ酢　大さじ2

ハーブと水を鍋に入れ、ふたをして沸騰させます。冷めるまで浸します。こして、清潔な容器に入れ、酢を加えます。よく振ってください。シャンプー後、リンス液125mlを髪につけます。リンス液は冷蔵庫で2週間まで保存できます。

483
ハーブと酢のリンス

ペパーミント、ラベンダー、ジュニパーは、オイリーヘアをリフレッシュするリンスになります。

乾燥ペパーミント　大さじ1
乾燥ラベンダー　大さじ1
つぶしたジュニパーベリー　大さじ1
リンゴ酢　250ml

ふたつきガラス瓶で、ハーブとベリーを酢に2週間浸します。こして、ボトルに入れます。大さじ1に水250mlを加え、シャンプー後の最後のリンスとして髪にまんべんなくなじませます。

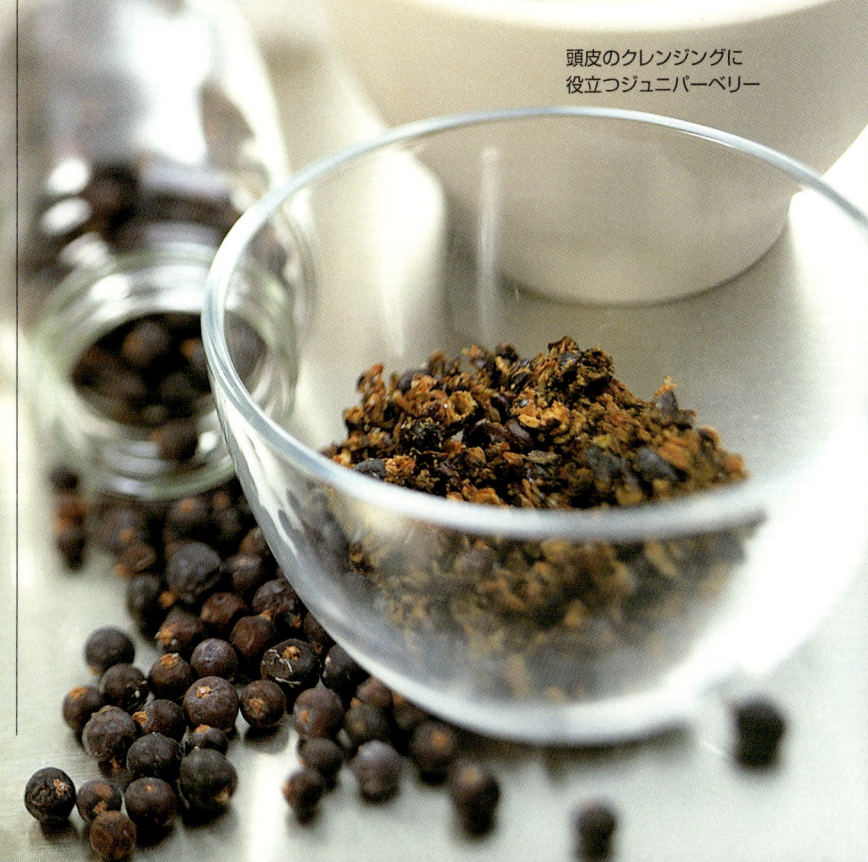

頭皮のクレンジングに役立つジュニパーベリー

ドライヘアのケア

ドライヘアは毎日シャンプーをする必要はありません。シャンプーをしない日にはお湯でさっと髪を洗い流しておけば十分です。シャンプー後、酢とハーブのリンスを使うと、頭皮のpHバランスが回復し、かゆみが緩和されます。週1回、ディープ・コンディショニング・ヘアパックをして、髪のつやを回復させてください。

484
ハーブシャンプー

エルダーフラワー、マーシュマロウルート、ローズペタルはドライヘアをやわらかくして整えるのに役立ちます。

水　125ml
乾燥エルダーフラワー　小さじ1
乾燥マーシュマロウルート　小さじ1
乾燥ローズペタル　小さじ1
無香料ナチュラルシャンプー　大さじ2

エルダーフラワー、マーシュマロウルート、ローズペタル、水を小型鍋に入れて、ふたをして沸騰させます。火からおろして、30分浸します。こして、清潔なボトルに入れます。無香料シャンプーをハーブ液に加え、よく振ります。できたシャンプーは1週間以内に使い切るか、冷蔵庫で保存しましょう。1ヶ月まで冷蔵保存できます。

485
アロマセラピー・シャンプー

サンダルウッド、パルマローザのエッセンシャルオイルは植物グリセリンといっしょになって、ドライヘアの保湿をサポートします。

サンダルウッド・エッセンシャルオイル　20滴
パルマローザ・エッセンシャルオイル　10滴
植物グリセリン　大さじ1
無香料ナチュラルシャンプー　60ml
スプリングウォーター　60ml

サンダルウッド、パルマローザのエッセンシャルオイルを植物グリセリンとともにボトルに入れて、よく振ります。無香料ナチュラルシャンプーとスプリングウォーターを加えて、もう一度振ります。できたシャンプーは1週間以内に使い切るか、冷蔵庫で保存しましょう。1ヶ月まで冷蔵保存できます。

486
ハーブリンス

ハーブシャンプーと同様、ローズペタル、カモミール、マーシュマロウルートはドライヘアに効果があります。

乾燥カモミール　大さじ2
乾燥ローズペタル　大さじ2
乾燥マーシュマロウルート　大さじ2
水　500ml

カモミール、ローズペタル、マーシュマロウルート、水を鍋に入れ、ふたをして沸騰させます。火からおろして、冷めるまで浸します。こして、清潔な容器に入れ、よく振ります。シャンプー後、リ

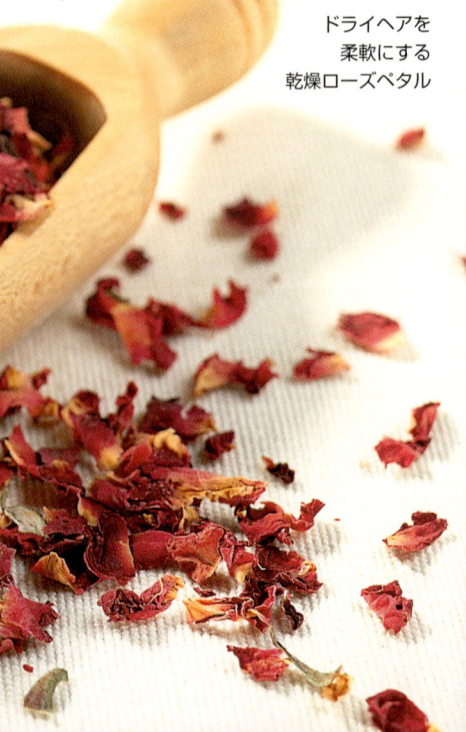

ドライヘアを柔軟にする乾燥ローズペタル

ドライヘアのケア　101

マーシュマロウ

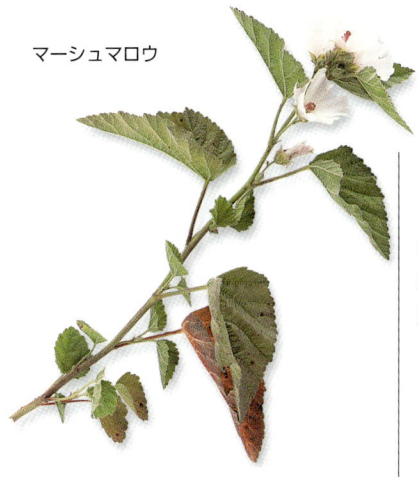

ンス液125mlを髪につけます。残ったヘアリンスは冷蔵庫で保存しましょう。2週間まで保存できます。

487
頭皮を癒すコンフリー・リンス

パーマやカラーリングなどの化学物質を使う施術は、頭皮に炎症を起こすことがあります。コンフリー、ネトル、ローズマリーで作ったハーブの頭皮リンスには、殺菌、収斂、癒しの効果があります。

乾燥ネトル　大さじ2
乾燥ローズマリー　大さじ2
乾燥コンフリーリーフ　大さじ2
水　500ml
リンゴ酢　大さじ2

ハーブと水を鍋に入れ、ふたをして沸騰させます。火からおろして、1時間浸します。こして、リンゴ酢を加えます。シャンプーとリンス後、少なくとも125mlを頭皮につけます。残ったハーブリンスは冷蔵庫に保存しましょう。2週間まで保存できます。

488
ハーブと酢のリンス

リンゴ酢は、ドライヘアのpHバランスの回復をサポートします。

乾燥カモミール　大さじ1
乾燥ローズペタル　大さじ1
乾燥マーシュマロウルート　大さじ1
リンゴ酢　250ml

ふたつきガラス瓶で、ハーブをリンゴ酢に2週間浸します。こして、清潔なボトルに入れます。リンス大さじ1に水250mlを加え、シャンプー後の最後のリンスとして髪にまんべんなくなじませて使います。

489
アボカドの保湿ヘアパック

アボカドに含まれる天然オイルはドライヘア向きのすぐれた保湿トリートメントになります。

熟れたアボカド　大1個
ハチミツ　大さじ1

アボカドをつぶしてピューレにし、ハチミツを入れてかきまぜます。髪をお湯でぬらし、アボカドパックをすり込みます。ビニール製シャワーキャップをかぶり、そのまま30分置きます。あとはよく洗い流して、シャンプーします。

490
香油のディープ・コンディショニング・トリートメント

洗いすぎや、熱、化学物質を使う施術によるダメージを抑えるために、週1回、髪と地肌にディープ・コンディショニングをしましょう。サンダルウッド・エッセンシャルオイルはドライヘアの活性化を助けます。ディープ・コンディショニング剤を作るには、小型容器で、ホホバ油もしくはアーモンドオイル大さじ1に、サンダルウッド5滴をまぜ合わせます（ロングヘアの場合は2倍の量が必要）。髪をお湯でぬらし、オイル剤を髪と地肌にすり込みます。地肌が油っぽくなりがちなら、オイル剤をつけるのは毛先だけにしましょう。シャワーキャップをかぶり、30分ほどそのままにします。髪をシャンプーしてオイル剤を取り除き、よく洗い流します。必要ならコンディショナーをつけてください。

491
ハチミツ・コンディショニング・ヘアパック

ハチミツ、卵黄、アーモンドオイルはダメージヘア向きのリッチな保湿トリートメントになります。頭皮のダメージを癒す効果があるので、ローズマリー、ラベンダーのエッセンシャルオイルを加えます。

ハチミツ　大さじ2
アーモンドオイル　大さじ1
卵黄　1個
ローズマリー・エッセンシャルオイル　3滴
ラベンダー・エッセンシャルオイル　3滴

ハチミツ、アーモンドオイル、卵黄を撹拌します。ローズマリー、ラベンダーのエッセンシャルオイルを入れてかきまぜます。髪をお湯でぬらして、パック剤をすり込みます。ビニール製シャワーキャップをかぶり、30分ほどそのままにします。ぬるま湯で髪をよく洗い、シャンプーしてパック剤を取り除きます。

抜け毛の対処法

髪が薄くなる原因としては、甲状腺の機能の低さ、栄養吸収の悪さ、必須栄養素の不足、ホルモンのバランスの悪さなどが考えられます。ひどい抜け毛や、抜け毛が続くようなら、医師にかかって正式な診断と治療を受けてください。

492 髪にタンパク質とミネラルを与える

新しい髪の育毛にはタンパク質とミネラルが必要です。これらの栄養素が豊富なものには、(豆腐、テンペなどの)大豆製品、(サケ、マグロ、サバ、イワシなどの)冷水魚、卵などがあります。高力価マルチミネラルを何回かに分けて、食事とともに服用するとよいでしょう。

493 運動で血行をよくする

週に3～4回、最低30分の有酸素運動をすれば、全身の血液循環がよくなります。とくに頭皮への血流を増加させるために、シャワーの最後には冷水で1分間、頭皮を洗い流してください。

494 ストレス・コントロール

ストレスは筋肉をこわばらせるので、頭皮への血液循環が阻害されます。ストレスを緩和する深呼吸エクササイズ、ヨガなどのリラックス法を試し、抗ストレス作用のある高力価ビタミンB複合体をとってください。

495 頭皮マッサージ

アロマセラピー・エッセンシャルオイルを使った頭皮マッサージは、頭皮の毛穴への血流を増加させることによって、髪の成長を促します。言いかえると、それが強く健康な髪を生み出すことにもなるわけです。

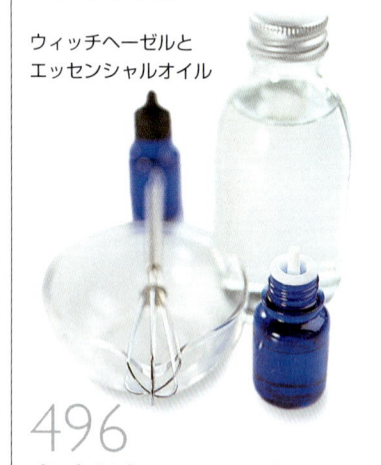

ウィッチヘーゼルとエッセンシャルオイル

496 育毛頭皮マッサージ

ローズマリー・エッセンシャルオイルは何世紀にもわたって、頭皮の血行をよくするために使われてきました。ラベンダー・エッセンシャルオイルは肌を整える効果があり、ウィッチヘーゼルはおだやかな収斂作用があります。

ローズマリー・エッセンシャルオイル　3滴
ラベンダー・エッセンシャルオイル　3滴
ウィッチヘーゼル蒸留液　大さじ1

材料をまぜ合わせ、1日1回、頭皮につけて強くマッサージしましょう。

497 アロマセラピー育毛フォーミュラ

ローズマリー、シダーウッドのエッセンシャルオイルは育毛に効果があります。ホホバ油とアロエベラ・ジェルは頭皮の毛穴の健康を保ちます。

ホホバ油　大さじ1
ローズマリー・エッセンシャルオイル　15滴
シダーウッド・エッセンシャルオイル　10滴
アロエベラ・ジェル　60ml

ホホバ油と、ローズマリー、シダーウッドのエッセンシャルオイルを混合します。アロエベラ・ジェルを入れ、十分にまぜ合わせます。ボトルに入れておきます。毎晩、就寝前に大さじ1を頭皮につけてマッサージしましょう。

498 抜け毛用シャンプー

エッセンシャルオイルのブレンドでシャンプーをすると、育毛に効果があります。ローズマリー、タイム、ラベンダーのエッセンシャルオイルはどれも育毛効果があるとされています。

無香料ナチュラルシャンプー　250ml
ローズマリー・エッセンシャルオイル　30滴
タイム・エッセンシャルオイル　10滴
ラベンダー・エッセンシャルオイル　10滴

プラスチックボトルで、シャンプーにローズマリー、タイム、ラベンダーのエッセンシャルオイルを混合します。シャンプー時には、少量を頭皮につけてマッサージします。シャンプーが目に入らないように注意してください。3分間そのままにして、よく洗い流します。

ふけの対処法

頭皮細胞は毎日、無数にはがれ落ちるものですが、肩にかかる白いふけがひときわ目立つようなら、頭皮に常在する微少な菌類の数が多すぎるのかもしれません。ハーブのシャンプー、リンス、スカルプ・トリートメントはそうした菌類を抑え、頭皮の健康を改善する効果があります。

499
ハーブのふけとりシャンプー

ユーカリ、ラベンダー、ティーツリーのエッセンシャルオイルは抗菌作用があり、頭皮を清潔にし、癒す効果があります。

リンゴ酢　大さじ1
ユーカリ・エッセンシャルオイル　15滴
ラベンダー・エッセンシャルオイル　15滴
ティーツリー・エッセンシャルオイル　10滴
マイルドなナチュラルシャンプー　60ml
水　60ml

リンゴ酢とユーカリ、ラベンダー、ティーツリーのエッセンシャルオイルを混合し、よく振ります。ナチュラルシャンプーと水を加えて、もう一度よく振ります。

500
シンプルなティーツリー・オイルのシャンプー

ふけを抑えるシンプルなシャンプーを作るには、マイルドなナチュラルシャンプー1回分を手に取り、ティーツリー・エッセンシャルオイル4滴を加えます。ティーツリーには強力な殺菌、抗菌作用があります。よくまぜて、頭皮につけてマッサージします。5分ほどおいてから、よくすすぎます。

501
ふけとりヘアリンス

タイム、ローズマリー、セージなどの抗菌作用のあるハーブと、ユーカリ、ラベンダーなどのエッセンシャルオイルを混合すると、ふけの原因となる微生物を抑えるヘアリンスになります。リンゴ酢は頭皮のpHバランスを回復させます。

乾燥タイム　大さじ1
乾燥ローズマリー　大さじ1
乾燥セージ　大さじ1
熱湯　250ml
リンゴ酢　60ml
ユーカリ・エッセンシャルオイル　10滴
ラベンダー・エッセンシャルオイル　10滴

乾燥ハーブに熱湯を注いで、ふたをします。室温まで液を冷まして、こします。リンゴ酢をまぜます。エッセンシャルオイルを加えて、よく振ります。シャンプーとリンス後、60mlほどを頭皮につけてマッサージします。残ったリンス液は冷蔵庫に保存し、1ヶ月以内に使用してください。

502
頭皮の殺菌トリートメント

ユーカリ、ローズマリー、ラベンダーなど殺菌作用のあるエッセンシャルオイルは、ふけの原因となる真菌を排除する効果があります。ウィッチヘーゼルはおだやかな収斂作用と癒しの効果があります。

ウィッチヘーゼル蒸留液　125ml
ユーカリ・エッセンシャルオイル　20滴
ローズマリー・エッセンシャルオイル　20滴
ラベンダー・エッセンシャルオイル　20滴

ウィッチヘーゼルと、ユーカリ、ローズマリー、ラベンダーのエッセンシャルオイルをまぜ合わせます。毎晩、就寝前に大さじ1ほどを頭皮につけてマッサージします。ふけが解消するまで、このトリートメントを続けてください。

503
ふけとりディープ・コンディショニング・トリートメント

週に1回、髪と地肌にディープ・コンディショニングをして、頭皮の乾燥とふけを緩和しましょう。ユーカリ、ローズマリー、ラベンダーのエッセンシャルオイルは、ふけを抑える効果があります。ホホバ油は頭皮の毛穴を健康に保つ効果があります。

ホホバ油　大さじ1
ユーカリ・エッセンシャルオイル　2滴
ローズマリー・エッセンシャルオイル　3滴
ラベンダー・エッセンシャルオイル　3滴

小型容器で、ホホバ油とユーカリ、ローズマリー、ラベンダーのエッセンシャルオイルを混合します（ロングヘアの場合は2倍の量が必要）。お湯で髪をぬらして、髪と地肌にトリートメント剤をつけてマッサージします。シャワーキャップをかぶり、30分そのままにします。トリートメント剤を取り除くために、髪をシャンプーで洗ってよくすすぎます。必要ならコンディショナーを使いましょう。

ハーブバス

ハーブバスには心身をおだやかに癒す効果があります。その効果はハーブの種類によって異なり、リラックスや活力アップを促したり、肌をなめらかにしたり、筋肉のこりや痛みをやわらげたりとさまざまです。リラックス効果のあるバスハーブには、カモミール、ラベンダー、パッションフラワー、ローズなどがあります。活力アップのバスハーブには、レモン、ユーカリ、グレープフルーツ、ペパーミント、タイムなどがあります。

504
リラックス効果のあるハーブバス

カモミール、ラベンダー、ライムフラワーには心身の緊張をほぐす効果があります。乾燥カモミール、乾燥ラベンダー、乾燥ライムフラワー各大さじ3をまぜ合わせて、二重にしたモスリン布に包んでひもで縛り、浴槽にお湯を入れるときにいっしょに投入します。20分ほど浸かりましょう。リラックス効果をいっそう高めるには、お湯に浸かりながらカモミールかライムフラワーのお茶を飲むとよいでしょう。

健康によいさまざまな効果があるハーブバス

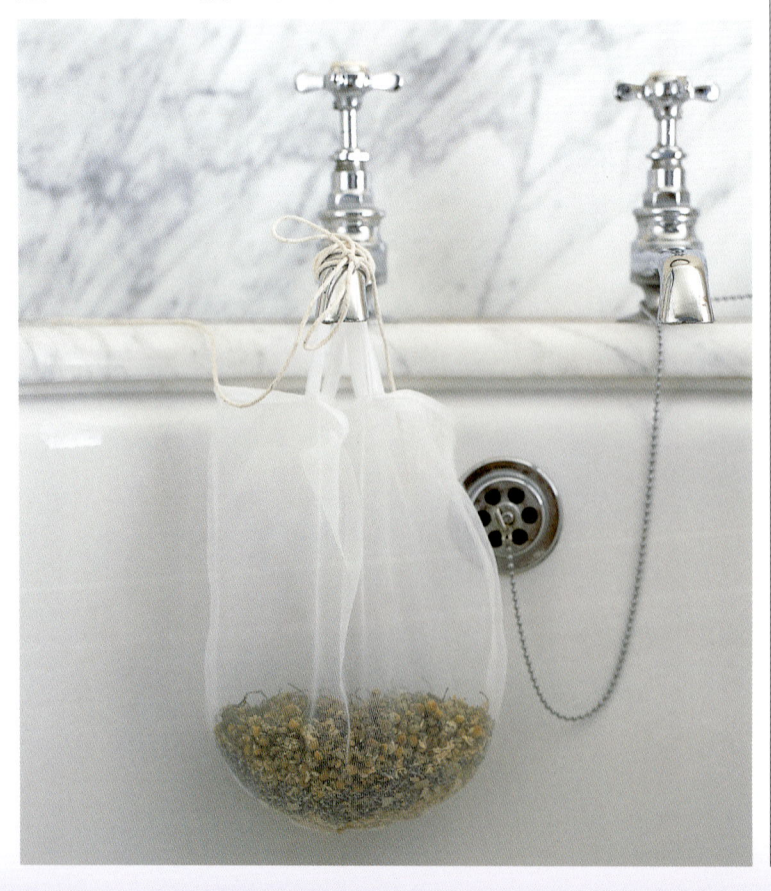

505
活力をアップさせるハーブバス

リフレッシュと活力アップの効果があるお風呂にするには、乾燥ペパーミント、乾燥ローズマリー、乾燥ラベンダー各大さじ3をまぜ合わせ、二重にしたモスリン布に包んでひもで縛り、浴槽にお湯を入れるときにいっしょに投入します。

506
乾燥した肌に効くハーブバス

コンフリーとマーシュマロウルートは乾燥した肌をなめらかにする効果があります。カモミールとローズペタルは肌にやさしい香りを添えます。乾燥コンフリーリーフ、乾燥マーシュマロウルート、乾燥ローズペタル、乾燥カモミール各大さじ2をまぜ合わせ、二重にしたモスリン布に包んでひもで縛り、浴槽にお湯を入れるときにいっしょに投入します。

507
ハーブのボディ・ローション

肌の水分量を増加させるために、ぬるめのお湯に20分浸かります。軽くたたくように体を拭き、すぐにリッチなハーブのボディ・ローションをつけて、水分を逃がさないようにしましょう。

508
筋肉の痛みをやわらげるハーブバス

ローズマリー、マジョラム、ラベンダーは筋肉の痛みをやわらげる効果があります。乾燥ローズマリー、乾燥マジョラム、乾燥ラベンダー各大さじ3をまぜ合わせ、二重にしたモスリン布に包んでひもで縛り、浴槽にお湯を入れるときにいっしょに投入します。

アロマセラピー・バス

温かいお風呂に入ると、気化したエッセンシャルオイルを吸い込み、肌からもオイルが浸透します。香りはあざやかな記憶と感情を呼び起こすことができるので、気持ちにぴったり合う芳香を選んでください。

509
気分を高揚させるお風呂

グレープフルーツとラベンダーのエッセンシャルオイルをブレンドすると、気分を高揚させるとてもよい香りになります。ホールミルクやウォッカは肌への刺激を防ぐのに役立ちます。

グレープフルーツ・エッセンシャルオイル　4滴
ラベンダー・エッセンシャルオイル　5滴
ホールミルク、またはウォッカ　大さじ1

エッセンシャルオイルとホールミルク、またはウォッカをまぜ合わせます。ぬるめのお風呂に入れ、手でかきまぜてください。

510
五感に訴えるお風呂

いつまでも心地よく肌に残る香りのよいブレンドを作るには、気分を高揚させるお風呂のレシピ（509参照）に従い、エッセンシャルオイルの部分をサンダルウッド4滴、ローズ2滴、イランイラン1滴に置き換えます。

511
鎮静効果のあるお風呂

気分を鎮め、心をおだやかにするお風呂にしたければ、気分を高揚させるお風呂のレシピ（509参照）に従い、エッセンシャルオイルの部分をローズ3滴、ネロリ3滴、カモミール1滴に置き換えます。

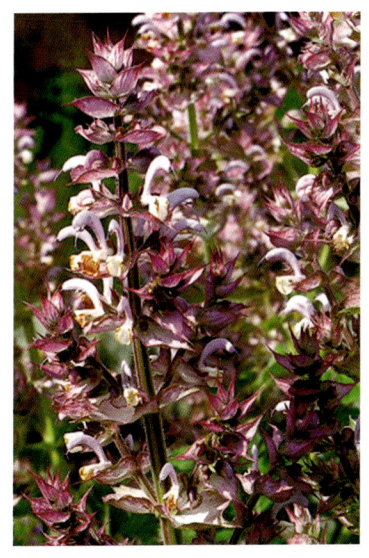

リラックス効果のあるクラリーセージ

512
リラックス効果のあるお風呂

最高にリラックスできる香り高いお風呂にしたければ、気分を高揚させるお風呂のレシピ（509参照）に従い、エッセンシャルオイルの部分をラベンダー4滴、クラリーセージとサンダルウッド各2滴に置き換えます。

513
活力をアップさせるお風呂

活力アップとリフレッシュ効果があるお風呂にしたければ、気分を高揚させるお風呂のレシピ（509参照）に従い、エッセンシャルオイルの部分をラベンダー5滴、ローズマリー2滴、ペパーミント2滴に置き換えます。

514
いい夢が見られるお風呂

就寝直前に深いリラックス効果のあるお風呂に入りたければ、気分を高揚させるお風呂のレシピ（509参照）に従い、エッセンシャルオイルの部分をベチバー4滴、クラリーセージとイランイラン各2滴に置き換えます。

515
運動のあとのお風呂

過度の運動による筋肉のこりや痛みをやわらげるお風呂にするには、気分を高揚させるお風呂のレシピ（509参照）に従い、エッセンシャルオイルの部分をユーカリ、マジョラム、ラベンダー各4滴に置き換えます。

516
頭をはっきりさせるお風呂

長い1日のあとに疲れた頭をはっきりさせるお風呂にするには、気分を高揚させるお風呂のレシピ（509参照）に従い、エッセンシャルオイルの部分をラベンダー5滴、スペアミントとバジル各2滴に置き換えます。

517
瞑想的なお風呂

瞑想による心の落ち着きと愛情と思いやりの心が一体となったお風呂にするには、気分を高揚させるお風呂のレシピ（509参照）に従い、エッセンシャルオイルの部分をサンダルウッド4滴、フランキンセンスとローズ各2滴に置き換えます。

バスソルト

お風呂に大地と海のミネラルを加えれば、天然の鉱泉のようなヒーリング効果の高いお湯が再現できます。ミネラルソルトを加えたお風呂は心身をリラックスさせ、おだやかな浄化作用を促し、筋肉の疲労や痛みをやわらげ、肌をなめらかにします。

518
大地と海のバスソルト

エプソムソルトとシーソルトは浄化作用を促します。ベーキングパウダーとボラックスは肌をやわらかくなめらかに保ちます。

エプソムソルト　60g
シーソルト　110g
ベーキングパウダー　60g
ボラックス　60g

材料をまぜ合わせます。浴槽にぬるめのお湯を入れ、バスソルト大さじ4～8を加えます。かきまぜて溶かしましょう。

519
緊張をやらわげるバスソルト

深いリラックス効果のあるこのお風呂は、筋肉の緊張やこりをほぐします。エプソムソルトに含まれるマグネシウムは筋肉や神経系のリラックスを助けます。マジョラムは鎮静作用があり、ラベンダーは心身両面の緊張をやわらげます。

エプソムソルト　125g
ベーキングパウダー　125g
マジョラムの精油　5滴
ラベンダーの精油　5滴

材料をまぜ合わせ、入浴直前にお湯に入れます。手でかきまぜて、お湯に溶かします。20～30分浸かりましょう。

520
リラックス効果のあるバスソルト

サンダルウッド、ラベンダー、クラリーセージは、香り豊かなリラックス効果の高い入浴剤になります。

シーソルト　225g
ベーキングパウダー　125g
サンダルウッドの精油　30滴
ラベンダーの精油　10滴
クラリーセージの精油　10滴

シーソルトとベーキングパウダーをまぜ合わせます。精油を加えて、よくまぜ合わせ、ふたつき容器に入れます。浴槽にお湯をはったら、大さじ4～8を溶かします。

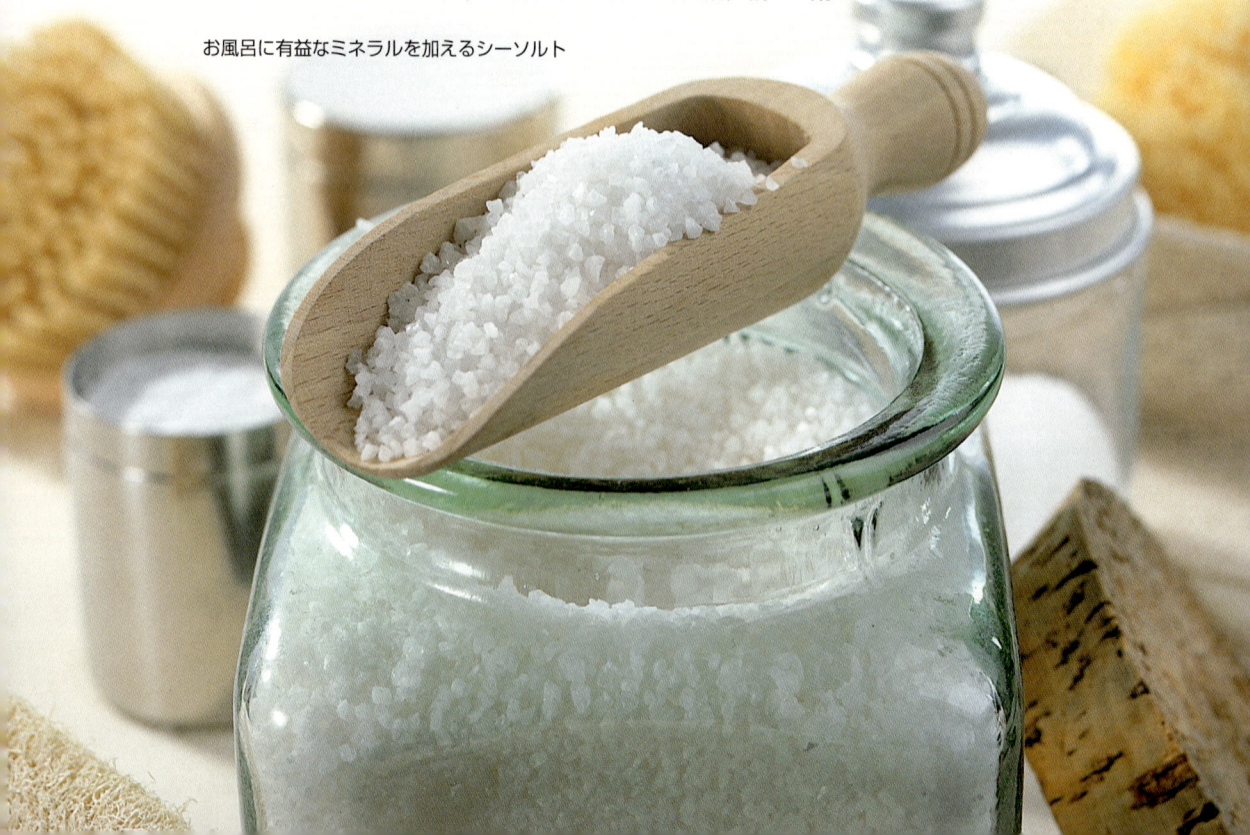

お風呂に有益なミネラルを加えるシーソルト

521
元気を回復させるバスソルト
リラックス効果のあるバスソルトのレシピ参照。精油の部分をラベンダー30滴、ベルガモット10滴、ゼラニウム10滴に置き換えます。

522
活力を与えるバスソルト
リラックス効果のあるバスソルトのレシピ参照。精油の部分をラベンダー25滴、ローズマリーを10滴、プチグレインを10滴、ペパーミント5滴に置き換えます。

523
気分を高揚させるバスソルト
リラックス効果のあるバスソルトのレシピ参照。精油の部分をラベンダー25滴、グレープフルーツ15滴、ベルガモット10滴に置き換えます。

524
鎮静効果のあるバスソルト
心身を落ち着かせる花の香り入浴剤を作るには、リラックス効果のあるバスソルトのレシピ参照。精油の部分をラベンダー30滴、クラリーセージ10滴、ローズとカモミール各5滴に置き換えます。

525
体が温まるバスソルト
寒い冬の夜に体が温まるお風呂にするには、リラックス効果のあるバスソルトのレシピ参照。精油の部分をサンダルウッド30滴、スイートオレンジ10滴、ジンジャー5滴、パチョリ3滴に置き換えます。

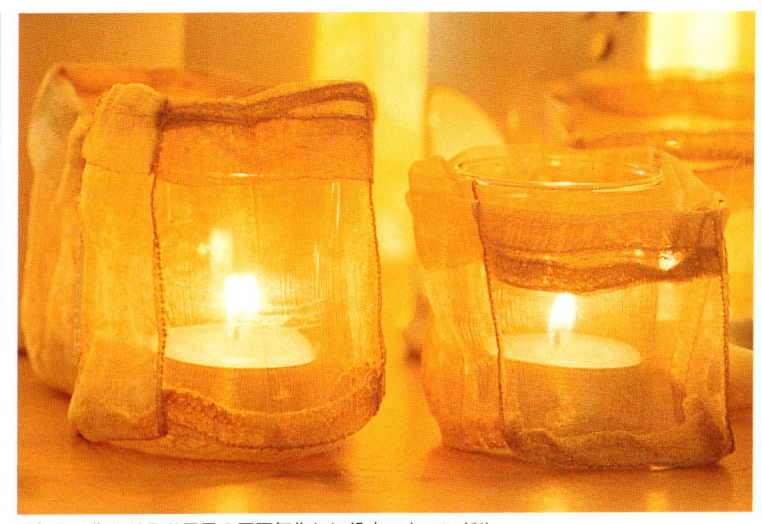

元気を回復させるお風呂の雰囲気作りに役立つキャンドル

526
瞑想的なバスソルト
リラックス効果のあるバスソルトのレシピ参照。精油の部分をサンダルウッド25滴、フランキンセンス20滴、ローズ5滴に置き換えます。

527
五感に訴えるバスソルト
いつまでも芳香が続く、エキゾチックで、五感に訴えるお風呂にするには、リラックス効果のあるバスソルトのレシピ参照。精油の部分をサンダルウッド30滴、クラリーセージ10滴、ローズ5滴、イランイラン2滴に置き換えます。

528
いい夢が見られるバスソルト
ぐっすりと眠れて、いい夢が見られるような、深いリラックス効果のあるお風呂にするには、リラックス効果のあるバスソルトのレシピ参照。シーソルトをエプソムソルト125gに、精油の部分をベチバー30滴、クラリーセージ10滴、イランイラン5滴に置き換えます。

529
筋肉の痛みをやわらげるバスソルト
血液循環をよくして、酷使した筋肉のこりや痛みをやわらげるお風呂にするには、リラックス効果のあるバスソルトのレシピ参照。精油の部分をラベンダー20滴、ユーカリ、ローズマリー、ジンジャー各10滴に置き換えます。

530
たちまちリラックスできるバスソルト
ミネラルたっぷりのお風呂は、短時間で疲労回復とリラックスが可能です。ぬるめのお風呂に、エプソムソルト250gとベーキングパウダー125gを入れましょう。

オートミールバスとミルクバス

オートミールバスとミルクバスはすべての肌タイプに有効で、乾燥した肌や炎症を起こした肌にはとくに効果的です。オートムギは抗炎症作用があり、かゆみを抑えます。ホールミルクは乾燥肌に栄養を与えてなめらかにする脂肪が豊富です。

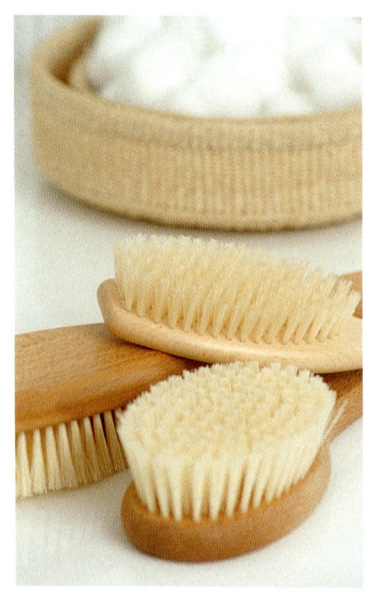

乾燥肌の角質を取り除くためのソフトブラシ

531
古い角質を取り除く

肌の乾燥を防ぐために、熱いお風呂は避け、石けんの使用も必要最小限に抑えます。どちらも肌を保護する天然オイルをはぎとってしまうからです。その代わりに、ぬるめのお湯とやわらかいボディブラシか、ボディスポンジを使って、肌の角質を取り除いてください。

532
肌を癒すお風呂

肌のかゆみや吹き出物を緩和するお風呂にするには、ロールドオート200gをミキサーで挽いて細かい粉末状にし、ベーキングパウダー125gとともにぬるめのお風呂に入れます。15分ほど浸かりましょう。

533
オートミール・バス

これは、吹き出物や乾燥によるかゆみのある肌を癒す簡単でしかも効果的な方法です。

ロールドオート　200g
ラベンダー、またはカモミール・エッセンシャルオイル　10滴

ロールドオートをミキサーで挽いて細かい粉末状にし、ぬるめのお風呂に入れます。ラベンダー、またはカモミールのエッセンシャルオイルを加え、材料がお湯に拡散するように手でかきまぜます。20分浸かって、洗い流さず、タオルで軽くたたくように体を拭きます。

534
ハーブとオートミールのお風呂

このお風呂は肌をなめらかにし、肌が乾燥していれば、肌のコンディショニングをサポートします。

ロールドオート　200g
乾燥カモミール　大さじ2
乾燥ローズペタル　大さじ2
乾燥ラベンダー　大さじ2

ロールドオートをミキサーで挽いて粗い粉末状にし、カモミール、ローズ、ラベンダーとまぜ合わせます。50gを二重にしたモスリン布に包み、ひもかリボンで縛って、浴槽にお湯を入れるときにいっしょに投入します。

535
カモミールのモイスチャー・ミルクバス

カモミール、ロールドオート、ホールミルクは乾燥した肌にうるおいを与え、乾燥によるかゆみを抑える効果があります。

乾燥カモミール　大さじ4
ホールミルク　500ml
細かく挽いたロールドオート　120g

カモミールとミルクをガラスの広口瓶に入れ、冷蔵庫で、ひと晩浸します。こして、ぬるめのお風呂に入れます。ロールドオートをミキサーで挽いて細かい粉末状にし、お風呂に加えます。15分浸かりましょう。軽くたたくように体を拭き、すぐにリッチなボディ・ローションをつけて、水分を逃がさないようにしてください。

536
香り豊かなアロマセラピー・ミルクバス

ホールミルク・パウダーにラベンダー、イランイランのエッセンシャルオイルをまぜ合わせると、リラックス効果が高く、香り豊かな、肌にやさしいお風呂になります。

ホールミルク・パウダー　60g
ラベンダー・エッセンシャルオイル　7滴
イランイラン・エッセンシャルオイル　2滴

ホールミルク・パウダー、ラベンダー、イランイランをぬるめのお風呂に入れ、手でかきまぜます。15〜20分浸かりましょう。

ナチュラル・バスオイル

お風呂にオイルを入れると、乾燥肌に最適のぜいたくな保湿トリートメントができます。オイルはお湯の表面に浮かぶので、湯上がり後もいくらか肌に付着します。

537
フローラル・バスオイル

　ラベンダー、ローズ、イランイランは、甘い花の香りのするリラックス効果の高いオイルです。ホホバ油とアーモンドオイルはうるおいを与え、このバスオイルのベースの役割をしています。

ホホバ油　大さじ2
アーモンドオイル　大さじ2
ラベンダーの精油　25滴
ローズの精油　10滴
イランイランの精油　5滴

　ふたがしっかりしたガラス瓶でオイルを混合します。ぬるめのお風呂に小さじ1を入れ、手でかきまぜてください。
注意：バスオイルで浴槽がすべりやすくなります。

538
気分を高揚させる シトラス・バスオイル

　フローラル・バスオイルのレシピ参照。精油をラベンダー25滴、グレープフルーツ15滴に置き換えます。

539
活力をアップさせるバスオイル

　長い1日のあとに活力を回復させるバスオイルにするには、フローラル・バスオイルのレシピ参照。精油をラベンダー25滴、ローズマリー10滴、ペパーミント5滴に置き換えます。

540
鎮静効果のあるバスオイル

　いつまでもすばらしい芳香が続く、深いリラックスと鎮静効果のあるブレンドを作るには、フローラル・バスオイルのレシピ参照。精油をサンダルウッド25滴、ラベンダー10滴、クラリーセージ5滴に置き換えます。

541
五感に訴えるバスオイル

　肌に香りが何時間も残る、五感に訴えるエキゾチックなお風呂にするには、フローラル・バスオイルのレシピ参照。精油をサンダルウッド25滴、ローズ10滴、パチョリ5滴に置き換えます。

542
うるおいを与えるお風呂

　アーモンドオイル小さじ1をぬるめのお風呂に入れるだけで、簡単にうるおい効果のあるお風呂が楽しめます。

バスビネガー

リンゴ酢にはマイルドなデオドラントと洗浄効果があり、肌のpHバランスを回復させることで肌の健康維持を助けます。生または乾燥ハーブを加えれば、ヒーリング効果がプラスされ、心地よい香りも楽しめます。

543
清涼感のあるバスビネガー

　生のレモン、オレンジ、ミントは、夏のお風呂向けの香り高くリフレッシュ効果のあるバスビネガーになります。

リンゴ酢　500ml
薄くスライスした生のオレンジ　1個分
薄くスライスした生のレモン　1個分
生のミント　6g（小さじ1）

　ミントを粗みじんにします。オレンジ、レモン、ミントをリンゴ酢とともに瓶詰め用ガラス瓶に入れ、ふたをします。2週間浸しておきます。こして、瓶に入れます。入浴1回につき、60mlを使用してください。

544
敏感肌向けのバスビネガー

　ラベンダー、ローズペタル、カモミールをブレンドすると、敏感肌向けのバスビネガーになります。

リンゴ酢　500ml
乾燥ラベンダー　大さじ2
乾燥ローズペタル　大さじ2
乾燥カモミール　大さじ2

　瓶詰め用ガラス瓶にビネガーと乾燥ハーブを入れ、ふたをします。2週間浸しておきます。こして、瓶に入れます。入浴1回につき、60mlを使用してください。

545
ラベンダー・ビネガー

香りのよいシンプルなバスビネガーを作るには、ラベンダー・エッセンシャルオイル小さじ½と、リンゴ酢250mlをボトルでまぜて、1週間置きます。オイルがビネガーにまざるように、1日1回はボトルを振ります。入浴1回につき、60mlを使用してください。

546
活力を与えるローズマリー・バスビネガー

ローズマリー、マジョラム、ラベンダーには心身の疲労をやわらげる作用があります。このビネガーに使用するのは生のハーブがベストですが、乾燥ハーブでもかまいません。

リンゴ酢　500ml
生のローズマリー　6g(小さじ1)
　(乾燥なら大さじ2)
生のマジョラム　6g(小さじ1)
　(乾燥なら大さじ2)
生のラベンダー　6g(小さじ1)
　(乾燥なら大さじ2)

ハーブを粗みじんにして、リンゴ酢とともに瓶詰め用ガラス瓶に入れます。2週間浸しておきます。こして、ボトルに入れます。入浴1回につき、60mlを使用してください。

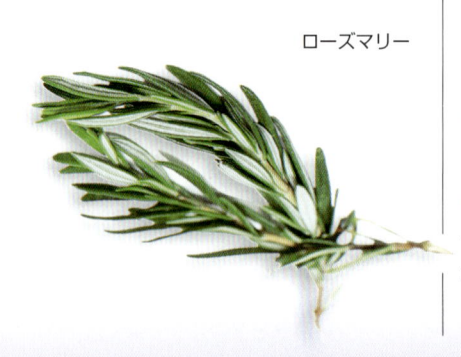

ローズマリー

アロマセラピー・ソープ

ソープにエッセンシャルオイルを加えてみるのも、アロマセラピーを楽しむひとつの方法です。ただし、ソープの使用は控えめにし、必要以上に使わないようにします。肌が乾燥しすぎないように、熱いお湯は使わず、ぬるめのお湯で洗ってください。

547
気分を高揚させるソープ

ラベンダーとグレープフルーツは、気分を高揚させるバス&シャワー用ソープになります。

ラベンダーの精油　25滴
グレープフルーツの精油　15滴
液体カスティール石けん　125ml

液体石けんにオイルを加えて、よくかきまぜます。プラスチック・キャップのついたボトルに入れ、よく振って使用します。

548
鎮静効果のあるソープ

サンダルウッドの精油　25滴
ラベンダーの精油　10滴
クラリーセージの精油　5滴
液体カスティール石けん　125ml

液体石けんにオイルを加えて、よくかきまぜます。プラスチック・キャップのついたボトルに入れ、よく振って使用します。

549
活力をアップさせるソープ

ラベンダーの精油　20滴
ローズマリーの精油　10滴
ペパーミントの精油　10滴
液体カスティール石けん　125ml

液体石けんにオイルを加えて、よくかきまぜます。プラスチック・キャップのついたボトルに入れ、よく振って使用します。

550
憂鬱を吹き飛ばすソープ

ラベンダー、ゼラニウム、ベルガモットがいっしょになって、憂鬱な気分を吹き飛ばす効果があります。

ラベンダーの精油　20滴
ゼラニウムの精油　10滴
ベルガモットの精油　10滴
液体カスティール石けん　125ml

液体石けんにオイルを加えて、よくかきまぜます。プラスチック・キャップのついたボトルに入れ、よく振って使用します。

551
五感に訴えるソープ

肌に香りが何時間も残る、エキゾチックなバス&シャワー用ソープです。

サンダルウッドの精油　25滴
ローズの精油　10滴
パチョリの精油　5滴
液体カスティール石けん　125ml

液体石けんにオイルを加えて、よくかきまぜます。プラスチック・キャップのついたボトルに入れ、よく振って使用します。

ボディ・スクラブとポリッシュ

ボディ・スクラブは効果的な全身のピーリング・トリートメントです。ざらざらの乾燥した肌の角質を取り除いて、全身をつるつるのシルクのようにしてくれます。傷つきやすい肌を刺激しないように、やさしくトリートメントしましょう。デリケートな箇所には使用しないこと。

552
粉が吹くほど乾燥してしまった肌のためのボディ・スクラブ

保湿効果があり、肌の炎症を抑えます。

細かく挽いたコーンミール　45g
細かく挽いたロールドオート　30g
細かく挽いたアーモンド　30g
アーモンドオイル　大さじ1
ラベンダーの精油　10滴
サンダルウッドの精油　5滴

丈夫な容器で材料をまぜ合わせます。ぬるめのシャワーで体をぬらし、スクラブを両手両脚と体につけます。円を描くように肌をマッサージします。よく洗い流して、軽くたたくように体を拭きましょう。
注意：すべり止めに、ゴム製の浴槽マットを敷いてください。

553
敏感肌用ボディ・スクラブ

おだやかに古い角質を取り除き、肌にうるおいを与えます。

ホールミルクのヨーグルト　125ml
細かく挽いたロールドオート　30g
ウィートブラン（小麦ふすま）　15g
ハチミツ　大さじ1
アーモンドオイル　大さじ1
ラベンダーの精油　5滴

丈夫な容器でヨーグルト、ロールドオート、ウィートブランをまぜ合わせます。ハチミツ、アーモンドオイル、ラベンダー・エッセンシャルオイルを加え、さらによくまぜ合わせます。ぬるめのシャワーで体をぬらし、スクラブを両手両脚と体につけます。円を描くようにやさしく肌をマッサージします。よく洗い流して、軽くたたくように体を拭きましょう。
注意：すべり止めに、ゴム製の浴槽マットを敷いてください。

554
イチゴのピーリング・ボディ・スクラブ

イチゴは、おだやかに角質を取り除いて肌をリフレッシュさせボディ・スクラブに、ヨーグルトとハチミツはうるおいを与え、ブランは肌を磨き上げます。

ホールミルクのヨーグルト　125ml
生のイチゴ　60g
ハチミツ　大さじ1
ウィートブラン　30g

ヨーグルト、イチゴ、ハチミツをミキサーにかけ、なめらかにし、ブランを入れてかきまぜます。ぬるめのシャワーで体をぬらし、スクラブを両手両脚と体につけます。円を描くようにやさしく肌をマッサージします。よく洗い流して、軽くたたくように体を拭きましょう。

555
アボカドの保湿ボディ・スクラブ

熟れたアボカドは、敏感肌や乾燥肌にうるおいを与え、キュウリは肌の炎症をやわらげ、冷却する効果があり、アーモンドはおだやかなピーリング剤として働きます。

熟れたアボカドをつぶしたもの　110g
キュウリ　110g
アーモンド　40g

アボカドとキュウリをピューレにします。アーモンドをミキサーで挽いて粗いミールにし、アボカドとキュウリのピューレにまぜ合わせます。ぬるめのシャワーで体をぬらし、スクラブを両手両脚と体につけます。円を描くようにやさしく肌をマッサージします。よく洗い流して、軽くたたくように体を拭きましょう。

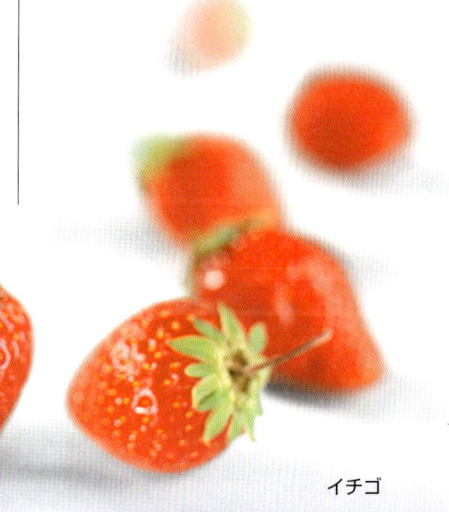

イチゴ

556
シーソルトのボディ・ポリッシング・スクラブ

全身をなめらかにするシンプルなスクラブを作るには、シーソルト110gとアーモンドオイル大さじ2をまぜ合わせます。ぬるめのシャワーで体をぬらします。浴槽内に立ったまま、顔と陰部を避けて、全身にスクラブを軽くすり込みます。血行がよくなって肌がバラ色になるまで、円を描くようにマッサージします。お湯でよく洗い流して、体を拭きましょう。
注意：このスクラブは、デリケートな肌や炎症を起こしている肌には使用しないでください。すべり止めに、ゴム製の浴槽マットを敷いてください。

557
活力を与えるボディ・スクラブ

ペパーミント、ローズマリー、ラベンダーのエッセンシャルオイルは、さっぱり感が続く、活力を与えるボディ・スクラブになります。アーモンドオイルはおだやかなピーリング剤として働きます。

シーソルト　110g
ペパーミント・エッセンシャルオイル　2滴
ローズマリー・エッセンシャルオイル　3滴
ラベンダー・エッセンシャルオイル　5滴
アーモンドオイル　大さじ2

プラスチック製小型容器にシーソルトを入れ、アーモンドオイルとエッセンシャルオイルを加えて、よくまぜ合わせます。ぬるめのシャワーで体をぬらし、顔と陰部を避けて、全身にスクラブを軽くすり込みます。お湯でよく洗い流して、体を拭きましょう。
注意：このスクラブは、デリケートな肌や傷ついた肌には使用しないでください。すべり止めに、ゴム製の浴槽マットを敷いてください。

ボディ・スプラッシュ

ボディ・スプラッシュはリフレッシュ効果のある全身ローションです。ウィッチヘーゼル、ハーブ、芳香エッセンシャルオイルからなり、肌を冷やして整えます。とくに暑い夏の日にはありがたいものです――シャワー後、全身にたっぷりとスプレーして、自然乾燥させましょう。旅行や運動のあとにも最適です。

558
気分を高揚させるボディ・スプラッシュ

ラベンダーとグレープフルーツは、気分を高揚させる香り高いボディ・スプラッシュになります。

ウィッチヘーゼル蒸留液　125ml
乾燥ラベンダー　大さじ2
グレープフルーツ・エッセンシャルオイル　10滴
ラベンダー・エッセンシャルオイル　5滴
精製水、またはスプリングウォーター　125ml

ふたつき広口瓶で、乾燥ラベンダーをウィッチヘーゼル蒸留液に浸し、1週間置きます。こして、250mlのスプレーボトルに入れます。グレープフルーツ、ラベンダーのエッセンシャルオイルを加えて、よく振ります。水を加えて、もう一度振ります。

559
活力を与えるボディ・スプラッシュ

ローズマリー、ラベンダー、ペパーミントをまぜ合わせると、爽快で、活力を与えるボディ・スプラッシュになります。

ウィッチヘーゼル蒸留液　125ml
粗みじんにした生のローズマリー　大さじ2
粗みじんにした生のペパーミント　大さじ2
ラベンダー・エッセンシャルオイル　10滴
精製水、またはスプリングウォーター　125ml

ふたつき広口瓶で、ローズマリーとペパーミントをウィッチヘーゼル蒸留液に浸け、1週間置きます。こして、250mlのスプレーボトルに入れます。ラベンダー・エッセンシャルオイルを加えて、よく振ります。水を加えて、もう一度振ります。

560
五感に訴えるボディ・スプラッシュ

サンダルウッド、ローズ、クラリーセージをまぜ合わせると、心地よく五感に訴えるボディ・スプラッシュになります。

ウィッチヘーゼル蒸留液　125ml
乾燥ローズペタル　10g
サンダルウッド・エッセンシャルオイル　10滴
ローズ・エッセンシャルオイル　3滴
クラリーセージ・エッセンシャルオイル　2滴
精製水、またはスプリングウォーター　125ml

ふたつき広口瓶で、ローズペタルをウィッチヘーゼル蒸留液に浸け、1週間置きます。こして、250mlのスプレーボトルに入れます。サンダルウッド、ローズ、クラリーセージのエッセンシャルオイルを加えて、よく振ります。水を加えて、もう一度振ります。

561
肌にやさしいローズペタルのボディ・スプラッシュ

ローズ・エッセンシャルオイルとローズウォーターは、デリケートな肌のため

のボディ・スプラッシュになります。

ウィッチヘーゼル蒸留液　大さじ1
ローズの精油　2滴
ローズウォーター　250ml

　ウィッチヘーゼル蒸留液とローズの精油を250mlのスプレーボトルに入れて、よく振ります。ローズウォーターを加えて、もう一度振ります。

562
クールなラベンダー・ウォーター
　肌の炎症を抑えます。

ラベンダーの精油　30滴
ウィッチヘーゼル蒸留水　大さじ1

　材料を250mlのスプレーボトルに入れて、よく振ります。精製水を加えて、もう一度振ります。随時、炎症を起こした肌にたっぷりとスプレーしましょう。冷蔵庫で保存すると、冷却効果が高まります。

563
ラベンダーとアロエベラの乾燥肌用スプレー
　ラベンダー、サンダルウッドの精油とアロエ・ジュースで、肌の乾燥によるかゆみを抑えることができます。ラベンダーとアロエは肌を癒し、整えるとともに、かゆみを抑えます。サンダルウッドは乾燥した肌にうるおいを与える効果があります。

アロエベラ・ジュース　125ml
ラベンダーの精油　10滴
サンダルウッドの精油　10敵

　アロエベラ・ジュースと精油を125mlのスプレー・ボトルに入れて、よく振ります。1日数回、かゆみのある肌にたっぷりとスプレーしましょう。

564
リフレッシュ効果のあるライムとミントのボディ・スプラッシュ
　ライムとミントはリフレッシュ効果満点のボディ・スプラッシュになります。

ウィッチヘーゼル蒸留液　125ml
粗みじんにした生のペパーミント　10g
薄くスライスした生のライム　1個分
精製水、またはスプリングウォーター　125ml

　ふたつき容器で、ペパーミントとライムをウィッチヘーゼル蒸留液に浸け、1週間置きます。コーヒーフィルターでこして、250mlのスプレーボトルに入れ、水を加えてもう一度振ります。

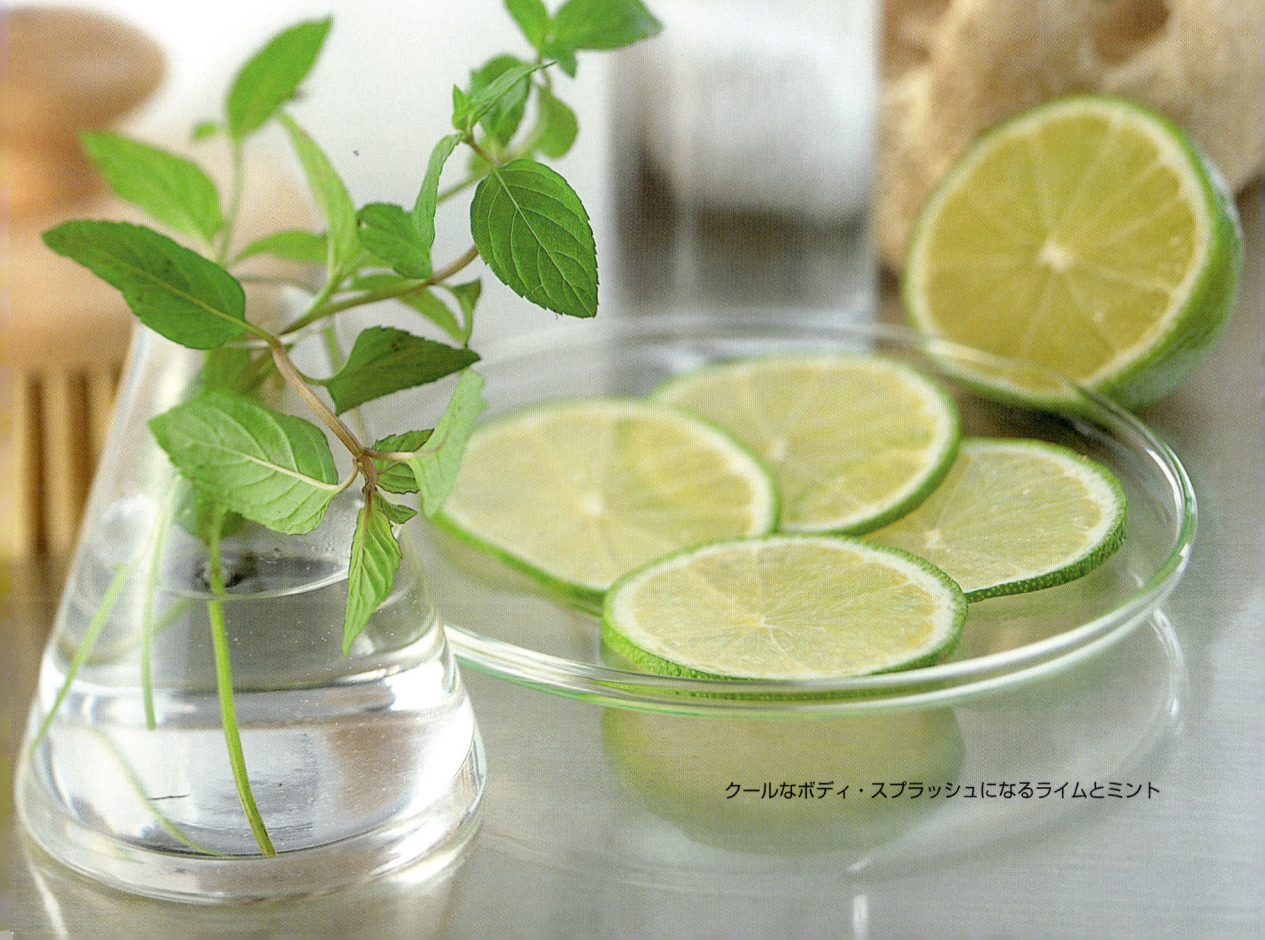

クールなボディ・スプラッシュになるライムとミント

ハイドロセラピー

ハイドロセラピーは、体を浄化し、活性化させる伝統的な水療法です。血液やリンパの流れをよくし、発汗を促進することで解毒プロセスをサポートします。お風呂に浸かりながらハーブティーを飲めば、解毒効果がいっそう高まります。浄化作用にすぐれたお風呂、サウナ、マッサージは、定期的な運動や食事療法と組み合わせれば、セルライトの除去にも役立ちます。

565
エプソムソルトの浄化作用にすぐれたお風呂

サイプレス、グレープフルーツ、ジンジャーのエッセンシャルオイルを加えたエプソムソルトの熱いお風呂は、浄化用バスとして効果的です。

エプソムソルト　250g
サイプラス・エッセンシャルオイル　3滴
グレープフルーツ・エッセンシャルオイル　3滴
ジンジャー・エッセンシャルオイル　3滴
ホールミルク、またはウォッカ　大さじ1

浴槽に適度な熱さのお湯を入れながら、エプソムソルトを加えます。エッセンシャルオイルをミルクまたはウォッカで薄めて、お湯が入った浴槽に加え、よくまざるように手でかきまぜます。15～30分浸かり、そのあと冷水で洗い流してください。

566
温水と冷水のシャワー

簡単なハイドロセラピーを日常的に行いたければ、朝の熱いシャワーの最後にさっと冷水を浴びるとよいでしょう。お湯と水を交互に浴びることで、血液循環やリンパの流れがよくなります。肝心な点は、熱いシャワーで十分体を温めておくこと。それによって、最後にかかる冷水が心地よいものになります。

567
浄化作用のあるパセリ・ティー

パセリは天然の利尿剤で、おだやかな浄化作用を持ちます。解毒用のお風呂に浸かりながら、パセリ・ティー250mlを飲みましょう。

熱湯　500ml
粗みじんにした生のパセリ　大さじ4

パセリに熱湯を注ぎ、ふたをします。15分蒸らしてから、こして、お好みによりレモンやハチミツを加えます。

568
ボディ・ブラッシング

浴槽にお湯を入れるあいだに、ヘチマのスポンジか、天然毛、ブラシで軽く肌をブラッシングします。このマッサージは血行をよくし、乾燥した皮膚を取り除きます。強くはこすらず、足の裏からはじめて、脚、臀部、腹部へと上がり、それから腕は指先から肩へと上がり、体の前後、最後に首です。あとはお好みのお風呂を楽しみましょう。

569
浄化作用のあるハーブティー

お風呂の解毒作用を高めるには、お風呂に浸かりながら、浄化作用のあるハーブティー250mlを飲むとよいでしょう。バードックルート、ダンデライオンルート、リコリスルート、ネトル、ペパーミント、レッドクローバーを含むこのお茶は、皮膚、肝臓、腎臓、腸の排出機能を高めることにより、おだやかに体の解毒と浄化を行います。

水　875ml
バードックルート　小さじ1
ダンデライオンルート　小さじ1
リコリスルート　小さじ1
ネトル　小さじ1
ペパーミント　小さじ1
レッドクローバー　小さじ1

バードックルート、ダンデライオンルート、リコリスルートを水とともに鍋に入れ、ふたをして沸騰させ、15分ほど弱火で煮出します。火からおろして、ネトル、ペパーミント、レッドクローバーを加えます。ふたをして10分蒸らして、こします。3週間を限度に、1日750mlを飲みましょう。

570
海藻の解毒バス

ミネラルが豊富な海藻とエプソムソルトは、強力な解毒作用のあるお風呂になります。シーソルトは浄化作用があり、ベーキングパウダーは肌をやわらかく、なめらかに保ちます。

エプソムソルト　60g
シーソルト　110g
乾燥ケルプ、またはダルス　30g
ベーキングパウダー　125g

エプソムソルト、シーソルト、ケルプを合わせてミキサーにかけ、細かい粉末状にします。ベーキングパウダーとともに熱いお風呂に入れます。20分浸かり、ぬるま湯で洗い流してください。

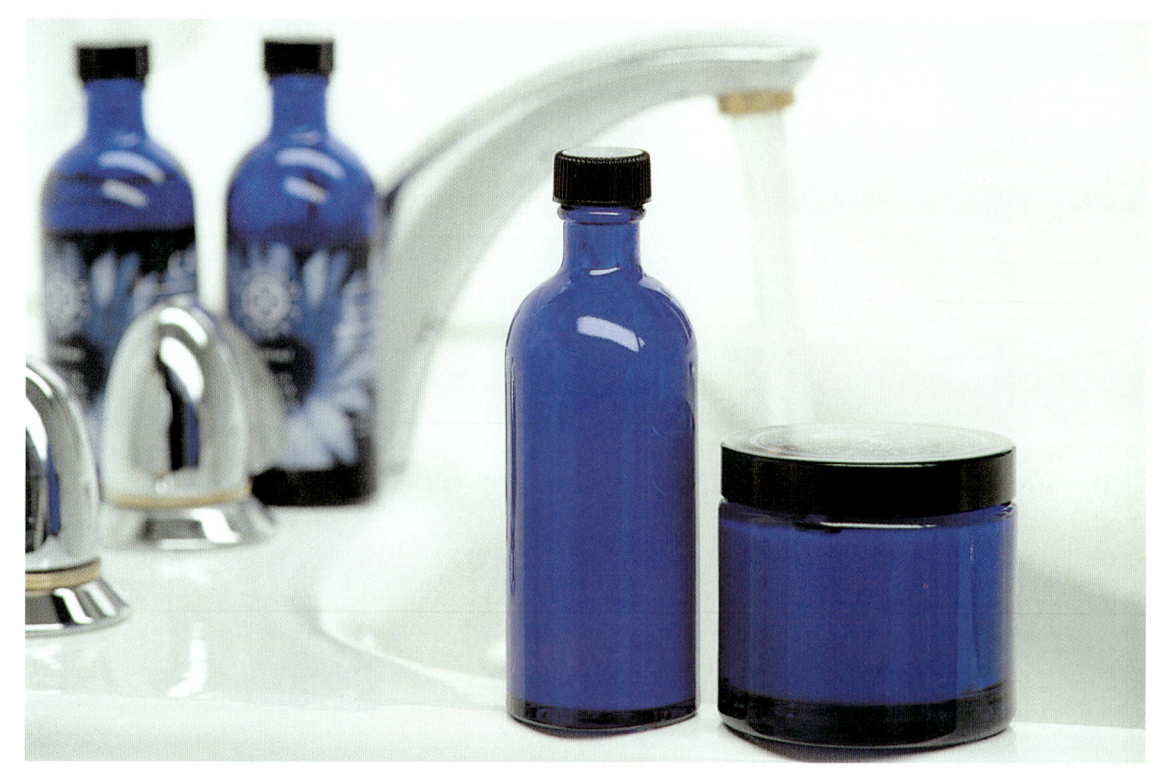

お風呂に入れると解毒を促進するエッセンシャルオイル

571
簡単にできる アロマセラピー解毒バス

　ジュニパー、グレープフルーツのエッセンシャルオイルで、手早く簡単にできる解毒バスを用意しましょう。ホールミルク、またはウォッカを加えれば、肌の刺激を防ぐのに役立ちます。

ジュニパー・エッセンシャルオイル　4滴
グレープフルーツ・エッセンシャルオイル　4滴
ホールミルク、またはウォッカ　1滴

　材料をよくまぜ合わせて熱いお風呂に加え、均一にまざるように手でかきまぜます。20～30分浸かり、ぬるま湯で洗い流してください。

572
香りのサウナ

　エッセンシャルオイルはサウナの質を格段に高めます。サウナを芳香の蒸気で満たすには、高温のサウナ石にかける水に、ユーカリ、スプルース、またはフランキンセンスのエッセンシャルオイル数滴を加えます。

573
セルライトに効くソルト・スクラブ

　頻繁な使用によって、このスクラブは血行やリンパの流れをよくするので、それがセルライトの減少効果につながります。ぬるめのシャワーで体をぬらし、ひと握りのシーソルトで臀部と太股を2分ほどマッサージします。お湯でよく洗い流したあと、冷水を浴びましょう。血行がよくなって、肌がじんじんするはずです。このマッサージは毎日行ってもかまいません。
注意：傷ついた肌や炎症を起こした肌には、使用しないでください。

574
セルライトに効くセルフ・マッサージ

　浄化作用にすぐれたお風呂に浸かりながら、セルライトのできた部分をマッサージしましょう。やわらかいセルライトは、その組織を強くつかんで、その下の筋肉から持ち上げます。ひねったり、もみだしたり、十分にマッサージして血行をよくしましょう。持ち上げられないほど硬いセルライトは、拳の指の関節で強くこすります。セルライト・マッサージは多少痛みを感じるかもしれませんが、あざを作らないように気をつけながら、しっかりとマッサージしてください。

ナチュラルなマッサージオイル

マッサージは気持ちがいいだけではなく、体にもよいものです。こわばった筋肉をほぐし、血液やリンパの流れをよくし、体組織の毒素の排出を促し、神経系を鎮静する効果があります。月に1回は全身マッサージをしましょう。純粋な植物オイルや芳香エッセンシャルオイルを使って、自分自身のマッサージオイルを簡単に作れます。
注意：妊娠中は、専門家の助言なしにエッセンシャルオイルを使用しないでください。

マッサージオイルにヒーリングパワーをプラスする芳香エッセンシャルオイル

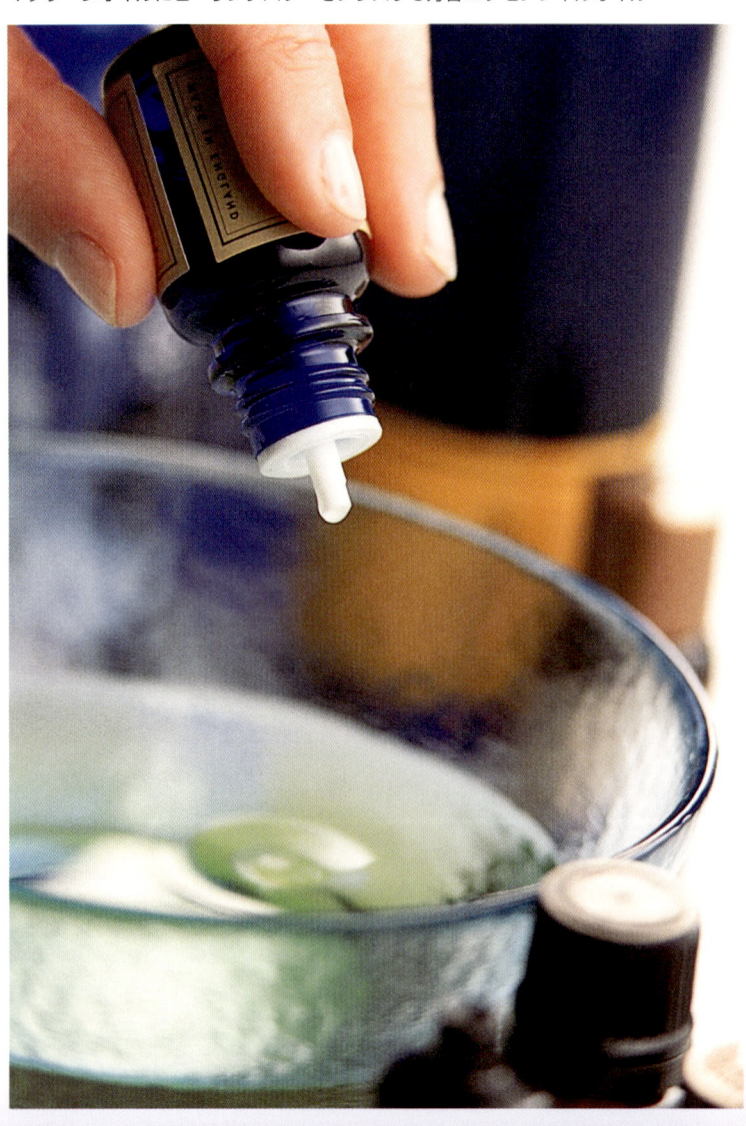

575
自分自身のオイルを選ぶ

自分自身のマッサージオイルを作るには、アーモンド、グレープシード、ホホバなどのベース・オイル30mlに、お気に入りの精油を10滴加えます。

576
活力をアップさせるマッサージオイル

このマッサージオイルは、長い1日のあとに活力を回復させる効果がすぐれています。ローズマリー、ペパーミントが元気を出させ、ラベンダーが疲れた体と心に調和をもたらします。

アーモンドオイル　大さじ6
ホホバ油　大さじ2
ラベンダーの精油　25滴
ローズマリーの精油　10滴
ペパーミントの精油　5滴

ふたのしっかりしたボトルにオイルを入れ、よく振って使いましょう。

577
五感に訴えるマッサージオイル

いつまでも肌に香りが残るエキゾチックなオイルを作るには、活力をアップさせるマッサージオイルのレシピ参照。精油をサンダルウッド25滴、ローズ10滴、パチョリ5滴に置き換えます。

578
リラックス効果のあるマッサージオイル

いつまでも香りが続く、深いリラックス効果のあるマッサージオイルを作るには、活力をアップさせるマッサージオイルのレシピ参照。精油をサンダルウッド20滴、ラベンダー15滴、クラリーセージ5滴に置き換えます。

579
体が温まるマッサージオイル

スパイシーな香りで体が温まるマッサージオイルを作るには、活力をアップさせるマッサージオイルのレシピ参照。精油をサンダルウッド20滴、フランキンセンスとジンジャー各10滴に置き換えます。

580
鎮静効果のあるマッサージオイル

鎮静と抗うつ効果のある芳香のマッサージオイルを作るには、活力をアップさせるマッサージオイルのレシピ参照。精油をラベンダー20滴、ゼラニウムとベルガモット各10滴に置き換えます。

581
憂鬱を吹き飛ばすマッサージオイル

気分が落ち込んだときに、憂鬱を吹き飛ばして元気を出させる、とてもよい香りのマッサージオイルを作るには、活力をアップさせるマッサージオイルのレシピ参照。精油をラベンダー20滴、グレープフルーツ20滴に置き換えます。

リラクゼーション

リラクゼーションは美容にとても効果があります。1日のあいだに、時々、ほんの数分の息抜きをするだけで、心身の健康に大きな違いが出ます。意識的に息抜きをすることによって、循環も消化もよくなり、有害なストレスホルモンの生成が減少し、体の活性化も促進されます。

582
自分の呼吸に集中する

精神の統一をはかり、心身を鎮静するために、いつでもどこでも、このエクササイズを行ってください。まず脚を床に伸ばして、楽な姿勢ですわります。呼吸に意識を集中します。リラックスして、無理のないペースで5数えるまで、鼻から息を吸います。そこで息を止めて、5数えます。今度は10数えるまで、少し開けた口から息を吐きます。息はスムーズにコントロールしてください。これを5回くり返します。

583
胸筋を広げるエクササイズ

このヨーガのエクササイズは、こわばった背中の筋肉をほぐし、肺活量を高めます。楽に背筋を伸ばして立ち、足は腰幅に広げましょう。背中で指を組んで、腰のあたりに置きます。息を吸いながら、腕を後ろに上げていきます。指は組んだまま、肩の力を抜いて、なるべく高く上げてください。今度は息を吐きながら、腕をおろし、腰のあたりに戻します。これを数回くり返します。

584
左右の鼻から交互に呼吸する

この呼吸エクササイズは大きな鎮静効果があり、体をリラックスさせ、心の悩みを一掃するのに役立ちます。背筋を伸ばし、肩の力を抜いて、楽な姿勢ですわりましょう。右手の親指で右の鼻孔を軽く押さえてふさぎ、左の鼻孔からゆっくりと深く息を吸い込みます。右手の薬指で左の鼻孔を軽く押さえてふさぎます。2、3秒息を止めてから、親指を離して右の鼻孔からゆっくりと完全に息を出します。すぐに、右の鼻孔からゆっくりと落ち着いて息を吸い、右手の親指で右の鼻孔をふさぎ、2、3秒息を止めてから、薬指を離して左の鼻孔からゆっくりと落ち着いて息を出します。呼吸をコントロールし、一定のペースに保ちながら、これを少なくとも10回はくり返します。

585
リラックス効果のあるヨーガのエクササイズ

毎日、疲労回復に効果があるこのヨーガのポーズを取りましょう。仰向けに寝て、両脚を楽に開きます。手のひらを上向きにして、腕を体に脇に置きます。目を閉じて、体の緊張している箇所を探し、その箇所をリラックスさせます。呼吸を使って、リラックスを助けます。息を吐くたびに、緊張感が解けていくところを想像しましょう。悩みや心配事が消えていくところを思い描きましょう。少なくとも10分は、このヨガのポーズを続けてください。

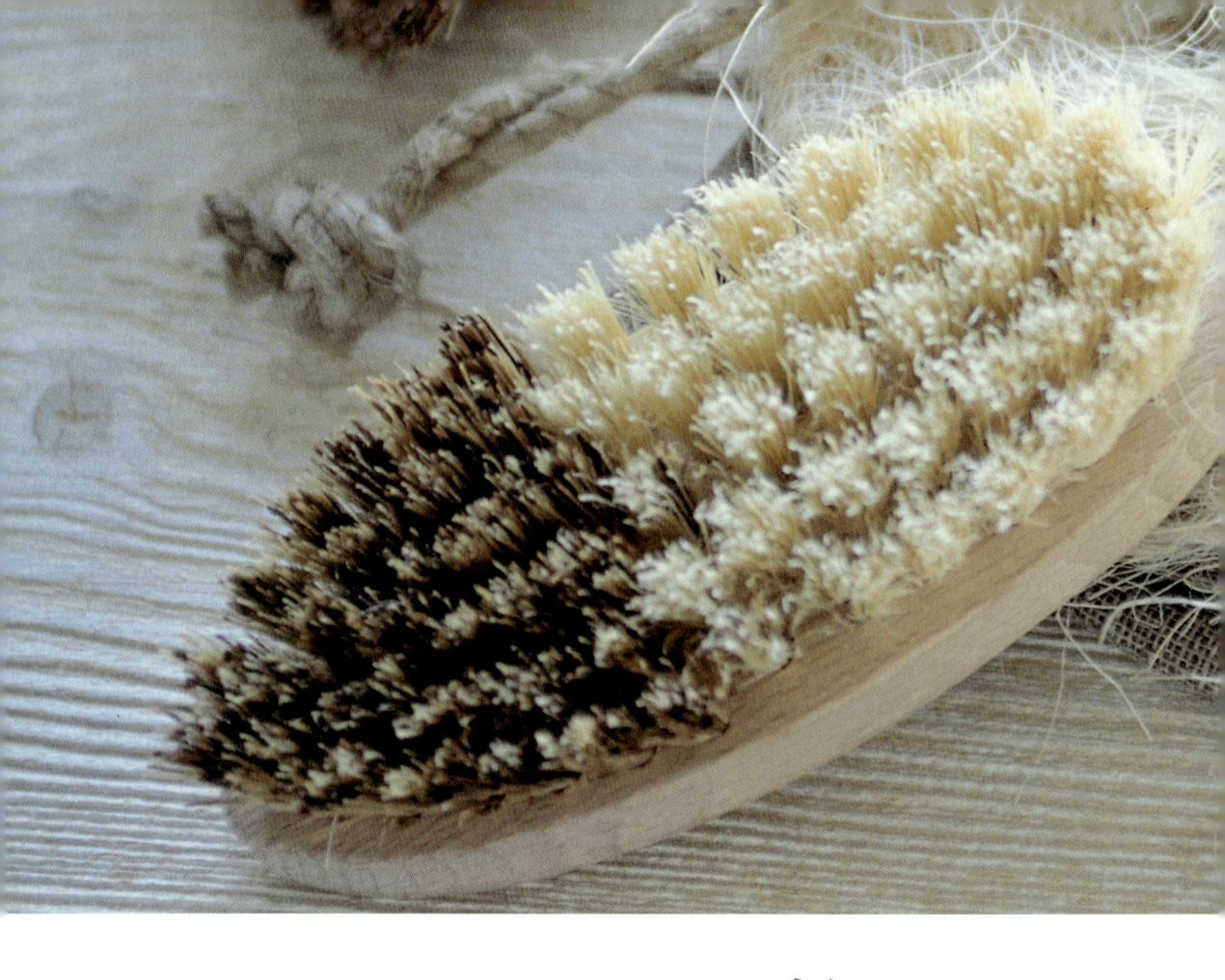

ナチュラルな住まい

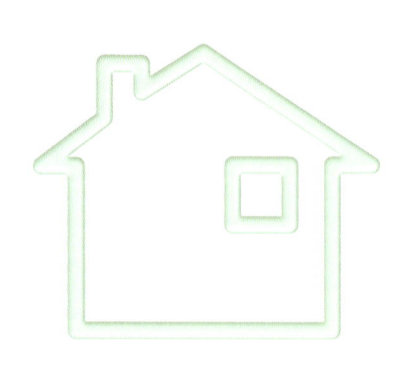

　最近の住まいはエネルギー効率をよくするために機密性が高くなっていますが、そのプロセスで自然な空気の流通が妨げられて、汚染物質や毒素を蓄積させることになっています。その防止策として、わたしはいつも天然の掃除用品を使うようにしています。なかでも、芳香エッセンシャルオイルはわたしのいちばんのお気に入りです。

　多くのエッセンシャルオイルは抗菌作用があるので、風邪やインフルエンザなどの感染症を引き起こす病原菌の殺菌にすぐれた効果を発揮しま

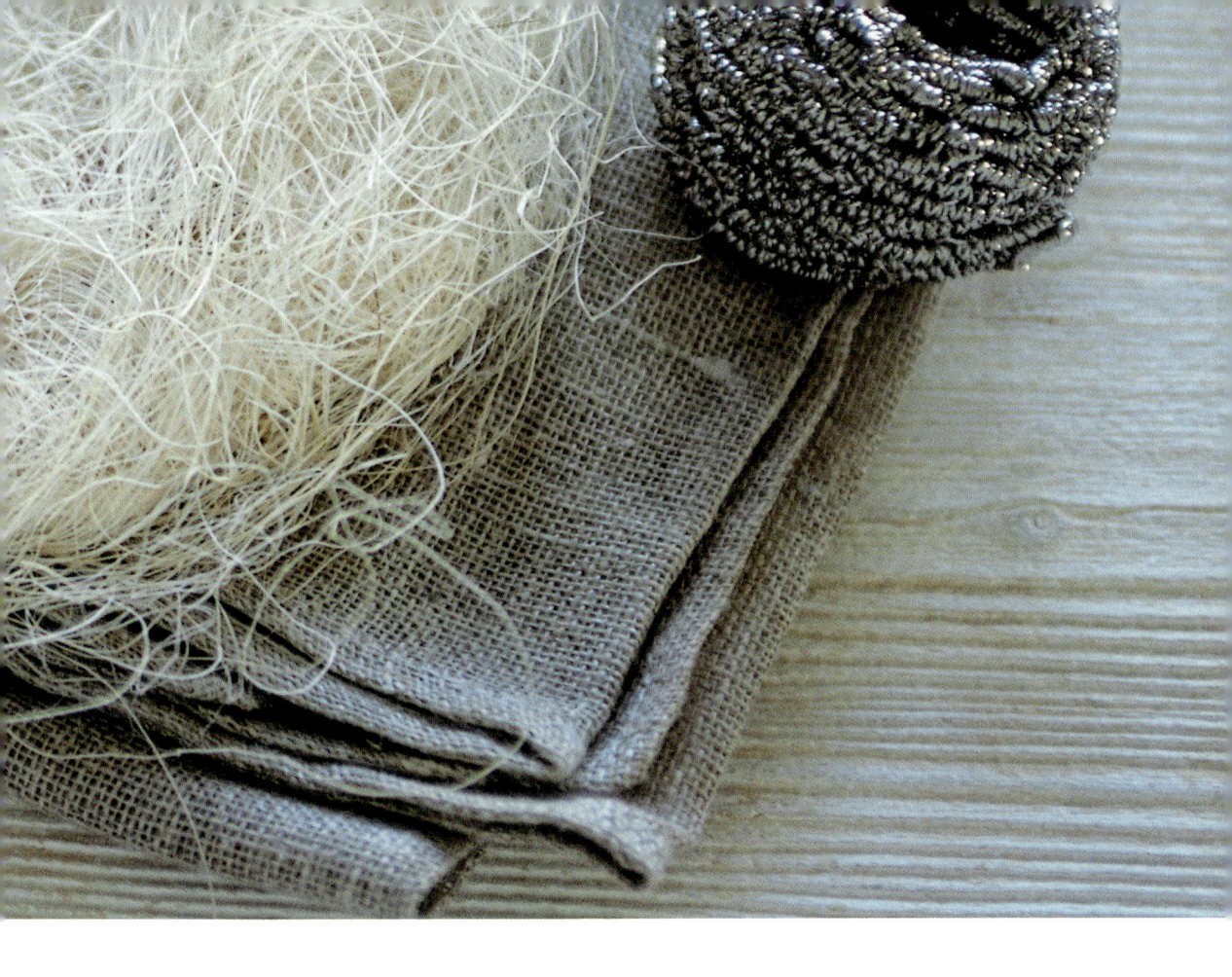

と庭

す。ただし、化学薬品に耐性のある病原菌には効果がありません。エッセンシャルオイルを使った掃除には、すばらしい副産物があります——それは、わたしの家がすごくいい匂いだと、友人たちがいつも言ってくれることです。

　ガーデニングはわたしの人生の大きな喜びのひとつです。広い土地を持っているわけではありません。実際、わが家の土地は市の基準からいっても狭いくらいです。それでも、さまざまなハーブ、野菜、果物、花を育てています。野生の動植物の憩いの場をもうけることで、裏口のすぐ外に、この体を回復させ、心に栄養を与え、すばらしい収穫をもたらしてくれる特別な場所を作っているのです。

　もう25年以上、わたしは住まいと庭のケアのためにナチュラルなオーガニック・アプローチに取り組んできました。その多くの知恵をこのあとのページで紹介します。多少の努力は必要ですが、毒性のない家庭環境を作ることは、家族の健康と地球の福利の両方のために欠かすことができません。

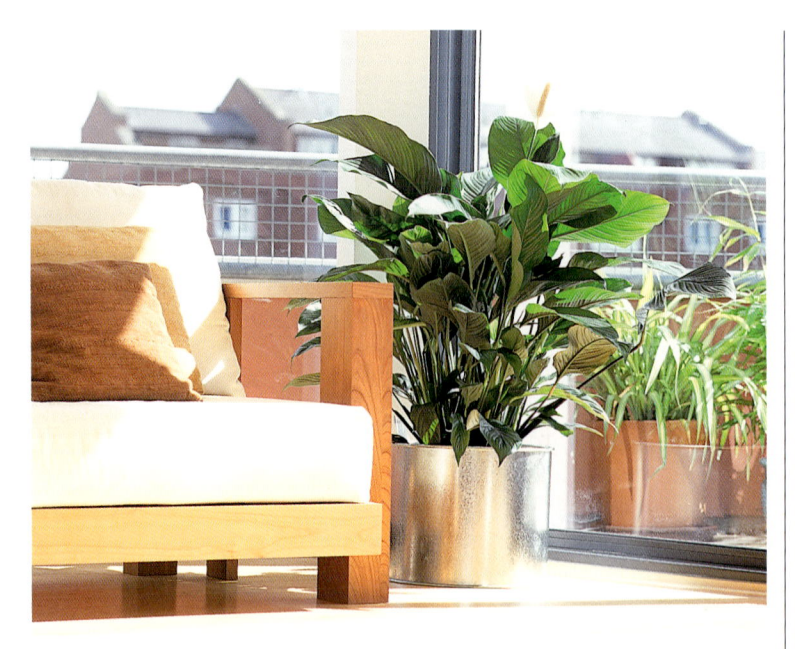

スパティフィラムに室内の空気を浄化させる

ナチュラルな住まいを作る

屋外でさらされる汚染物質を抑えることは難しいかもしれませんが、自宅の毒素や汚染物質はかなり抑えることができます。ここに挙げるのは、室内環境における不必要な化学物質を減らし、健康的でナチュラルな住まいを作るためのガイドラインです。

586
新鮮な空気を入れる

家の中に蓄積する汚染物質を減らすために、窓を開けて、新鮮な空気を循環させましょう。午前と午後に各15分で十分です。冬のあいだも同様に。同居者に喫煙者がいる場合や、大気汚染のひどい地域に住んでいる場合は、空気清浄器の購入を検討してください。空気清浄フィルターを家全体の換気システムに取りつけることも、ポータブルの空気清浄器を各部屋で使うこともできます。

587
ホルムアルデヒドを低減する

ホルムアルデヒドは、合板、パーティクルボード、羽目板、木材仕上げ剤、敷物、家具、パーマネント加工を施した生地、家庭用洗剤などに含まれる、有毒で発がん性のある揮発性ガスです。ホルムアルデヒドの流出を最小限に押さえるために、室内の気温を18〜21℃前後に、湿度を35〜50％に保ちましょう。湿度計と温度計を備えて、こまめに測定してください。

588
植物で住まいを浄化する

アロエベラ、フィロデンドロン、オリヅルラン、フィカス、イングリッシュ・アイビー、スパティフィラム、シェフレラなど、一般的な観葉植物を置くことで、楽しみながら空気を浄化することができます。これらの観葉植物が、空気中のベンゼン、一酸化炭素、ホルムアルデヒドなど、さまざまな汚染物質を除去してくれます。

589
カビを防ぐ

湿度を低く保つことで、カビやチリダニを抑えることができます。適切な換気は余分な湿気を取り除く効果があります——浴室には換気扇、キッチンには室外に排気するレンジフード換気扇を取りつけましょう。除湿機や空調装置も空気中の余分な湿気を取り除くのに役立ちます。

590
家の中では靴を脱ぐ

家に入ったら靴を脱ぐ、という新しい方針を採用してください。お客様にも従っていただきましょう。それによって、土に含まれる外の汚染物質（農薬など）が家の中に入るのを防ぐことができます。

591
ドライクリーニングをやめる

衣類その他の布製品をドライクリーニングに出すのはやめましょう。多くのドライクリーニング業者はパークロロエチレンという、がんと関連性がある溶剤を使用しており、これは衣類に残

ナチュラルな住まいを作る　121

留します。どうしてもドライクリーニングを利用するのであれば、ドライクリーニングに出した衣服はクローゼットにしまう前に、必ず数日間（できれば屋外で）干すようにしてください。

592
冷暖房システムを点検する

年に1回、燃焼式の暖房システムを点検することで、住まいの空気をよりきれいに保つことができます。暖房炉、煙突、セントラルヒーティングに関係したその他システムが、これに含まれます。こうしたシステムにフィルターが使用されている場合は、使用期間中、1〜2ヵ月ごとに交換してください。暖炉がある場合は、定期的に掃除をして、薪は古い木か乾燥加工したものだけを使用してください。

593
一酸化炭素中毒を防ぐ

不完全燃焼を起こしている燃料燃焼式の器具は、一酸化炭素の発生源になりかねません。一酸化炭素は、低濃度ではインフルエンザに似た症状を引き起こし、高濃度では死に至らしめる無臭の気体です。一酸化炭素検知警報器を取りつけて、注意を怠らないようにしてください。

594
ガス燃焼器具を正しく使う

使用器具の取扱説明書を読み、必ず適正な使用と整備を行い、器具が正常に作動しているかどうかを確認してください。ガス器具の場合、青い炎が正常な燃焼です。炎の先端がいつまでも黄色いときは、汚染物質の放出が増え、調整が必要であることを示し

ています。そういう器具は必ず修理してもらうようにしましょう。

595
有害物質を含まない床材を使う

カーペットは極めつけの空気の汚染源です。ホルムアルデヒド（一般に製造、設置に使用される）だけが問題ではなく、煙、ほこりその他の大気汚染物質を取り込んであとから放出することも問題です。できれば、カーペットを硬木の床材に切り替え、仕上げの防水剤は水性のものにしましょう。ビニール床も可塑剤という化学物質を出すので、問題となることがあります。セラミック・タイル、硬木の床材、天然リノリウムなどに切り替えることを検討してください。

家庭用のペンキは水性のものを

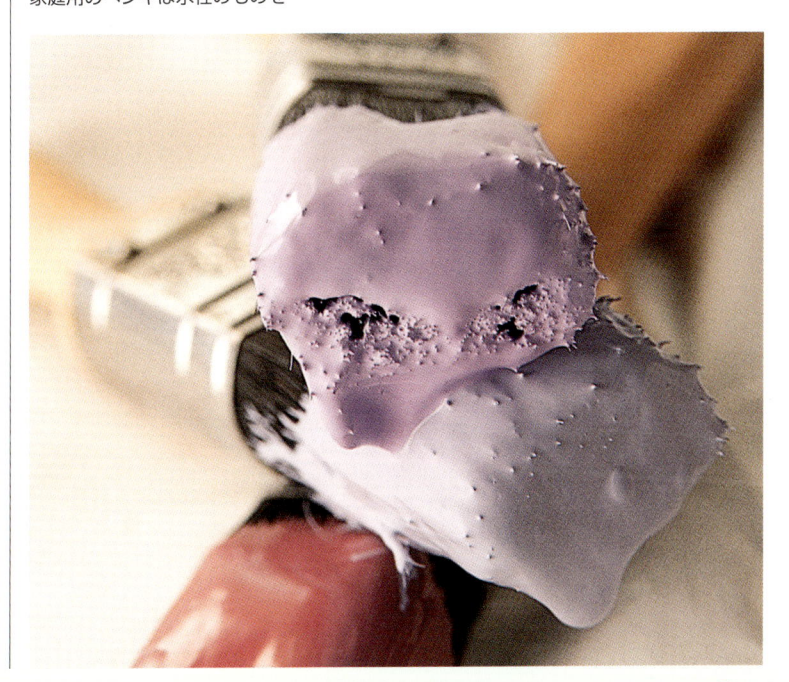

596
空気フィルターで空気を浄化する

ほこり、花粉、煙、ペットの毛、カビの胞子を家の中の空気から除去するために、高性能HEPAフィルターを購入しましょう。塵やほこりの粒子とともに、空気中のチリダニを捉える、HEPAフィルター搭載の掃除機もあります。

597
鉛系ペンキを避ける

家のペンキ塗りをするときには、水性のものを選びましょう。自宅に鉛系ペンキが使用されていないか、家全体をチェックしてもらってください。1980年以前に建てられた家には、どれでも使用されていた可能性があります。長期間にわたり大量の鉛を摂取、または吸引すると、永続的な神経障害を起こすことがあり、子供が最大の被害者

598 ラドンとアスベストをチェックする

自宅のラドン値をチェックしてください。ラドンはある種の土や岩で自然発生する放射性ガスですが、危険なレベルまで家の中に蓄積することがあり、長期間さらされると、肺がんに結びつきます。できれば、金物店で検査キットを購入してください。もし家の中のラドン値が高ければ、専門家を呼んで問題を解決しましょう。自宅が1980年以前に建てられたものなら、アスベストが使われていないかも調べてもらってください。アスベストは断熱材によく用いられましたが、ダクトやビニールの床タイルに含まれていることもあります。アスベスト繊維の吸引は肺がんに直結しますが、危険性があるのはアスベスト繊維が空気中に放出された場合に限られます。

599 塩素汚染を低減する

塩素は免疫系への悪影響と変性疾患の助長が懸念されています。また、水中で他の汚染物質と結合し、強力な発がん物質を形成することも知られています。飲用水や調理用水から塩素その他の汚染物質を除去するために、浄水器を取りつけましょう。さらに、シャワー用の塩素除去フィルターを取りつけましょう。

になります。鉛系ペンキの除去が必要な場合は、専門業者に依頼しましょう。

600 有害な家具・調度を避ける

家具・調度はできるだけ合成ではなく、天然素材のものを使いましょう。家具は、パーティクルボードやプラスチックではなく無垢材の家具、天然素材の布を使った布張り家具を購入しましょう。窓には、金属製か、木製のブラインドと天然素材の布製カーテンを選んでください。寝室で使うものでは、綿100％のシーツを購入しましょう。パーマネントプレス加工されたシーツは、毒性の強い化学物質、ホルムアルデヒドで処理されているので避けましょう。枕、掛けぶとん、毛布は、ダウン、ウール、または綿のものを選んでください。

601 電化製品の公害を寝室に持ち込まない

寝室から不必要な電化製品を一掃しましょう。電気毛布、目覚まし時計、パソコン、テレビなどが含まれます。こうした電化製品から発生する電磁界（EMF）は、睡眠パターンを乱し、健康を妨げることがあります。がんの原因となることさえあります。電気の目覚まし時計の代わりに、電池式かネジ巻き式のものを使い、電気毛布の代わりに湯たんぽを使いましょう。

ナチュラルなキッチン

自然食品を使った食事作りは、健康的なキッチン環境作りからはじめましょう。キッチンは清潔で衛生的に保ち、換気をよくし、毒性のない調理器具を備えます。自然食品の鮮度と味が落ちないように、調理し、安全に保存する方法はいろいろあります。

602 ベリーや葉物野菜を洗う

ブドウ、ブロッコリー、ベリー類、葉物野菜など、やわらかい、あるいはこすり洗いするのが難しい果物や野菜を洗うには、ボウルに水を張り、食器用洗剤小さじ½を加え、そこに数分浸します。何度か水を換えてよくすすぎ、洗剤をすっかり落とします。レタスやキャベツなどの葉物野菜は、いちばん外側の葉が内側の葉よりも残留化学物質が多いので、水に浸す前に取り除きましょう。

603 緑の野菜を洗う

コラード、ケール、ホウレン草など、暗緑色の葉もの野菜は、健康によい抗酸化物質を豊富に含んでいます。ただし、これらの野菜は葉のあいだに砂や砂利が入り込んで、洗いにくいという難点があります。葉もの野菜を洗う場合、大きな鍋か、シンクに張った水に浸すのが、唯一本当に効果的な方法です。葉は水面に浮かびますが、砂や砂利は底に沈みます。水の中で葉を軽く振り動かして、砂や砂利を落としましょう。底に砂が溜まらなくなるまで、必要に応じて、水を替えてくり返してください。

ナチュラルなキッチン　123

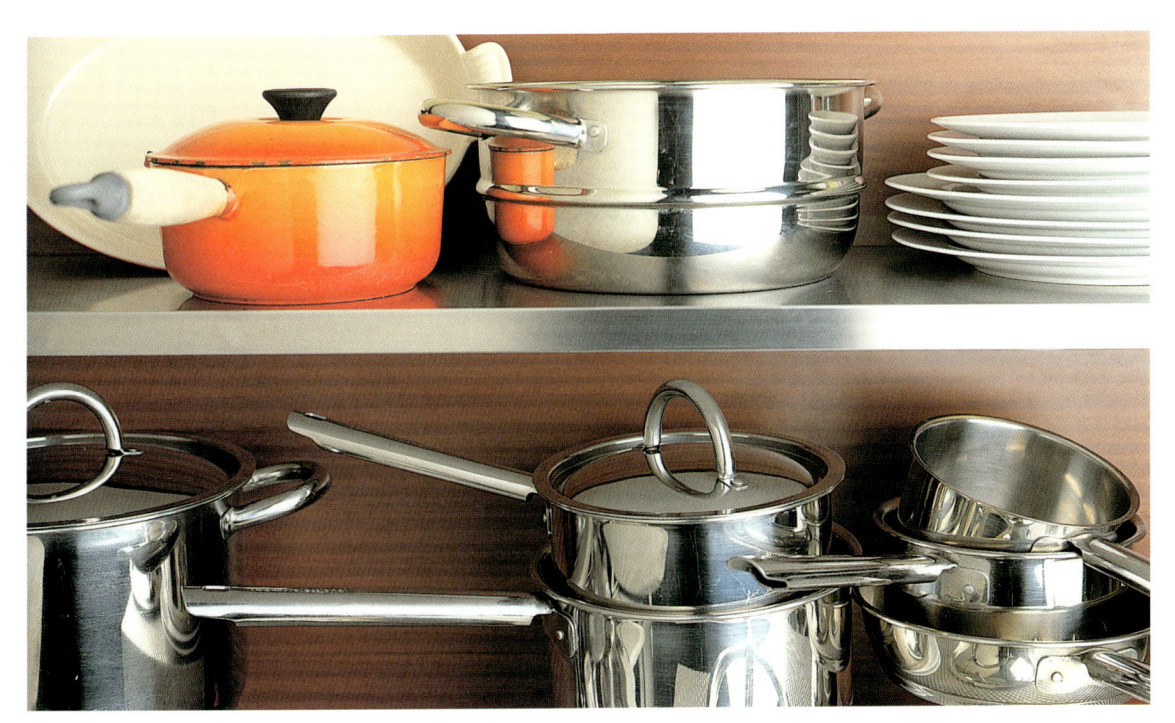

使用する調理器具は、ステンレス、ほうろう、鋳鉄製に限る

604
ナチュラルな野菜用洗剤

野菜は、植物オイルをベースにした、マイルドな天然素材の食器用洗剤を少量使って、洗いましょう。硬いたわしとぬるま湯でこすり洗いして、よくすすぎます。こうすることで、土やワックスをはじめ、普通の農産物によく使われる殺虫剤、除草剤、防かび剤を無理なく取り除くことができます。

605
セルロース・スポンジ

野菜をしゃきっと新鮮に保つために、冷蔵庫の野菜室に天然のセルロース・スポンジを2、3個入れます。セルロース・スポンジは、凝縮による過剰な水分を吸収して、庫内の空気が湿らないようにしてくれます。

606
安全な調理器具

アルミニウム製やテフロン加工をした調理器具は、食品に毒素を浸出させることがあるので、そうしたものは使わず、ステンレス、ガラス、磁器、ほうろう鋳鉄、自然粘土、鋳鉄製のものを使用してください。鋳鉄製の調理器具は、効果的に使うにはよく慣らしておく必要があります。鋳鉄製の鍋を慣らすには、オリーブオイルをたっぷりつけてこすり、低温にセットしたオーブンに1時間入れます。鍋を冷まして、余分な油を拭き取ります。鍋の使用後は、洗剤は使わずにお湯で洗い、弱火のコンロで完全に乾かします。

607
適切な温度

食品の保存にもっとも重要なのは温度です。温度が4.5℃より高くなると、食中毒を引き起こす細菌が急激に増殖します。生鮮食品はすぐに保存するか、2時間以上室温に置かないようにしましょう。

608
生鮮食品の保存

生鮮食品は早く食べるに越したはありません。長く保存すればするほど、味が落ち、ビタミン類が失われます。ほとんどの野菜や果物は、ビニール袋に入れて冷蔵保存するのがいちばんです。ジャガイモやタマネギは冷暗所で保存すれば、室温でも鮮度が保てます。

609 缶詰めの中身を移し替える

缶詰めを開けたあと、その缶のままで冷蔵保存しても、たぶん健康に害はないでしょうが、中身をガラス容器に移し替えると、見た目も味もよくなります。トマトやパイナップルなど、酸性食品の缶詰めは、缶の内側の金属が腐食して、いやな臭いがしたり、変色したりすることがあります。

610 バルク（量り売り）アイテムの保存

豆類、穀類などの保存がきく食品は、ビニール袋から出して、ガラスかプラスチックの密閉容器に入れて、涼しく暗い戸棚で保存します。鮮度を保ち、虫がつかないようにするためです。ナッツ類、全粒粉は、冷蔵庫か冷凍室で保存します。これは、加工によって油脂が酸化しやすくなっているからです。

611 魚はすぐに食べる

鮮魚は、購入時にすでに1週間ほど日が経っているのが普通です。言いかえるなら、1〜2日以内に調理か、冷凍をする必要があるということです。サケなど、脂肪分の多い魚は冷凍保存できるのが2ヶ月ですが、その他の魚は4ヶ月まで保存できます。冷凍焼けを防ぐために、冷蔵時にはしっかりと包んでおきましょう。

612 乳製品を冷蔵する

適切な瓶詰め、輸送をされた牛乳なら、品質保持期限を過ぎても、1週間から10日はもつものです。牛乳の鮮度を保つために、冷蔵庫の温度が4.5℃以下に保たれているか確認し、乳製品は最上段の奥に入れるようにしてください。扉は庫内でいちばん温度が高いところなので、牛乳や卵を置かないようにしてください。卵は適切に保存すれば、3週間もちます。

613 肉は早く使う

ひき肉や鶏肉は、購入後1〜2日以内に調理か、冷凍をしてください。切り立ての肉は冷蔵庫で3〜5日もちます。ひき肉は冷凍室で4ヶ月まで、かたまり肉や鶏肉は1年まで保存できます。

614 チーズや肉を包み直す

チーズや肉を切って、PVC（ポリ塩化ビニル）製ラップで包んでいるスーパーマーケットもありますが、こうしたラップは発がん性化学物質が浸出して脂肪分の多い食品に入り込むおそれがあります。行きつけの食料品店がPVC製ラップを使用しているかどうかがわからなければ、もとのラップをはずして、パラフィン紙か、ポリエチレンなどのもっと安全なラップで包み直しましょう。

615 ゾウムシを撃退する

穀類や豆の保存容器には、ローリエを数枚入れましょう。ゾウムシを撃退できます。

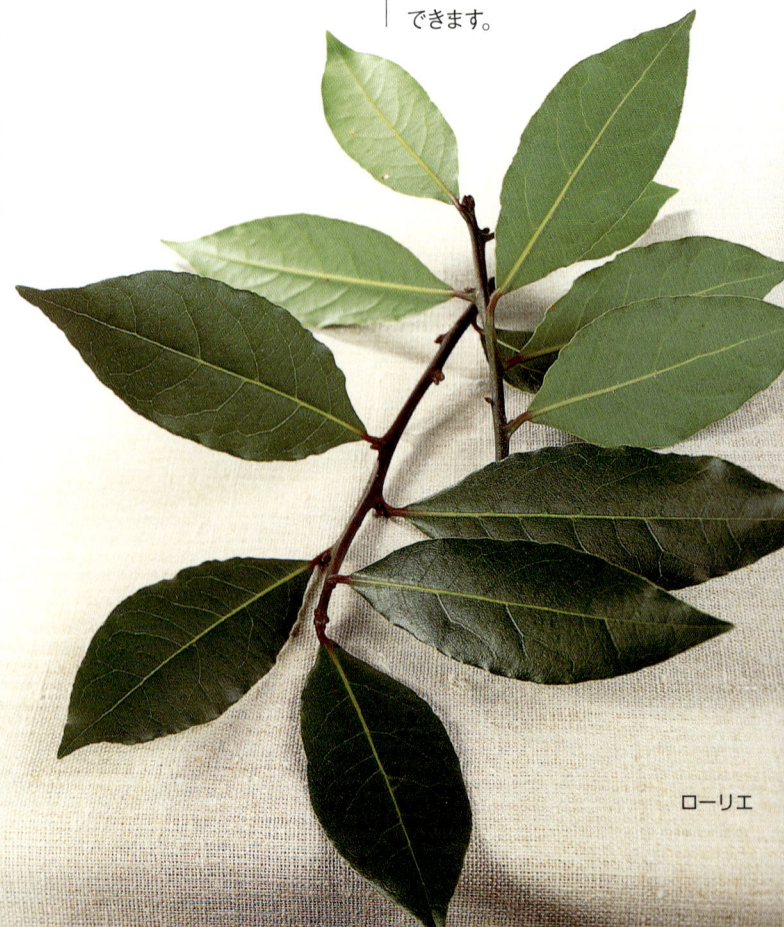

ローリエ

ナチュラルな害虫駆除

アリ、ゴキブリ、ハエ、ネズミなど、害虫の防除に有害な化学薬品を使う必要はありません。家を建てるときから、こうした招かれざる客を家に入れないために、以下のヒントを参考にして、あなたの家を害虫にとって魅力のない場所にしてください。たとえ侵入してくる害虫が多少いたとしても、天然の虫除けや捕獲わなが、人間や環境を危険にさらすことなく、すばやく問題を解決してくれます。

616
害虫駆除のためのヒント

害虫はいろいろな方法で駆除できます。食後ただちにキッチンを片づける(少なくとも、食器をすすいで食べ物かすを取り除く)ことで、食糧の供給を断つ。パンくずを掃除し、カウンターを拭き、リサイクルに出すビンや缶などを洗う。食品はふたがしっかりした容器に保存し、ごみ箱やキッチンのコンポスト容器は毎日空にする。虫は水のあるところに集まるので、水漏れする蛇口は直し、流しの下のパイプに水漏れがないか点検する。隠れ場所をなくすために、大量の新聞紙、紙袋、段ボール箱は処分する。虫の侵入路になる窓や壁のひび割れはコークでふさぐなどです。

617
ハーブを植えてアリを遠ざける

家の周囲にラベンダー、ペパーミント、タンジーなどのハーブを植えると、アリを遠ざける効果があります。そうしたハーブを玄関周辺に直植えか、鉢植えにし、窓辺にはミントの小さな鉢植えを置くとよいでしょう。

618
天然のアリ駆除剤

乾燥ペパーミント、カイエンペッパー、ホウ砂がアリ駆除に役立ちます。

乾燥ペパーミントリーフ　7.5g
粉末カイエンペッパー　35g
ホウ砂　30g

材料をまぜ合わせ、アリが侵入する箇所にたっぷりと撒いてください。

619
オイルでアリを追い払う

ペパーミント、スペアミント、シトロネラのエッセンシャルオイルは、アリよけに役立ちます。いずれかのオイル数滴を脱脂綿に含ませ、アリを見かけた場所に置きましょう。強い香りを保つために、オイルは2日ごとに補充してください。

620
自家製のアリ取り器

ねじ蓋式の広口瓶で、次の材料をまぜ合わせ、簡単なアリ取り器を作りましょう。

水　750ml
砂糖　225g
ホウ酸　小さじ4

ねじ蓋にいくつか穴をあけ、その瓶をアリの通り道の近くに置きます。ただし、ペットや子供の手の届かないところにしてください。

621
ゴキブリを退治する

ホウ砂、ココア、小麦粉をまぜて、ゴキブリを誘い出し、駆除します。

小麦粉　大さじ2
粉末ココア　大さじ2
ホウ砂　大さじ4

材料をまぜ、小型の浅い容器に入れて、戸棚の中や流しの下など、ゴキブリが集まりそうな場所に置きましょう。

622
ゴキブリを捕獲する

熟れすぎたバナナ半分とビール1/2本を、1.25リットルのガラスの密閉保存瓶に入れます。瓶の口の内側にたっぷりとワセリンを塗りつけます。ゴキブリが入りやすいように、25mm幅に切った厚紙を瓶の外に寄りかからせます。これで一旦中に入ると、ゴキブリはもう外に出られなくなります。

623
エッセンシャルオイルでゴキブリを追い払う

ゴキブリは、ユーカリやローズマリーのエッセンシャルオイルの香りを嫌います。脱脂綿にエッセンシャルオイル数滴を含ませ、ゴキブリを見かけた場所に置きましょう。強い香りを保つために、エッセンシャルオイルは2日ごとに補充してください。

624
ハエを遠ざける

ごみ容器は、使わないときはしっかりとふたをしておいてください。ドアの開閉のたびにハエが家の中に入らないように、外開きの網戸を取りつけるとよいでしょう。空気を外に排出するウインドウファンは、窓からのハエの侵入を防ぐのに役立ちます。ハエたたきは手近なところに置いておきましょう——ハエは飛び立つときに後方に飛び上がるので、たたくときはハエの後ろ4cmを狙います。

625
ハーブでハエを追い払う

ハエを遠ざけるために、乾燥クローブをまぜた、生のオレンジとレモンの皮をボウルに入れて置いておきます。玄関付近にヘンルーダやタンジーを植えておくのも、害虫の侵入を防ぐのに役立ちます。

626
オイルでハエを追い払う

ハエは、ラベンダー、ユーカリ、シーダーの香りを嫌います。これらのエッセンシャルオイル（ひとつでも、混合してもOK）を、アロマセラピーのディフューザー（芳香拡散器）に入れるか、あるいは脱脂綿に含ませて部屋のあちこちに置いてください。部屋中に香りを行き渡らせるために、熱いお湯を入れた小さなボウルに、いずれかのオイルを数滴垂らしましょう。

627
手作りのハエ取り紙

明るい黄色の厚紙を細長い形か、四角い形にして、糖蜜を塗り、手製のハエ取り紙を作ります。細長いものは戸口に吊るし、四角いものはキッチンカウンターなどのハエが来て困る場所に置きましょう。

628
ネズミを退治する

ネズミが出入口になりそうなところをすべてふさぎ、ネズミが入ってくる可能性のある配管の周囲の隙間にスチールウールを詰めてください。生け捕り用のネズミ取りは効果的ですが、捕獲したネズミは戻ってこられないように、自宅から1.6km以上離れた場所で放つようにしましょう。超音波のネズミよけ（金物店で入手可能）を試してみるのもよいでしょう。これは高周波を出してネズミを追い払う装置です。

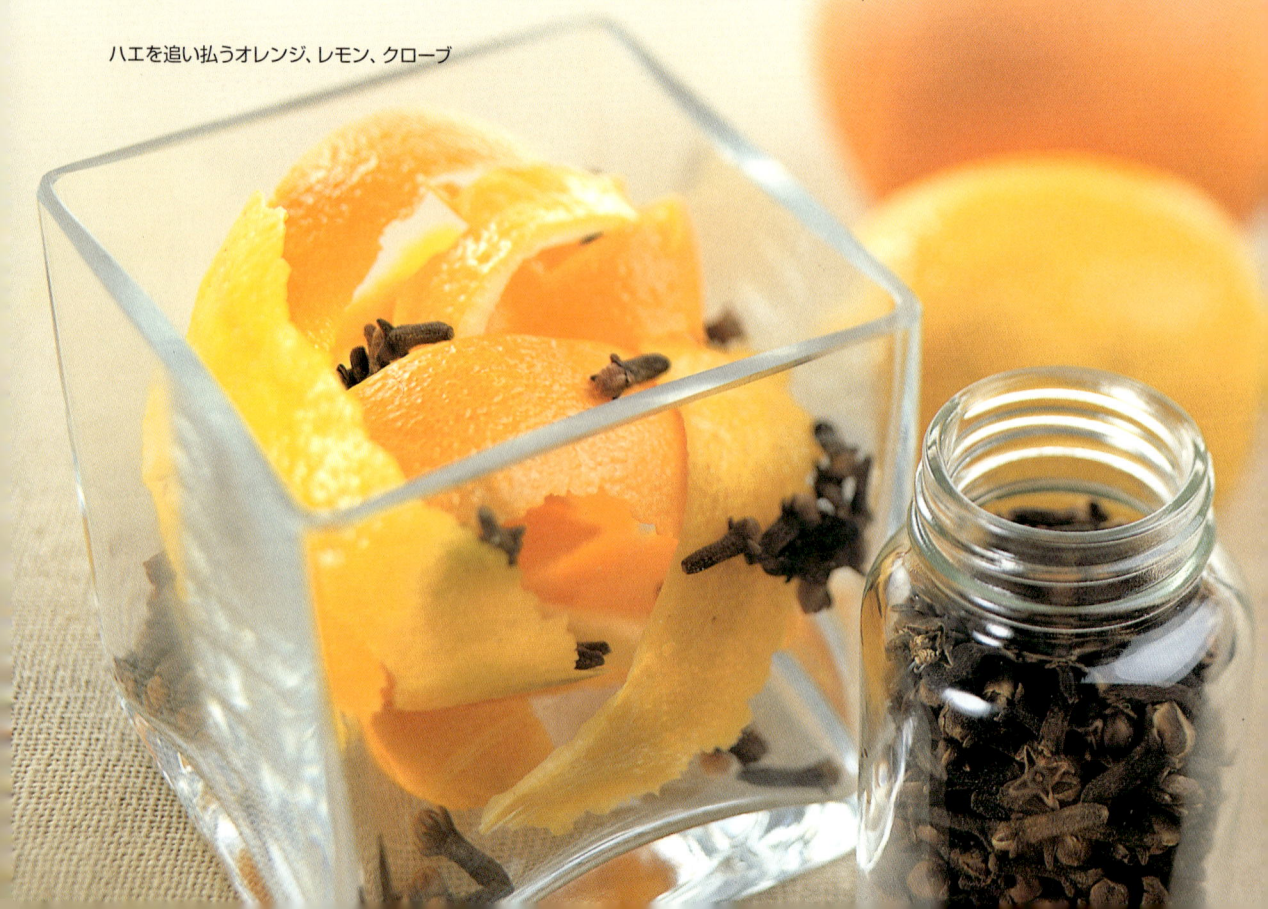

ハエを追い払うオレンジ、レモン、クローブ

ナチュラルなエア・フレッシュナー

気持ちのよい清らかな香りは、魅力的な住まいに欠かせないものです。合成のエア・フレッシュナーは、強い香りでいやな臭いを覆い隠しているにすぎません。純粋なエッセンシャルオイルやハーブを使いましょう。毎日、冬でも、少なくとも数分は窓を開けることが大切です。

629
ラベンダーとシトラスのエア・フレッシュナー

ラベンダーとグレープフルーツの精油は、軽いさわやかなエア・フレッシュナーになります。

ウォッカ　小さじ1
ラベンダーの精油　15滴
グレープフルーツの精油　10滴
水　500ml

ウォッカと各精油を500mlのスプレーボトルに入れ、よく振ります。水を加えて、もう一度振り、空中に細かい霧をスプレーしましょう。布や木の表面には直接かけないでください。

630
松林のエア・フレッシュナー

素朴な森の香りのエア・フレッシュナーです。

ウォッカ　小さじ1
サンダルウッドの精油　10滴
パインの精油　10滴
ジュニパーの精油　10滴
水　500ml

ウォッカとオイルを500mlのスプレーボトルに入れ、よく振ります。水を加えて、もう一度振り、空中に細かい霧をスプレーしましょう。布や木の表面には直接かけないでください。

631
空気をさわやかにするスプレー

お好みの精油25滴とウォッカ小さじ1を500mlのスプレーボトルに入れて、よく振ります。ボトルいっぱいまで水を入れ、もう一度振ります。空中にスプレーして、しみになるので布や木の表面にはかけないようにしてください。

632
殺菌作用のあるエア・フレッシュナー

風邪やインフルエンザにかかった人が家にいるときは、この特別強力なルーム・スプレーを使いましょう。ジュニパー、ユーカリ、ラベンダーのエッセンシャルオイルは、どれも抗菌作用があります。

ウォッカ　小さじ1
ジュニパーの精油　20滴
ユーカリの精油　20滴
ラベンダーの精油　20滴
水　500ml

ウォッカと精油を500mlのスプレーボトルに入れ、よく振ります。水を加えて、もう一度振り、空中に細かい霧をスプレーしましょう。布や木の表面には直接かけないでください。

空気をフレッシュにする効果にすぐれたラベンダー

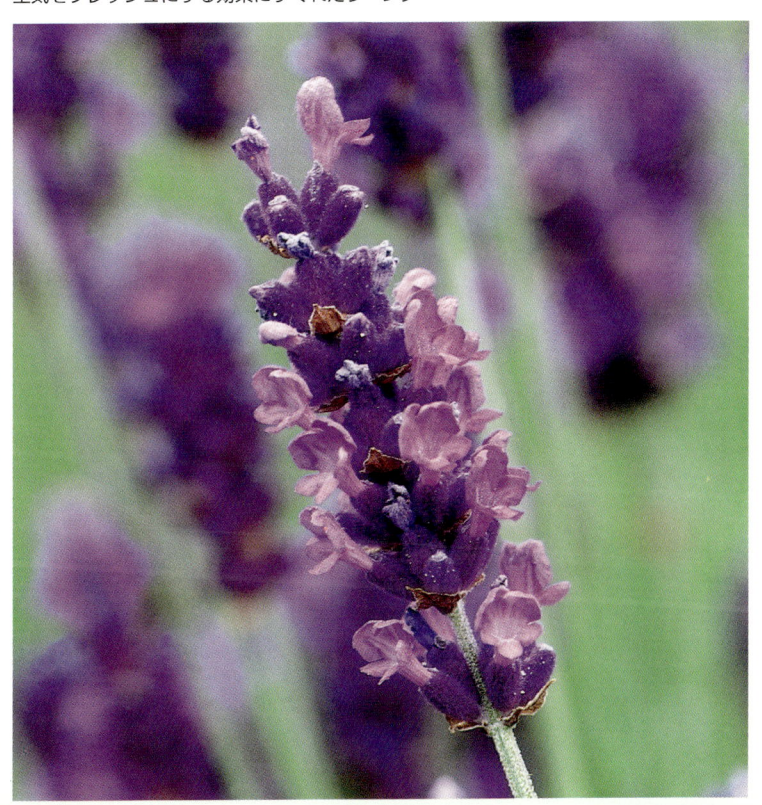

633
暖炉の薪に香りづけ
暖炉のある家なら、暖炉の薪にそれぞれエッセンシャルオイル1、2滴をつけておくと、暖炉のまわりによい香りが漂います。シダーウッド、ジュニパー、パイン、シナモンのエッセンシャルオイルで試してみてください。

634
摘みたてハーブのブーケ
摘みたてのハーブは、部屋をよい香りにする天然の芳香ブーケになります。ラベンダー、ローズマリー、レモンバーム、ベルガモット、セージ、タイム、ミントなどが、これに適しています。水を入れた花瓶に生けておけば、1週間もちます。

よい香りの芳香剤になるバニラエッセンス

635
香りの加湿器
水を入れたボウルに、エッセンシャルオイルを2滴垂らし、薪ストーブか、ラジエーターの上に置きましょう。加湿しながら、部屋をいい匂いにできます。

636
調理臭を消す
調理臭は、とくに魚やブロッコリーなどの強い臭いの野菜を料理すると、いつまでもキッチンに残りがちです。調理後の空気をさわやかにするには、レモン、またはオレンジのスライス数枚を水3カップとともに鍋に入れ、ふたをせずに、とろ火で30分ほど煮ます。スパイシーな香りがお好みなら、シナモンスティック2本、またはクローブ2、3個を加えてください。

637
ハーブの暖炉
暖炉で薪や石炭を燃やすとき、生のローズマリー、セージ、ラベンダーなどを加えましょう。部屋をいい匂いにできます。

638
バニラの芳香剤
シンプルな室内芳香剤として、天然バニラエッセンス数滴を脱脂綿に含ませ、浅い皿に置きましょう。香りが消えたら、取り替えてください。

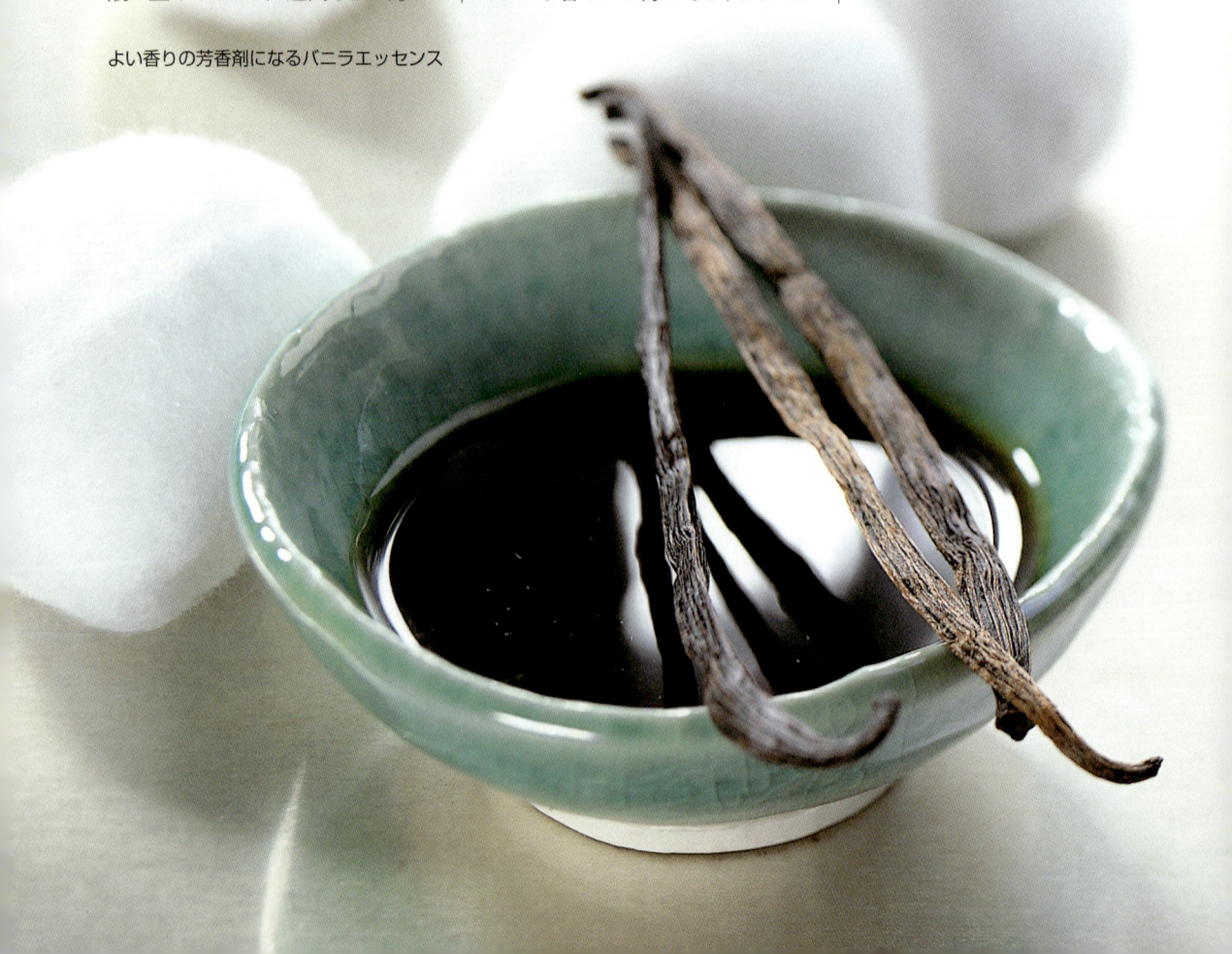

表面をきれいにする

家の中のものの表面はたいてい、酢や食器用洗剤など、台所にある手近なものを使って簡単にきれいにすることができます。エッセンシャルオイルはよい香りを添え、その上、多くのものは抗菌作用があるので、風邪、インフルエンザ、その他感染症を引き起こす病原菌の殺菌にすぐれた効果を発揮します。ここで紹介する天然素材を使った洗剤は、毒性がなく、安価で、簡単に作れて、しかもほこり、油汚れ、垢などを取り除く効果にすぐれています。

639
殺菌作用のあるハンドソープ

ラベンダー、ユーカリ、レモンなどのエッセンシャルオイルは天然の抗菌剤です。

手や体用の液体ナチュラルソープ　250ml
ラベンダー・エッセンシャルオイル　30滴
ユーカリ・エッセンシャルオイル　20滴
レモン・エッセンシャルオイル　10滴

材料をプラスチックボトル、またはソープ・ディスペンサーに入れて、よくまぜ合わせます。

640
万能スプレー

ホウ砂、酢、液体ソープは、家の中のものの表面についたほこりや油の汚れを分解します。ラベンダーとローズマリーのエッセンシャルオイルには、天然の殺菌作用があります。

ホウ砂　小さじ1
ぬるめのお湯　500ml
ホワイトビネガー　大さじ2
食器用液体ナチュラルソープ　小さじ1/2
ラベンダー・エッセンシャルオイル　10滴
ローズマリー・エッセンシャルオイル　5滴

ホウ砂とお湯をスプレーボトルに入れ、よく振ります。ホワイトビネガー、液体ソープ、エッセンシャルオイルを加えて、もう一度振ります。カウンター・トップ、壁、木製品などの表面にスプレーして、スポンジできれいに拭き取ります。

641
液体ソープのスプレー・クレンザー

垢や油で汚れた表面の掃除には、オレンジ・エッセンシャルオイルのパワーを追加する必要があります。

ホウ砂　小さじ1
ぬるめのお湯　250ml
ホワイトビネガー　60ml
食器用液体ナチュラルソープ　60ml
オレンジ・エッセンシャルオイル　10滴

ホウ砂とお湯をスプレーボトルに入れ、よく振ります。酢、液体ソープ、オレンジ・エッセンシャルオイルを加え、もう一度振ります。表面にスプレーして、スポンジできれいに拭き取ります。水でよくすすぎましょう。

642
酢のガラスクリーナー

ホワイトビネガーと水をまぜ合わせると、安価で、効果的なガラスクリーナーになります。レモン・エッセンシャルオイルを加えると、心地よい香りがプラスされます。

水　170ml
ホワイトビネガー　90ml
レモン・エッセンシャルオイル　2滴

材料をスプレーボトルに入れ、よく振ります。表面にスプレーして、きれいな、糸くずの出ないタオルで拭き取ります。

643
強力ガラスクリーナー

窓ガラスの汚れには、もっと強力なクリーナーが必要になるときもあります——少量の液体ソープを加えると、油や垢の汚れを落とすのに役立ちます。

ホワイトビネガー　250ml
食器用液体ナチュラルソープ
　小さじ1/4
ぬるめのお湯　250ml

材料をスプレーボトルに入れ、よく振ります。表面にスプレーして、きれいな、糸くずの出ないタオルで拭き取ります。

644
窓ガラスの筋状の汚れの解決法

窓ガラスの筋状の汚れは、以前に使った市販洗剤のワックスの蓄積が原因かもしれません。この方法を使って問題を解決し、そのあとはシンプルな水と酢のガラスクリーナー（642参照）に切替えてください。

イソプロピルアルコール　125ml
ぬるめのお湯　125ml
食器用液体ナチュラルソープ
　小さじ1/4

材料をスプレーボトルに入れ、よく振ります。表面にスプレーして、きれいな、糸くずの出ないタオルで拭き取ります。

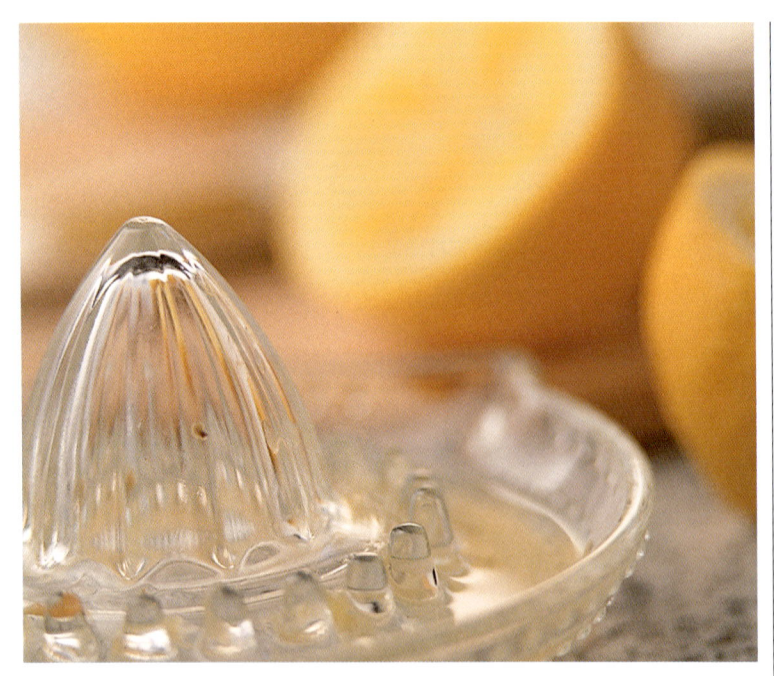

木製家具のクリーニングに効果のあるレモン果汁

家具の手入れ

木、革、竹、布張りの家具は日常的な手入れで、より長持ちし、見た目もよくなります。シンプルな材料をほんの少し使うだけで、すぐれた家具のつや出しやクリーナーを作ることができます。ここでは、家具に物をこぼした、焼けこげができた、しみができた、傷ができたという場合の応急処置の方法も紹介します。

645
レモンで作る家具のつや出し

エクストラ・バージン・オリーブオイルは、家具の木部の保護に役立ちます。レモン・エッセンシャルオイルは木の汚れを落とし、さわやかな香りをプラスします。

エクストラ・バージン・オリーブオイル 125ml
レモン・エッセンシャルオイル 小さじ1/4

材料をガラス瓶に入れて振り、保存します。少量を木製家具につけて、やわらかい綿の布で磨いてください。

646
生のクルミでこする

木製家具の表面についた白っぽい環状の水しみを取り除くには、半分に切ったクルミでこすります。

647
熱による変色の応急処置

熱い調理器具が木の表面に白いしみを作ることがあります。これを補修するには、変色部分にろうそく（家具の色に合わせて、薄色、濃色を選ぶ）をこすりつけます。ペーパータオルを二重にして敷き、上から変色部分に中温のアイロンをあててください。やわらかい布で磨き、必要ならこれをくり返します。

648
木製家具用クリーナー

エクストラ・バージン・オリーブオイルとしぼりたてのレモン果汁をまぜ合わせたものは、木製家具の手入れに最適です。

エクストラ・バージン・オリーブオイル 大さじ2
しぼりたてのレモン果汁 大さじ2

材料を小型のガラスの広口瓶に入れ、よく振ります。やわらかい綿の布で、家具につけましょう。

649
木製家具についた水しみを取る

木製家具の表面についた水しみを取るには、ベーキングパウダーとマヨネーズをまぜて、粘り気の強いペースト状にします。少量のペーストを木製家具に軽くすり込み、5分置きます。そのあと、きれいな、やわらかい布で表面を磨いてください。

650
ろうそくのろうを取り除く

ろうそくの周囲に落ちたろうを取るには、まずろうを完全に冷まし、それから切れ味の悪いナイフで木製家具の表面から慎重にろうをこすり取ります。残ったろうは、熱い石けん水で洗い落とし、すすいで、乾かします。表面が完全に乾いたら、つや出しオイルをつけてください。

家具の手入れ | 131

651 木部表面の傷の補修

表面的な傷なら、油性のつや出しをつけてこすると、目立たなくなります。もっと深い傷の補修には、木部の色に合うワックスクレヨン数滴を溶かし、傷を埋めます。（切れ味の悪いキッチン・ナイフを火であぶり、その刃をクレヨンにあてて溶かします。）ワックスを木部表面に対して平らにならし、冷まします。切れ味の悪いナイフで余分なワックスをこすり取り、油性のつや出しをつけて磨いてください。

652 粘着ラベルをはがす

植物オイルを使うと、無理なく粘着ラベルを木部表面からはがせます。ラベルに植物オイルをたっぷりとつけ、ひと晩置いて、やわらかい布でこすり落としてください。

653 竹、籐、枝編みの家具の手入れ

竹、籐、枝編みの家具は、日常的に掃除機をかけ、ほこりを払ってください。大型のやわらかいブラシを使うと、よく掃除ができます。乾燥や割れを防ぐために、年に1回、外に出して庭用ホースで霧状の水をかけ、水分を補給しましょう。あるいは、2ヶ月に1回、噴霧器で霧を吹くという方法でもかまいません。

654 布張り家具の掃除

布張り家具は、ほこりがたまらないように日常的に掃除機をかけてください。布張り家具をきれいにするには、シンプルな自家製泡クレンザーを使います。布地を水でぬらすことなく、ほこりを取り除くことができます。ラベンダー・エッセンシャルオイルがさわやかな香りを添えてくれます。

ホウ砂　小さじ1
お湯　60ml
食器用液体ナチュラルソープ　大さじ2
ラベンダー・エッセンシャルオイル　3滴
（作り方、使い方は、下欄を参照）

655 革張り家具の手入れ

酢、オリーブオイル、レモン・エッセンシャルオイルで、革のクリーニングとコンディショニングができます。

ホワイトビネガー　大さじ2
エクストラ・バージン・オリーブオイル　大さじ2
レモン・エッセンシャルオイル　2滴

材料を小型の広口瓶に入れて、よく振ります。目立たない部分で試して、色の変化を確かめます。それから、控えめにつけ、十分にすり込んでから、やわらかい布で磨いて過剰な油分を取り除きます。

布張り家具用泡クリーナーの作り方、使い方

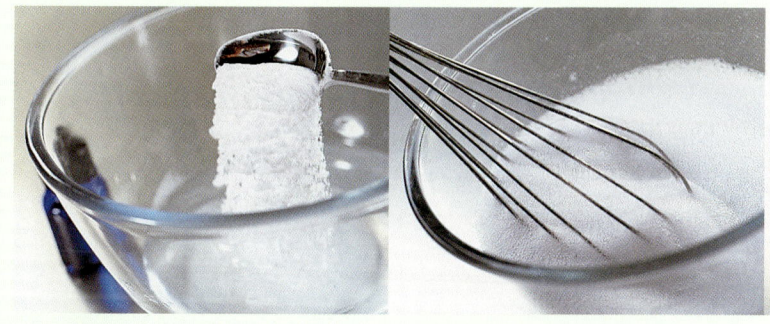

1 中型ボウルに熱いお湯を入れて、ホウ砂を加え、よくかきまぜて完全に溶かします。これを室温まで冷まします。

2 食器用液体ナチュラルソープとラベンダー・エッセンシャルオイルを加えます。ワイヤー泡立て器で撹拌して、泡を作ります。

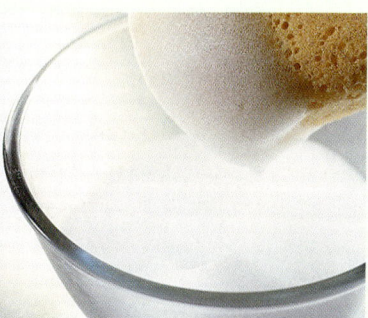

3 作業は一度に少しずつ行ってください。湿らせたスポンジで泡をこすりつけ、すぐに湿らせた布で拭き取って、乾かします。

床とカーペットをきれいにする

家の中では靴を脱ぐことにしておけば、床やカーペットを清潔に保つのが楽になります。カーペットに掃除機をかけたり、床をモップで拭いたりする際に、エッセンシャルオイルを使うと、家中にさわやかな清潔感のある香りが広がります。ここではカーペットの汚れの対処法に加え、ガレージの床をきれいにするヒントも紹介します。

656
さわやかな板張りの床用クリーナー

酢、水、液体ソープに、ラベンダー、オレンジのエッセンシャルオイルを加えると、床用クリーナーになり、甘くさわやかな香りが残ります。

ホワイトビネガー　125ml
食器用液体ナチュラルソープ　大さじ2
ぬるめのお湯　10ℓ
ラベンダー・エッセンシャルオイル　10滴
オレンジ・エッセンシャルオイル　5滴

材料を大型バケツに入れ、よくかきまぜます。モップか、雑巾を使って、床を洗います。そのあと、きれいな水ですすぎます。

657
すすぎのいらない板張りの床用クリーナー

さほど汚れていないが、モップがけは必要だという床の掃除には、バケツの水に少量の酢とラベンダー・エッセンシャルオイルを加えるとよいでしょう。

ぬるめのお湯　10ℓ
ホワイトビネガー　60ml
ラベンダー・エッセンシャルオイル　15滴

材料を大型バケツに入れ、床をモップがけします。

658
ナチュラルなカーペット用消臭脱臭剤

ベーキングパウダーが臭いの吸収に役立ち、ラベンダー・エッセンシャルオイルが心地よいさわやかな香りを添えます。

ラベンダー・エッセンシャルオイル　20滴
ベーキングパウダー　250g

ワイヤー泡立て器を使って、オイルをベーキングパウダーによくまぜます。これをカーペットに薄く撒いて、少なくとも2時間置いてから、掃除機で完全に吸い取ります。

659
カーペットのしみを取る

カーペットのしみはすぐに対処すれば、いちばん楽に取ることができます。ペーパータオルか、やわらかい清潔な布で（こすらずに）しみを拭き、できるだけ吸収させましょう。それから、しみの種類に合ったクリーナー（660参照）をつけます。液体でカーペットをずぶぬれにするのではなく、少量をつけて、しみを拭き、必要ならそれをくり返します。そのあと、湿らせた清潔なスポンジか、布でしみの部分を拭きます。必ず数回くり返して、しみ取りクリーナーのあとをすっかり消してください。その部分に清潔な乾いたタオルをあて、重いもので圧力をかけて、完全に乾かします。タオルがずぶぬれになったら、すぐに新しいものと取り替えましょう。

カーペットの消臭脱臭剤になるベーキングパウダーとラベンダー

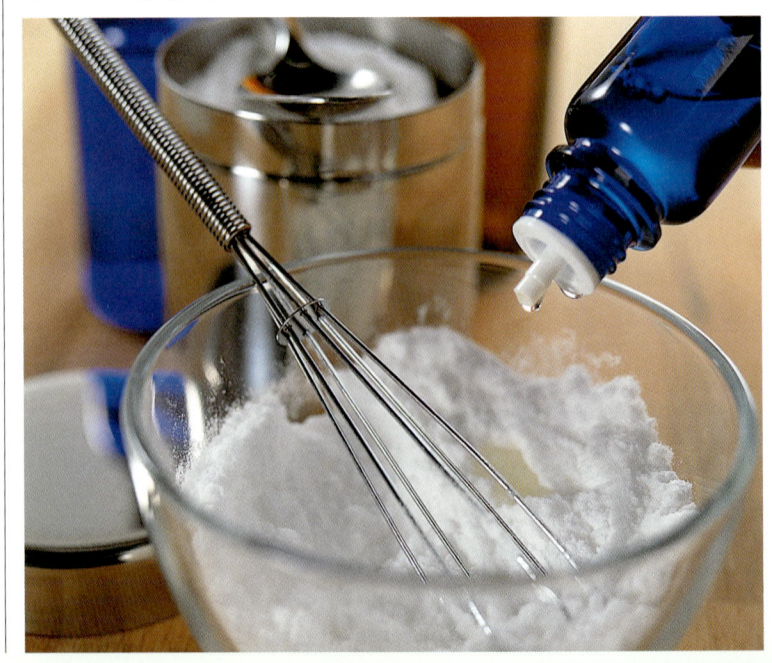

床とカーペットをきれいにする　133

660
カーペット用万能しみ抜き

食器用液体ソープと酢を合わせると、いろいろなしみを落とすことができます。

食器用液体ナチュラルソープ　小さじ1
ホワイトビネガー　60ml
ぬるめのお湯　250ml

材料をスプレーボトルに入れ、十分にまぜ合わせます。よく振って、しみにスプレーします。湿らせた清潔なスポンジで吸い取ります。

661
泡のカーペットクリーナー

このおだやかな泡クリーナーを使って、カーペットの部分的な汚れ落としをしましょう。ラベンダー・エッセンシャルオイルは、さわやかな心地よい香りを添えます。

食器用液体ナチュラルソープ　60ml
ぬるめのお湯　125ml
ラベンダー・エッセンシャルオイル　6滴

材料を大型ボウルに入れ、ハンドミキサーで泡立てて、固い泡状にします。これを湿らせたスポンジで汚れた部分につけ、湿らせた布で拭き取ります。必要なら、くり返します。カーペットを乾かして、掃除機をかけます。

662
フィルターバッグの脱臭剤

掃除機のかび臭いにおいを消すには、掃除機をかける直前に、フィルターバッグにお好みの芳香エッセンシャルオイルを2～3滴垂らすとよいでしょう。

663
アルコールのしみ

ソーダ水を含ませたスポンジでカーペットを拭いて、できるだけしみを取り除いてください。必要があれば、そのあとカーペット用万能しみ抜きを使いましょう（660参照）。

664
チョコレートのしみ

同量の植物グリセリンとお湯をまぜ合わせ、カーペットのしみに軽くすり込み、ぬるま湯ですすいでください。必要に応じて、くり返しましょう。

665
コーヒー、紅茶のしみ

冷たいソーダ水を含ませたスポンジで、カーペットがきれいになるまで拭き取ってください。必要に応じて、ホウ砂小さじ1を水250mlで薄めた液を含ませて、スポンジで拭き取りましょう。最後はきれいな水ですすぎます。

666
油のしみ

しみにベーキングパウダーを振りかけ、軽くすり込み、ひと晩置いて掃除機をかけます。そのあと、カーペット用万能しみ抜きを使いましょう（660参照）。

667
ペットのしみ

カーペットが痛まないように、ペットが汚したしみはすぐに処置をしましょう。

ホワイトビネガー　125ml
水　125ml
食器用液体ナチュラルソープ　小さじ1

材料をスプレーボトルに入れて、よく振ります。まずしみの部分をペーパータオルで拭き、それから液をスプレーします。湿らせたスポンジで拭き取り、水ですすぎます。

668
泥汚れを落とす

泥汚れは完全に乾かしてから、カーペットに掃除機をかけてください。そのあと、カーペット用万能しみ抜きを使いましょう（660参照）。

669
チューインガムを取る

氷でこすってガムを固め、そのあと切れ味の悪いナイフでカーペットの繊維からガムをはぎ取ってください。

670
ろうを取る

切れ味の悪いナイフを使って、できるだけろうをカーペットから慎重にこすり取ります。残ったろうの上に褐色紙袋を置いて、中温のアイロンをあてます。こうすると、ろうが溶けて紙袋に移ります。紙袋の別の部分をしみの上に置き、ろうがすっかり取れるまでアイロンを続けてください。

671
ガレージの床の掃除

こぼれたオイルや不凍液の上に、猫のトイレの砂を分厚く撒きます。数時間そのままにして、猫のトイレの砂を掃き集めて捨てます。そのあと、柑橘系のナチュラルな洗浄製品を使って、残った油汚れを取り除いてください。

金属をきれいにする

銅、真鍮、銀など、金属の表面は、酢、塩、ベーキングパウダー、レモン果汁などのありふれた材料で、簡単にきれいにすることができます。こつとしては、曇りが分厚く堆積して取り除きにくくなる前に、日常的に掃除をすることです。

672
酢と塩で銅を磨く

スプレーボトルにホワイトビネガーを入れ、変色した銅の表面にたっぷりとスプレーします。酢の上から塩を振りかけ、やわらかい布でこすります。ぬるめのお湯ですすぎましょう。銅の酸化が激しい場合、何度かくり返す必要があるかもしれません。

673
真鍮をきれいにする

レモン果汁とベーキングパウダーをまぜ、歯磨き粉くらいの固さにします。これを真鍮の表面にこすりつけ、5分置きます。ぬるめのお湯でよくすすぎましょう。

674
真鍮を輝かせる

磨いたあとの真鍮の輝きを持続させるには、少量のオリーブオイルをつけて、やわらかい布でこすります。

675
銀器の曇りを取る

かなり熱いお湯を流しに張り、その中に大きなアルミホイルのシートを敷きます。塩110gを加え、かきまぜて溶かします。純銀製のカトラリーや食器類を浸け、5分ほど置きます。きれいな水でよくすすいで乾かします。この方法で日常的に洗浄すれば、いちばん手っ取り早く曇りを取ることができます。

676
シンプルな銀器のつや出し

銀器の軽い曇りなら、ベーキングパウダーのマイルドな研磨作用を使って、きれいにすることができます。清潔なスポンジを湿らせ、ベーキングパウダーを振りかけます。銀製のカトラリーや食器類をきれいになるまでこすります。きれいな水で銀器をよくすすいで乾かします。頑固な曇りには、ベーキングパウダーと水でペーストを作って、銀器に塗ります。銀器を乾かして、そのあとお湯ですすぎます。古い歯ブラシが複雑な形の銀器の汚れを落とすのに役立つでしょう。

排水管をきれいにする

毛髪、油脂、石けんの残留物などが長年に渡って堆積すると、排水管は詰まります。市販の排水管洗浄剤のほとんどは、腐食性の高い化学物質、苛性アルカリ溶液を使って、詰まりを溶かしています。そういうものは使わず、ここで紹介する毒性のない方法を試してみてください。

677
ラバーカップで排水管の詰まりを取る

排水管の詰まりを取る方法としていちばんよいのは、ゴム製の吸引器具(どこの金物店でも入手可能)を使うことです。まずストレーナーをはずし、排水口がラバーカップで完全に覆われるようにします。これは詰まりを取り除くのに十分な圧力をかける必要があるからです。そもそも排水管が詰まらないようにするには、バスルームの洗面台や浴槽の排水口には必ず抜け毛をキャッチするストレーナーをつけ、キッチンの流しには絶対に油を流さないことです。

678
天然の排水管洗浄剤

週に1回、以下の方法を使って、流しの排水管をきれいに保ち、詰まりの原因となる石けんや油の残留物を落としましょう。

ベーキングパウダー　60g
塩　110g
ホワイトビネガー　125ml

ベーキングパウダー、塩、ホワイトビネガーを、排水口から注ぎます。15分待って、蒸気で火傷をしないように注意しながら、やかん1杯の熱湯を注ぎます。

キッチンをきれいにする

皿も、鍋も、その他台所用品も、どれもみんな、ベーキングパウダー、食器用液体ナチュラルソープ、エッセンシャルオイルなど、シンプルな材料を使って洗えます。ここでは、流しの生ごみ粉砕機の脱臭からコーヒーメーカーの洗い方まで、思いつくものすべてについて、手っ取り早い解決法を紹介します。

679
シトラスの食器用洗剤

レモン、オレンジのエッセンシャルオイルは抗菌効果があり、脂を溶かすのを助けます。

無香料の食器用液体ナチュラルソープ 125ml
レモン・エッセンシャルオイル　10滴
オレンジ・エッセンシャルオイル　10滴

材料を混合して、よく振り、いつも通り食器洗いに使います。

680
シトラスと酢のリンス

このよい香りのする酢のリンスは、ガラス食器を輝かせ、さっぱりした匂いにします。

リンゴ酢　250ml
レモン・エッセンシャルオイル　20滴
オレンジ・エッセンシャルオイル　20滴

材料を振りまぜ、小さじ2をすすぎの水に加えて手洗いします。

681
ステンレスをきれいにする

ステンレス製の調理器具をきれいにするには、ベーキングパウダーと酢の薄いペーストを金属表面につけて磨き、水でよくすすいで、乾かします。

682
焼けこげを落とす

鍋にこびりついた焼けこげにベーキングパウダーを振りかけ、十分なお湯を加えて湿らせます。ひと晩おけば、取れやすくなるはずです。あるいは、鍋に半分お湯を入れ、食器用ナチュラルソープ1プッシュを加えます。沸騰させ、ふたをして、弱火で15分加熱します。

683
食器洗い機用洗浄剤

この洗浄剤を使う前に、まず皿に残った食物を洗い流します。

ベーキングパウダー　大さじ3
ホウ砂　大さじ1
レモン・エッセンシャルオイル　2滴

材料をまぜ合わせ、食器洗い機に入れて使いましょう。

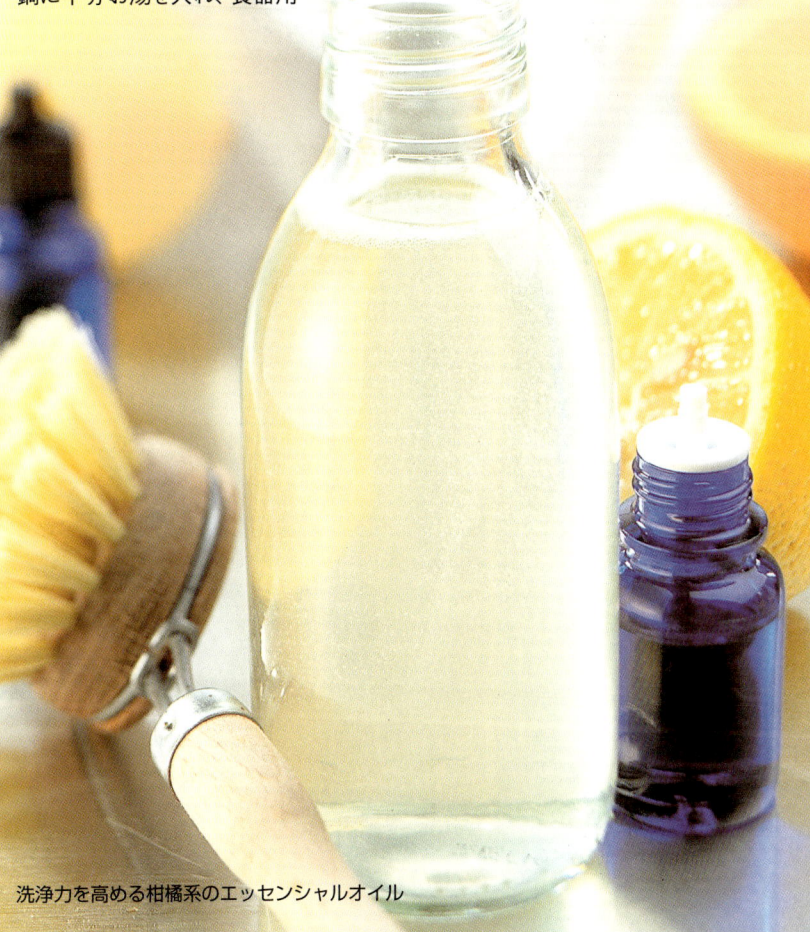

洗浄力を高める柑橘系のエッセンシャルオイル

684
キッチン用クリーニング・スプレー

この軽いスプレーは、キッチンのカウンタートップなどを掃除するのに適しています。酢はキッチンにつきやすいオイルの皮膜を取り除くのに役立ち、ラベンダー、レモンのエッセンシャルオイルは天然の抗菌剤です。

ホワイトビネガー　125ml
食器用液体ナチュラルソープ　小さじ1/4
水　125ml
ラベンダー・エッセンシャルオイル　小さじ1/4
レモン・エッセンシャルオイル　小さじ1/4

すべての材料をスプレーボトルに入れます。よく振って、キッチンの表面の掃除に使いましょう。

685
頑固な油汚れに効くクレンザー

この強力なクレンザーはキッチンの壁や戸棚につく油汚れを落とします。

ベーキングパウダー　30g
ホワイトビネガー　125ml
食器用液体ナチュラルソープ　小さじ1
お湯　5ℓ
レモン・エッセンシャルオイル　5滴

すべての材料をバケツでまぜ合わせ、スポンジにつけて、壁や戸棚の掃除に使いましょう。

686
キッチンの床用クリーナー

ベーキングパウダーはキッチンの臭いを消すのに役立ちます。液体ソープと酢はキッチンの床につく油膜を分解します。ユーカリ、オレンジのエッセンシャルオイルはさわやかな香りを添えるとともに、殺菌効果もあります。

ベーキングパウダー　30g
食器用液体ナチュラルソープ　大さじ2
ホワイトビネガー　125ml
お湯　10ℓ
ユーカリ・エッセンシャルオイル　10滴
オレンジ・エッセンシャルオイル　5滴

ベーキングパウダー、ホワイトビネガー、液体ソープ、水をバケツに入れて、よくかきまぜます。エッセンシャルオイルを加え、さらにかきまぜます。スポンジ、雑巾、モップなどにつけて床を洗いましょう。最後はきれいな水ですすぎます。

687
生ゴミ粉砕機をきれいにする

流しに取りつけた生ごみ粉砕機は、食べ物かす、不快な臭い、細菌の隠れ家になりかねません。これは生ゴミ粉砕機の洗浄と殺菌に役立ちます。

ホウ砂　30g
ベーキングパウダー　30g
レモンの皮　1/2個分

材料をまぜ合わせ、生ごみ粉砕機に注ぎます。スイッチを入れ、大量のお湯を流します。

688
オーブンの油落とし

これは洗剤つきスチールたわしとともに使うと効果的です。

食器用液体ナチュラルソープ　大さじ1
ホワイトビネガー　125ml
ぬるめのお湯　125ml

材料をスプレーボトルで混合します。オーブン内部にたっぷりとスプレーし、ぬるま湯ですすぎます。

689
有毒なものを使わずにオーブンをきれいにする

有毒なものを使わずにオーブンをきれいにするには、まずオーブンにぬるま湯をスプレーし、底部にベーキングパウダーを薄く撒きます。さらに水をスプレーし、ひと晩置きます。翌朝、洗剤つきスチールウールたわしでゴシゴシ洗い、水でよくすすいでください。

690
コーヒーメーカーをきれいにする

水に含まれる石灰分やその他ミネラルがたまって、コーヒーメーカーが目詰まりを起こすことがあります。コーヒーを作る要領で、ホワイトビネガー125mlをコーヒーメーカーに注ぎましょう。それから、なべ2杯分の水を注ぎ、酢を完全に洗い流してください。

691
やかんの沈殿物を取り除く

酢と塩を使って、やかんの底にたまったミネラルの沈殿物を取り除きます。

ホワイトビネガー　125ml
水　375ml
塩　大さじ3

材料をやかんに入れて、沸騰させ、弱火で15分煮立てます。そのままひと晩置きます。翌朝、何度か水を換えて、よくすすぎます。

692
まな板のにおいを取る

ベーキングパウダーとお湯で作ったペーストを、ニンニクやタマネギを切っ

たまな板に塗ります。15分置いて、すすいでください。

693
ベーキングパウダーの脱臭剤

毎月、上ぶたを切り取って箱ごと、ベーキングパウダーを冷蔵庫に入れて置きましょう。脱臭効果があります。

694
冷蔵庫の脱臭クレンザー

ベーキングパウダーとレモン果汁で、冷蔵庫の洗浄と脱臭ができます。

しぼりたてのレモン果汁　125ml
お湯　500ml
ベーキングパウダー　大さじ1

材料をまぜ、スポンジに含ませ、冷蔵庫内部を徹底的に洗います。最後は湿らせた清潔な布で拭きます。

バスルームをきれいにする

バスルームは温かく、湿り気が多いので、カビや細菌がもっとも繁殖しやすい場所です。ここで紹介するナチュラルな殺菌効果のある掃除法は、バスルームをさっぱり清潔に保つのに役立ちます。

695
万能スプレー

ラベンダー、ユーカリ、レモンのエッセンシャルオイルは、バスルームを清潔にして、よい香りにする万能スプレーになります。

ホウ砂　小さじ1
お湯　500ml
食器用液体ナチュラルソープ　小さじ1/2
ホワイトビネガー　大さじ3
ラベンダー・エッセンシャルオイル　15滴
ユーカリ・エッセンシャルオイル　10滴
レモン・エッセンシャルオイル　5滴

ホウ砂とお湯をまぜ、室温まで冷まします。スプレーボトルに入れ、残りの材料を加えてよく振ります。

696
カビを防ぐスプレー・クリーナー

このスプレー・クリーナーは、ラベンダー、ユーカリのエッセンシャルオイルの抗菌性を利用して、バスルームでのカビの繁殖を防ぎます。

お湯　400ml
ホウ砂　大さじ2
ホワイトビネガー　60ml
ユーカリ・エッセンシャルオイル　小さじ1/2
ラベンダー・エッセンシャルオイル　小さじ1/2

ホウ砂をお湯で溶かします。室温まで冷まし、500mlのスプレーボトルに入れます。ホワイトビネガーとエッセンシャルオイルを加え、よく振ります。

697
カビを防ぐ

カビは取り除くよりも、防ぐほうがはるかに容易です。どんなカビも暗く、湿気の多い環境で生えるので、バスルームの換気をよくしてください。入浴やシャワーのあとは窓を開け、あれば換気扇を使いましょう。定期的な（少なくとも週1回）掃除も、かびを生えにくくします。やわらかいブラシでタイルや目地を洗い、古い歯ブラシを使って浴槽や洗面台のコーキングなどの細かい部分を洗いましょう。

698
強力カビ取りクリーナー

ホウ砂とティーツリー・オイルの溶液は、ひどいカビを取るのに役立ちます。

ホウ砂　120g
お湯　500ml
ティーツリー・エッセンシャルオイル　小さじ1/2

ホウ砂をお湯で溶かし、生ぬるくなるまで冷まし、ティーツリー・オイルを加えます。スポンジかブラシで、カビの生えた箇所につけます。数時間置いて、水でよくすすぎます。

699
目地クリーナー

タイルの目地はカビや垢がつきやすい箇所です。

ベーキングパウダー　60g
ホウ砂　60g
ホワイトビネガー　80ml

材料をまぜ、なめらかなペースト状にします。歯ブラシにつけてゴシゴシ洗い、よくすすぎます。

700
マイルドなクレンザー

このクレンザーは表面の殺菌と防カビの効果があります。

ホウ砂　大さじ1
お湯　500ml
食器用液体ナチュラルソープ　125ml
ジュニパー・エッセンシャルオイル　20滴
ユーカリ・エッセンシャルオイル　20滴

ホウ砂をお湯に溶かし、室温まで冷まします。その液を液体ソープとオイルとともに、プラスチック製スクイーズボトルに入れ、よく振ります。洗面台や浴槽をぬらし、この洗剤を使って、スポンジか雑巾で洗いましょう。最後はきれいな水ですすぎます。

701
洗面台と浴槽のクレンザー

ベーキングパウダー、ホウ砂、液体ソープで作ったマイルドなクレンザーは、ほうろう、磁器、グラスファイバーの表面を上塗りを傷つけることなく洗浄します。ラベンダー、ユーカリのエッセンシャルオイルは消毒殺菌に役立ち、さわやかな香りを添えます。

ベーキングパウダー　40g
ホウ砂　40g
食器用液体ナチュラルソープ　小さじ1
ラベンダー・エッセンシャルオイル　5滴
ユーカリ・エッセンシャルオイル　5滴

材料を小型プラスチック容器でまぜ合わせます。洗面台や浴槽をぬらし、この洗剤を使って、スポンジか雑巾で洗いましょう。最後はよくすすぎます。

702
ナチュラルな漂白クレンザー

過酸化水素水は、磁器やグラスファイバー製の備品の汚れを漂白するのに役立ちます。

ベーキングパウダー　60g
食器用液体ナチュラルソープ　小さじ1/2
過酸化水素水　小さじ1

材料を小型プラスチック容器で混合します。洗面台や浴槽をぬらし、この洗剤を使って、スポンジか雑巾で洗いましょう。最後はきれいな水ですすぎます。

703
床の消毒剤

5リットルのお湯にホウ砂30gを溶かします。パチョリ・エッセンシャルオイル5滴を加え、よくかきまぜます。モップ、スポンジ、雑巾などを使って床掃除をします。

704
シャワーヘッド・クリーナー

ミネラル分が付着してシャワーノズルが詰まったときは、同量のホワイトビネガーとお湯をまぜた液に、シャワーヘッドを浸けましょう。1時間置いてから、歯ブラシを使って洗います。

705
さび汚れを落とす

酒石英（ふくらし粉の原料）とレモン果汁で作ったペーストを、磁器製の洗面台や浴槽についたさび汚れの箇所にこすりつけ、30分置き、よくすすぎます。必要なら、くり返してください。

706
便器をきれいにする

ホウ砂とレモン果汁は便器の洗浄と脱臭のほか、ミネラル分の付着を落とす効果もあります。ホウ砂120gとレモン果汁60mlを便器に注ぎ、ひと晩置きます。トイレ用ブラシでこすり洗いし、水を流します。ミネラル分が付着して汚れている場合は、便器の水をすくい出して減らしてください。ホウ砂とレモン果汁をペースト状にして、こすりつけます。ひと晩置いてから、こすり洗いをして、すすぎます。

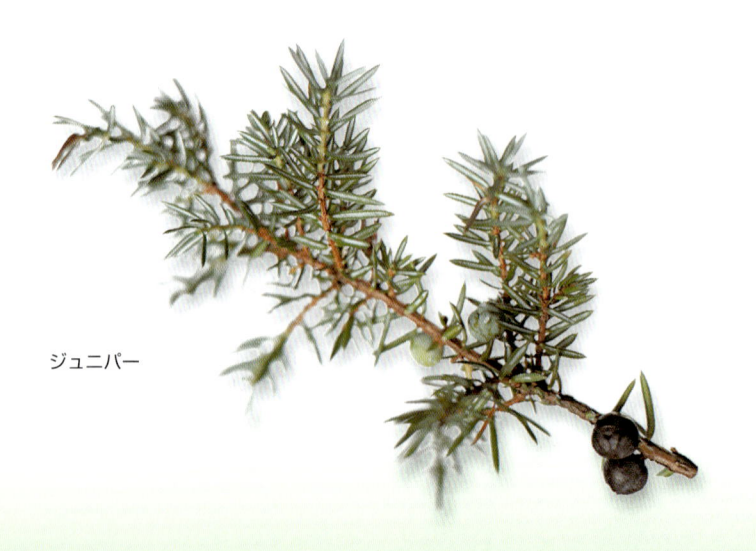

ジュニパー

ナチュラルな衣類の手入れ

酢、ベーキングパウダー、マイルドな洗剤など、ナチュラルな洗浄剤を使えば、強力な化学洗剤を使うより、衣類と肌と環境にやさしい洗濯ができます。ここでは、さまざまな汚れの落とす秘訣のほかに、ジュエリー、靴、ハンドバッグなどの装身具をきれいにする秘訣も紹介します。

707 環状にこびりついた便器の汚れを落とす

ホウ砂とレモン果汁でとれないミネラル分の付着は、軽石や目の細かいスチールウールでこすり落とすことができます。便器の水をすくい出して減らし、汚れの部分を露出させましょう。ぬらして、軽石かスチールウールを使って、軽くこすり洗いしてください。

708 クロム製の備品を磨く

バスルームの備品のクロム部分についた水滴のあとは、同量のベーキングパウダーとホワイトビネガーをまぜ合わせたものを使って落としましょう。クロム部分につけ、乾燥させてから、やわらかい布で磨きます。

709 シャワーカーテン用クリーナー

ホウ砂60g、ホワイトビネガー125ml、ユーカリ・エッセンシャルオイル3滴をまぜ合わせます。月に1回、それをビニール製のシャワーカーテンにつけて、やわらかいブラシで表も裏も洗いしてください。最後はぬるめのお湯でよくすすぎましょう。

710 布製のシャワーカーテンをきれいにする

布製のシャワーカーテンは、ホウ砂60gとホワイトビネガー125mlをまぜたナチュラルな洗濯用洗剤と、ぬるめのお湯で洗いましょう。

711 衣類をきれいにする

さほど汚れていないが、洗ってきれいにはしておく必要がある。そういう場合がよくありますが、そんな衣類の繊維についた汗や臭いを取るには、水を入れた洗濯機に、ベーキングパウダー30gとホウ砂30gを加えて、すすぎの設定で洗ってみてください。

712 色落ちを防ぐ

洗濯による衣類の色落ちを防ぐには、洗濯1回につき、ホワイトビネガー大さじ1を加えて洗うとよいでしょう。

713 残った洗剤分を取り除く

洗剤分が残っていると、敏感な肌の刺激になり、かゆみや乾燥を引き起こすことがあります。使用する洗剤を規定量の半分にし、最後のすすぎの水にホワイトビネガー250mlを加えて、残った洗剤分を取り除きましょう。
注意：塩素系漂白剤を使用している場合、酢の使用は避けてください。まざると有毒ガスが発生します。

714 ナチュラルな酸素系漂白剤

酸素系漂白剤は、塩素ではなく過酸化水素を使って衣類を漂白するので、繊維によりやさしく、環境によりよい漂白剤です。白い衣類を溶液に2時間浸け置きにすると、もっとも効果を発揮します。引き続き、繊維に適合する最高温度のお湯で洗濯をしましょう。退色や変色を防ぐため、他の色物とは分けて洗ってください。

715 衣類の柔軟剤

衣類の肌触りをやわらかくして、臭気を取るために、すすぎのあいだにベーキングパウダー60gを加えましょう。

716 ドライクリーニングの代わりに

ドライクリーニングの回数を極力少なくするために、衣類を日常的にブラッシングして清潔に保ちましょう。晴れた日に衣類を屋外に吊しておくと、いやな臭いが取れて、きれいに保てます。どうしてもドライクリーニングを利用するのであれば、身につける前に風通しのよい場所（天候が許せば、屋外がベスト）に1週間ほど吊して、ドライクリーニングの溶剤を抜きましょう。

717 ナチュラルな洗濯石けん

カスティール石けん、ベーキングパウダー、ホウ砂は汚れた衣類の洗浄に力を発揮します。グレープフルーツ、ラベンダーのエッセンシャルオイルは、さわやかで清潔な香りを添えます。

グレープフルーツ・エッセンシャルオイル　10滴
ラベンダー・エッセンシャルオイル　10滴
ベーキング・パウダー　125g
ホウ砂　120g
粉末カスティール石けん　120g

ベーキングパウダーにエッセンシャルオイルを1滴ずつ加え、ふるいにかけてよくまぜ合わせます。これにホウ砂と石けんを加え、もう一度まぜます。ふたのしっかりした容器で保存します。この石けんの使い方は、洗濯1回につき、60gを使用します。

718 洗濯のり

パリッとのりのきいた綿やリネンがお好みなら、このスプレーを使いましょう。コーンスターチ大さじ1/2と、水250mlをスプレーボトルに入れて、よく振ります。アイロンがけのときに、布地に軽くスプレーしてください。

719 ナチュラルな万能汚れ落とし

すばやく処置した場合には、この汚れ落としはさまざまな汚れを落とすことができます。

植物グリセリン　大さじ1
食器用液体ナチュラルソープ　大さじ1
水　125ml

材料を混合して、よく振り、プラスチック製スクイーズボトルに入れて保存します。汚れにすり込み、いつも通り洗濯してください。

720 ベリー類の汚れ

汚れたものを大型ボウルの上に広げ、酒石英を振りかけてください。しみの部分に熱湯をかけて、できるだけ汚れを落としましょう。あとは、少量の植物グリセリンをすり込み、洗濯してください。

721 血液の汚れ

過酸化水素水を含ませたスポンジで拭いてから、食器用液体ソープをすり込み、ひと晩冷水に浸けましょう。あとは、いつも通り洗濯してください。

722 草のしみ

冷水で湿らせ、酒石英を汚れにすり込んでください。次に、同量の植物グリセリンと食器用液体ソープをまぜ

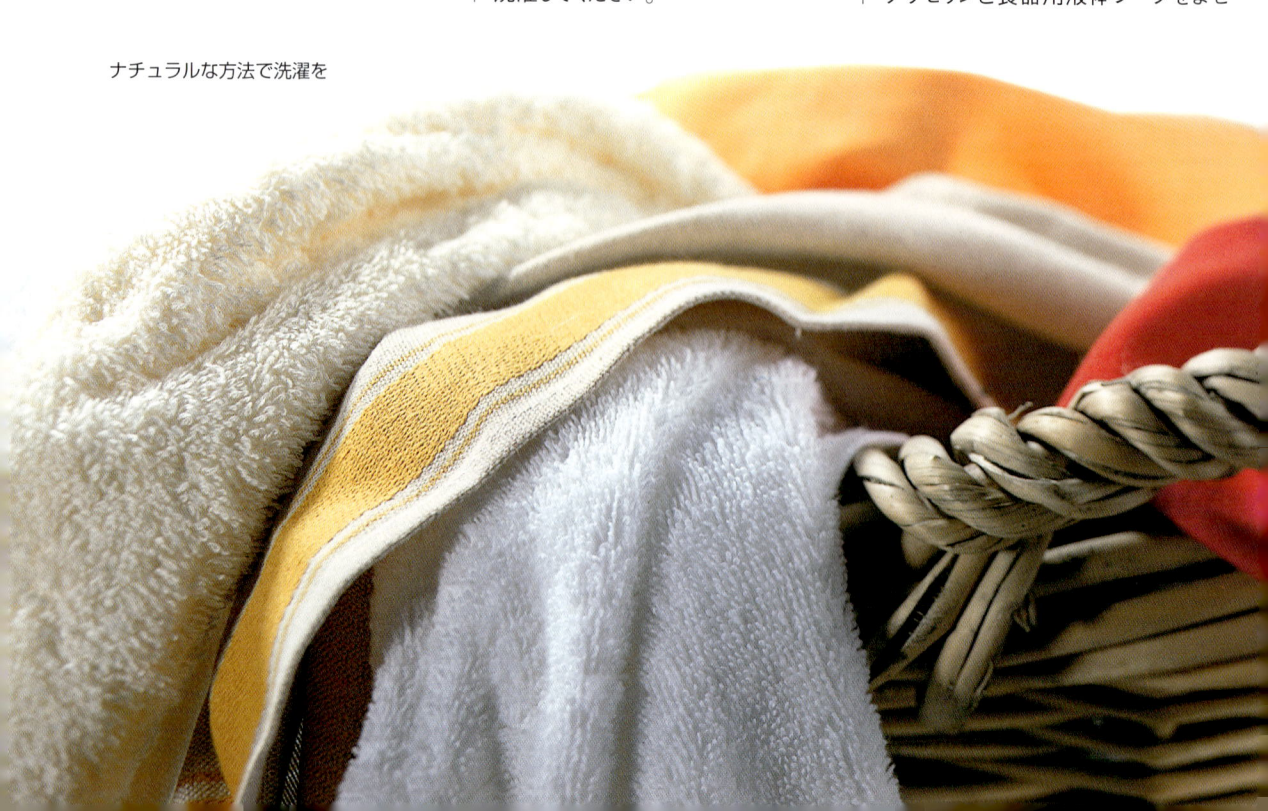

ナチュラルな方法で洗濯を

ナチュラルな衣類の手入れ | 141

たものをすり込みましょう。あとは、すすいで、いつも通り洗濯してください。

723
チョコレートのしみ

過酸化水素水を含ませたスポンジで拭いて、できるだけ汚れを落としましょう。ホウ砂と水で作ったペーストを汚れの部分につけ、いつも通り洗濯してください。

724
コーヒー、紅茶のしみ

冷水かソーダ水で、しみの部分をすすいでください。まだしみが目立つようなら、ホウ砂小さじ1を水250mlで希釈した溶液を含ませたスポンジで拭きましょう。あとは、きれいな水で十分にすすいでから、いつも通り洗濯してください。

725
油のしみ

コーンスターチをしみの部分にかけ、軽くこすりつけてください。15分置いて、ブラシで払い落としましょう。しみに食器用液体ソープをすり込み、その繊維に適合する最高温度のお湯で洗濯してください。

726
インクのしみ

少量の植物グリセリンをしみの部分にすり込んでから、酒石英とレモン果汁で作ったペーストを塗りつけます。そのまま数分置いて、ぬるめのお湯で洗い流し、必要ならくり返します。あとは、いつも通り洗濯してください。

727
白カビの汚れ

バターミルクと塩で作ったペーストをすり込んで、熱いお湯で洗濯してください。白や薄色の衣類なら、屋外に吊るして日光の自然な漂白作用を利用しましょう。

728
汗のしみ

塩大さじ1と、ベーキングパウダー大さじ1をまぜ合わせ、十分な量の水を加えてペースト状にし、汗のしみにすり込みましょう。1時間置いて、そのあと洗濯してください。

729
タンパク質の汚れ

牛乳や卵の汚れがついた汚れものは、まず冷水に浸します。それから食器用液体ソープをすり込んで、いつも通り洗濯してください。

730
赤ワインのしみ

吸収性のあるタオルを使って、できるだけワインを拭き取りましょう。たっぷりと塩をつけ、塩がワインを吸収するまでそのままに置いて、それから洗い流します。あるいは、ソーダ水に浸けるという方法もあります。

731
襟の汚れ

襟についたひどい汚れや油分を落とすには、まず食器用液体ソープとベーキングパウダーでペーストを作ります。それを汚れにすり込み、1時間置いてから、洗濯してください。

732
チューインガムを取り除く

ガムを氷でこすって固めれば、繊維からはぎ取ることができるはずです。そのあと、粘り気が残っている箇所にホワイトビネガーをすり込んでください。

733
ろうを取り除く

切れ味の悪いナイフで、できるだけろうを繊維から慎重にこすり取ります。残ったろうの上に褐色紙袋を置いて、中温のアイロンをあてます。こうすると、ろうが溶けて紙袋に移ります。紙袋の別の部分をしみの上に置き、ろうがすっかり取れるまでアイロンを続けてください。

734
衣類の防虫

イガは衣類に大打撃を与えますが、洗濯、新鮮な空気、日光で簡単に死滅させることができます。イガが好むのは、ウール、モヘア、アンゴラなど獣毛の繊維で、食べ物のしみや汗も同様に好みます。汚れはきちんと落としてから保管するようにしましょう。簡単な防虫法は、衣類を屋外に吊るし、新鮮な空気と日光に当てることです。さらに念を入れるなら、セーターなどの衣類を洗うとき、最後のすすぎの水に、シーダーか、ユーカリのエッセンシャルオイルを数滴加え、30分ほど浸します。

735
ハーブの防虫剤

防虫に有効なハーブには、ユーカリ、ラベンダー、ペパーミントなどがありま

す。乾燥ハーブをひとつかみ綿のハンカチに包み、リボンで結びます。たくさん作って、使いましょう。香りが強ければ強いほど、防虫効果が高まります。衣類やリネン類の防虫には、パチョリ・エッセンシャルオイル数滴を振りかけた脱脂綿を、たんすやクロゼットに入れておきます。香りが弱くなってきたら、エッセンシャルオイルを補給してください。

736
シーダーを使った防虫

シーダーは防虫効果にすぐれています。ペットショップで売られているシーダーチップを匂い袋にするか、天然の防虫剤としてどこでも手に入る、シーダー材を使いましょう。シーダー材は数ヶ月ごとにサンドペーパーをかけるか、シーダー・エッセンシャルオイル数滴を加えて、香りを回復させてください。

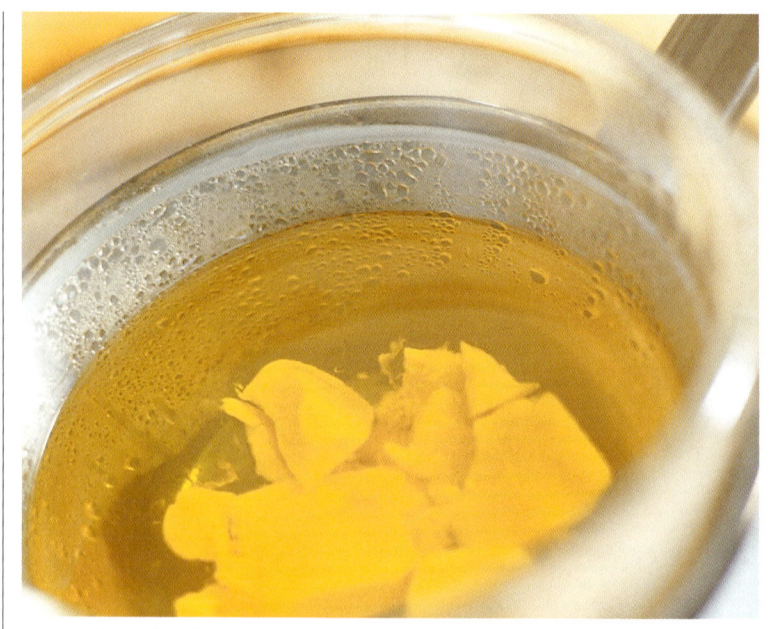

オリーブオイルと蜜蝋で革をよみがえらせる

737
ヘアブラシ、櫛をきれいにする

ヘア・スタイリング剤の残留物を取り除いて、ヘアブラシ、櫛を清潔に保つには、週に1回、ベーキングパウダー30gを加えた、洗面器1杯の石けん水に浸けます。30分ほど浸けて、こすり洗いします。必要に応じて、ネイルブラシを使いましょう。最後はぬるめのお湯でよくすすぎます。

738
ジュエリーをきれいにするこつ

真珠以外の高価な宝石のほとんどは、やわらかい歯ブラシを使って、生ぬるい石けん水で洗うことができます。洗浄後は、きれいな水でよくすすいで、乾燥させます。真珠のつやをよくするには、植物グリセリン数滴をつけて磨き、やわらかい布でつや出しします。

739
ゴールド、シルバーのジュエリーをきれいにする

金や銀を使ったジュエリーは、このペーストを使ってきれいにすることができます。

食器用液体ナチュラルソープ　小さじ¼
ベーキングパウダー　大さじ2

材料をまぜ合わせて、ペーストを作ります。やわらかい歯ブラシでつけて、軽く磨きます。ぬるめのお湯ですすぎ、乾燥させます。

740
革の手入れ

汚れた革は、スポンジとマイルドな石けんを溶かした水で汚れを取りましょう。十分にすすいで、やわらかい布で水分を拭き取ってください。

オリーブオイル　60ml
すりおろした蜜蝋　小さじ2

材料を片手鍋に入れて温め、蜜蝋を溶かします。小型の広口瓶に入れて、冷まします。革の乾燥とひび割れを防ぐために、少なくとも3ヶ月に1回、少量を革につけましょう。よくすり込んで、過剰分は拭き取ります。

741
革の汚れを落とす

卵白を固く泡立て、やわらかい布で革にすり込みましょう。汚れが取れるまで、くり返してください。

土、堆肥、マルチ（根覆い）

健康な土が、害虫のいない、病気に強い、豊かな庭作りの出発点です。化学肥料ではなく、肥やしや堆肥など、天然の肥料を使いましょう。土壌検査キットを購入し、庭の土のpHと栄養分の含有量を調べてください。これがわかると、自宅の庭を最大限に活用するのに役立ちます。

742
庭の粘土質の土をほぐす

粘土質の土壌は、重く、粘り気が強いので、植物の根の発達を阻害することがありますが、水分が豊富で、栄養も豊富であることが多いものです。粘土質の土壌の水はけをよくするために、少なくとも30cmの深さまで、ガーデンフォークで土をほぐし、園芸用の砂、または砂利を加えましょう。土が湿っているときは、粘土質の土壌での作業は避けてください。ぬれた土を踏んだり、掘ったりすると、さらに固めることになってしまいます。

ガーデニングの道具を砂と油を入れたバケツに入れてきれいにする

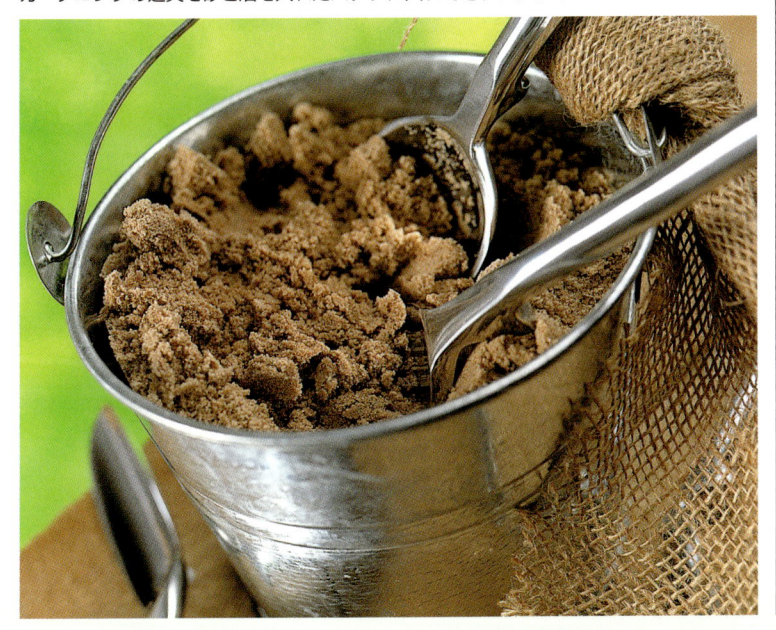

743
砂地を改良する

砂地は、水はけはよいものの、栄養や水分をあまり蓄えられません。堆肥や腐葉土など、土壌を改良するものを加え、少なくとも30cmの深さまで土を掘り返してまぜましょう。この作業をもっと楽にすませようと思えば、秋に庭床の表面に堆肥や腐葉土をただ広げておいてください。そうすれば、春にはそれがミミズその他の有益な土壌生物によって、分解され、土に還ります。

744
庭に新しい庭床を作る

草や雑草が生えた土地をきれいにするのは、大変な仕事です。最初に除草をすると、作業が楽になります。夏から秋にかけて、きれいにしたいところを大きな段ボールで覆いましょう。その上に、木の葉、刈った草、わらなどを載せて、少なくとも15cmの厚さのマルチにします。春に段ボールとマルチを取り除くと、作付けができる状態になっています。

745
爪をきれいに保つ

ガーデニングをするとき、手指の爪をきれいに保つには、庭に出る前に爪で固形石けんを引っ掻いてください。爪の中の石けんが土の蓄積を防ぐので、汚れを落とすのがずっと楽になります。

746
ガーデニングの道具をきれいにしておく

ガーデニングの道具をいつもきれいにしておくと、鋭さを保ち、さびを防ぎ、寿命を延ばすのに役立ちます。使用後、その都度、目の粗い麻布できれいに拭き取り、さびを防ぐために少量の鉱油を塗りましょう。小型の道具をきれいにする簡単な方法として、大きめのバケツに砂を入れ、鉱油を加えて湿らせてください。そしてその中に、金属の移植ごてなど小型の道具を、次回の使用まで突き刺しておきます。

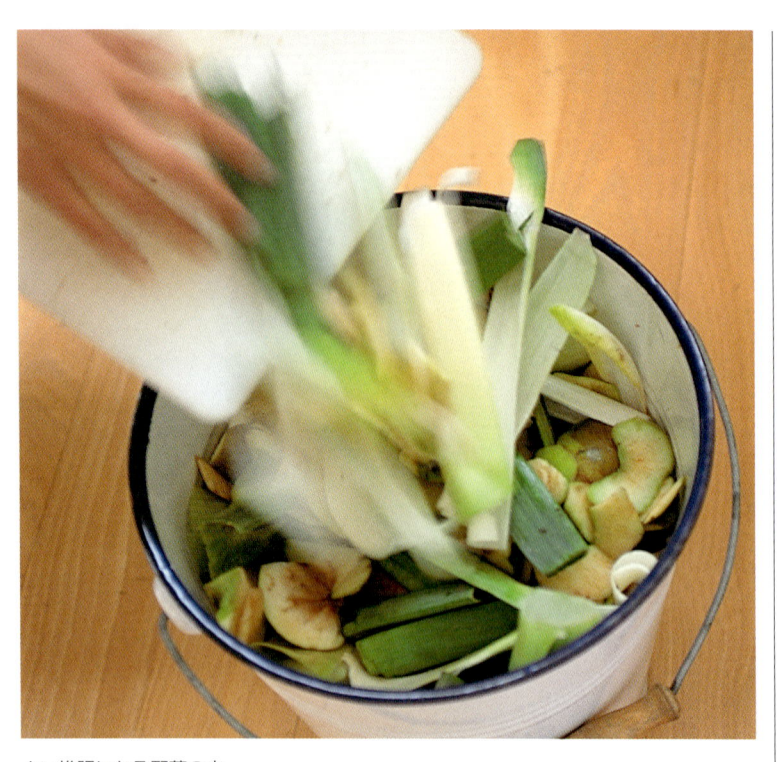

よい堆肥になる野菜の皮

747
土壌の健康によい堆肥

　土壌の質を向上させるもっとも効果的な方法のひとつは、刈った草、剪定した枝、落ち葉、それに野菜や果物の皮、卵の殻、コーヒーの粉、お茶の葉などの台所ごみから作った堆肥を使うことです。動物や害虫が集まるのを避けるため、肉や脂肪分の多い食品は使わないようにしましょう。また、病気にかかった植物や、種ができた雑草は入れないでください。

748
緑色と茶色の堆肥材料

　質のよい、健康的な堆肥にするには、ほぼ同量の緑色と茶色の材料が必要です。

茶色の材料：
枯葉、枯れた草花、わら、細かく裂いた新聞紙

緑色の材料：
刈った草、刈った生の草花、野菜や果物の皮、肥やし

749
簡単な堆肥積みの方法

　直径1mほどのワイヤー製のかご、または板張りの箱が、ちょうどよい堆肥化容器になります。堆肥積みをするには、まず茶色の材料（枯葉など）を15cmほどの厚みに入れます。続けて、緑色の材料（刈った草など）を15cmほど積み重ねます。その上に、庭土を2.5cmほどかぶせます。さらに茶色の材料の層を積み重ね、水で湿らせます。同様にして、ほぼ同量の茶色と緑色の材料に少量の土が加わるように積み重ねていき、全体が湿ったスポンジ程度の水分状態に保ちます。2週間ごとにガーデンフォークでまぜます。堆肥の高さが1mほどになったら、また積み重ねはじめます。だいたい2ヵ月から1年で茶褐色になり、庭に使えるようになります。

750
堆肥化のスピードアップ

　堆肥化のスピードアップをはかるには、堆肥にする材料すべてを前もって細かく刻んでおいてください。

751
腐葉土の作り方

　腐葉土は、庭土に適した養分の豊富なよい堆肥です。腐葉土を作る簡単な方法は、まず自宅や付近の家の庭から集めた落ち葉を、丈夫なビニール袋に詰めます。ホースで水をかけて、葉を湿らせ、ガーデンフォークで袋に20箇所ほど穴を開けます。袋の口を折りたたんで閉じ、重い煉瓦を載せます。日当たりのよい場所に置いておくと、6ヶ月かそこらで、葉が腐敗して、養分の豊富な堆肥になります。高温多湿気候の方が、寒冷乾燥気候よりも、葉の腐敗が早く進みます。

土、堆肥、マルチ（根覆い） 145

752
庭に堆肥を使う

どんな土壌も、定期的に堆肥を入れることで改善できます。養分を追加し、土質を改善するために、春に、野菜や一年生植物用の苗床の上に、成熟した堆肥を5cmの厚さで広げましょう。堆肥を土に鋤込み、それから種まきや移植をします。生育期間中は、菜園の土をさらに肥沃にするために、マルチとして堆肥を追加しましょう。

753
鉢植え用の土を作る

堆肥は上質の鉢植え用の土になります。使用前に、まず堆肥をきめの粗いふるいにかけ、有機物質の大きな塊を取り除きましょう。

質のよい庭土　350g
堆肥、または腐葉土　160g
バーミキュライト　120g
骨粉　大さじ1

材料をまぜ合わせて、室内用の鉢植え植物や種まきに使用してください。

754
土に養分を与える

植物の健康維持には、植物に肥料をやるよりも、その土壌に養分を与えることの方が大切です。1年を通じて、堆肥や腐葉土などの有機物をたくさん追加して、養分の豊富な土を作りましょう。

755
堆肥抽出液で植物に栄養を与える

熟成した堆肥から取った抽出液を与えると、植物は元気になります。堆肥抽出液は根の肥料として使うことも、葉から栄養が入るように、葉にスプレーして使うこともできます。堆肥抽出液はどんな種類の植物にもたっぷりと栄養を与え、スプレーとして使った場合は、病気や虫害を防ぐのに役立ちます。作り方は、まず布袋に堆肥を入れて、袋の口を縛ります。これを清潔なごみ容器の投入し、布袋の15cm上まで水を加え、ふたをします。2週間ほど浸しておきます。この間に発酵して、大量の有益なバクテリアが生み出されます。使い方は、じょうろか、ガーデニング用の噴霧器に適量を入れ、3倍の水で希釈します。植物の健康維持に、週1回、使用してください。

756
庭にマルチングをする

マルチングは、ガーデニングの時間をもっとも節約してくれる作業のひとつです。庭にマルチングをすることで、土の水分が保て、雑草が防げ、その上、土壌の温度が一定に保てるので、暑さ寒さから植物の根を守ることができます。チップ、バーク、カカオの外皮、松葉などがよいマルチ材になり、花壇や樹木の周囲のマルチングに最適です。堆肥、腐葉土、刈った草、わらなどは、菜園のマルチに適しています。それらは腐敗がかなり早く進むので、シーズンの終わりには土に変わって、土質の改良と養分の補給に役立ちます。一般的に、苗床や植物の根元を覆うマルチは、少なくとも7.5cmの厚みが必要です。

757
マルチを正しく利用する

マルチには土壌の水分を保ち、植物を乾燥から守る働きがありますが、害虫のすみかになることもあります。それを防ぐために、ときどきマルチを熊手で掻き、害虫が住み着かないようにします。いちばんよいのはマルチを植物の根元から2.5cm離しておくことです。そうすれば、通気がよくなり、水はけの悪さから起こる問題を防ぐことができます。

758
ソーカー・ホース

水を節約して、植物の根に直接水を与えるには、マルチの下にソーカー・ホース（園芸用品店で入手可能）を引いてください。

759
好酸性植物

松葉は、ツツジやシャクナゲなど、好酸性植物のマルチに適しています。

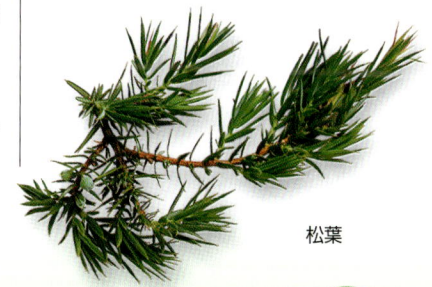

松葉

植物を上手に育てるために

自分の庭にもっとも適した植物を選んだら、正しい植え方をして、植物がよいスタートを切れるようにしましょう。それが病気や害虫を抑えることになり、最高の収穫を確実にすることになるのです。

760
栽植距離の計算

作付けの際によくある失敗は、草花や潅木が成長したときのサイズを実際よりも小さく見積もってしまうということです。作付けの間隔を詰めすぎると、根が混雑して、病気になる可能性が高くなり、移植の必要が生じて余計な手間がかかることになります。一般に、隣とのあいだにその植物の成長時のサイズの半分の距離をあけて、植えるようにします。例えば、幅60cmになる植物なら、ほかの植物から30cm離して植えるのです。成長したときのサイズがわからない場合は、ガーデニングの本を調べるか、園芸店や園芸用品店で専門家に尋ねてみてください。

761
植物のためになる植え方

作付けは、その植物が成長したときに、葉が触れ合って、少し重なり合うくらいの近さで植えるようにします。そうすることで、水分が保たれ、雑草には日が当たらなくなるという、ほとんどの植物にとって有益な環境が作り出されます。

762
輪作

輪作は、病気や害虫から庭を守る上で重要な役割を果たします。庭の同じ場所に同じ作物をくり返し植えないことで、特定の植物を襲う特定の病気や害虫が定着するのを防ぐことができるのです。理想を言えば、3年に1回は、同じ作物を植えるのを避けた方がよいでしょう。

763
土が固まるのを防ぐ

作付けをするときは、体重を広い面積に分散させるように、30cm以上幅のある板の上に立ちましょう。これは土が固まるのを防ぐのに役立ちます。

764
畝は南北に長く

菜園の畝は南北に長く配置します。そうすれば、日中、畝のどちら側も等しく日差しを受けることになります。

765
まっすぐな畝にする方法

まっすぐな畝で野菜を育てたいなら、幅の狭い板を土の上に置いて、板の端に沿って作付けをするか、板の長さの植え溝を作ってそこに種をまくとよいでしょう。まっすぐな畝を作るもうひとつの簡単な方法は、畝を作りたいところの両端に棒を立て、その棒のあいだにひもを張り渡し、ひもの下に植えるという方法です。

766
種の準備

種が病原体を運ぶことがよくあり、種まきや保存の前には処理が必要です。病気の可能性を低減するために、この滅菌液を使いましょう。

リンゴ酢　大さじ1
水　1.25ℓ

リンゴ酢と水をボウルで混合します。清潔なモスリン布に種を載せ、端を寄せ集めて、輪ゴムで縛ります。種の袋を酢の液に数回浸します。袋から種を取り出し、ペーパータオルを何枚か重ねた上に置いて、乾かします。種を保管する前には、必ず完全に乾燥するようにしてください。

767
卵の殻のポット

苗用のシンプルな個別ポットを作るには、まず卵パックの箱の上部を切り取ります。卵を食べたあとの殻を残しておき、それぞれの殻の底に水抜き穴を開けます。その殻を箱に戻し、種まき用の土を入れて、種をまきます。苗が移植できる大きさに育ったら、卵の殻ごと、その殻を割りながら庭に植えましょう。

植物を上手に育てるために

768
しっかり根を張った植物を移植する

花壇や菜園に移植する予定の苗が、小さなポットにしっかり根を張ってしまうことがよくあります。苗が根を広げるのを助け、塊のままにならないように、食事用のフォークを使って根をほぐしましょう。根がきつく固まっているときは、カッターナイフで根の塊の四方に軽く垂直の切り込みを入れてください。

769
移植の前には十分に水をやる

移植の際に植物に適切に水を与える最善の方法は、コンテナに入っているうちに十分に水をやることです。さらに、移植用の穴を掘ったあと、穴いっぱいに水を注ぎ、その水がすっかり引いてから苗を植えます。苗を穴に置いて土をかぶせたあと、もう一度しっかり水をやりましょう。

770
ペットボトルでつくる個別の温室

ペットボトルは、野菜の苗をおそ霜から守るのに適した温室になります。2リットルくらいのペットボトルの底部を切り取って、苗の上からかぶせ、土に5cmほど押し込んでください。日中の温度が上がりすぎないように、ふたは取っておきましょう。

771
霜害から植物を守る

春や秋の時候はずれの寒さは、寒さに弱い植物に大打撃を与えることがあります。霜害から庭を守るには、気温が氷点下まで下がる予報が出たときは、新聞紙を数枚重ねて植物を覆い、石で押さえてください。この簡単な方法で、植物の周囲の温度を少なくとも4℃は上げることができます。

772
コンテナ植物を凍害から守る

コンテナ植物とその植木鉢を、突然の氷点下の気温から守りましょう。植木鉢はそれぞれ、新聞紙を数枚重ねて包み、その上から粗麻布で包み、ひもで縛ります。植物は、茶色の食料雑貨を入れる袋をかぶせて守ります。

773
日焼けを防ぐ

葉や花の日焼けを防ぐために、日中の暑い時間帯に水やりをするのはやめましょう。

774
カリフラワーの軟白

真っ白なカリフラワーをつくろうとすれば、ほとんどの品種で生育期の軟白処理が必要です。軟白処理をしなければ、花蕾はまずそうな黄色っぽい茶色になってしまいます。花蕾がゴルフボール大になり、カリフラワーがよく乾いている晴れた日を選びましょう。カリフラワーの葉を花蕾にかぶせるようにして、輪ゴムで留めます。根元だけに水をやり、数日おきに葉を開けて、害虫のチェックをしてください。

775
まっすぐなニンジンを育てる

ニンジンをうまく育てるには、石のない、ほぐれた土が必要です。庭床は、十分に掘って、深さ30cmくらいまでは土をほぐして準備し、必ず石や草木の根をすべて取り除き、土の塊は崩すようにしてください。そうすれば、ニンジンはまっすぐ下に伸びます。庭床に堆肥を5cmの厚さで広げ、土に鋤き込んで、土をほぐします。土がひどく重い場合は、粗い建築用の砂を5cmの厚さで追加し、よく鋤き込みましょう。背丈が5cmくらいになったら、2.5cm間隔で間引きます。2週間ほどして、再度、7.5cm間隔に間引きます。適切な間引きをしなければ、形が悪くなってしまいます。

776
ブロッコリーの収穫を増す

ブロッコリーの多くの品種は、頂花蕾だけでなく、同じようにおいしい側花蕾もできます。この側花蕾を大きくして、より多くの収穫が得られるようにしましょう。頂花蕾を収穫するとき、茎は5cmくらいのところで切り取ります。それと同時に、バランスのよい有機肥料を1株につき30g入れて追肥します。やわらかいブロッコリーをつくりたければ、しっかりマルチングをして、定期的に水をやってください。

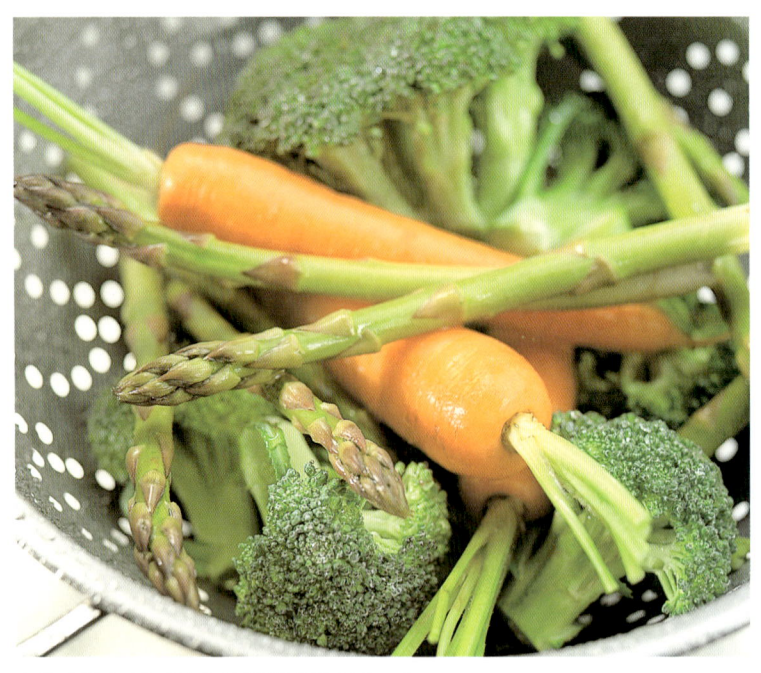

ナチュラルな方法でよりよい野菜を育てましょう

777
より多く、よりよいアスパラガスをつくる

アスパラガスの苗床の生産性と健康を向上させるには、30mの畝1列につきピクルス用の塩1.5kgの割合で土に塩を加えてください。岩塩（塩化ナトリウム）は、アスパラガスの成長を促進し、病気に対する抵抗力を高めます。1年目のアスパラガスの苗床には塩を使用しないでください。また、ヨウ素添加食卓塩は使用しないでください。

778
豆の収穫を増やす

豆類の種には、種まき直前に根粒バクテリアを接種してください。これは豆が窒素を取り込むのを助け、成長を促進し、収穫を増加させます。豆は、やわらかく、鉛筆の直径ほどの大きさのころに収穫してください。毎日、収穫することも、豆の生産を促進します。

779
よりよいキュウリを作る

スペースを節約し、しかもより健康なキュウリを作るために、つるを地面に這わせず、トレリス（格子）にからませましょう。変形や苦味を防ぐには、生育期に多量の水が必要です。よく実がなるように、実が若いうちに頻繁に収穫しましょう。

780
リンゴの収穫を増やす

リンゴの収穫を増やすには、園芸店で売っている海藻エキスを葉に3回——蕾が膨らんだとき、花が散ったあと、果実の直径が12mmになったとき——スプレーしてください。大きくて、おいしいリンゴをつくるために、果実の直径が25mmになる前に、生育のよくないものを摘果しましょう。小さい木の場合、いくつかついている幼果のうちの1個を残して、それ以外はすべて摘果します。大きな木の場合は、2個残しても大丈夫です。

781
自然な日陰をつくる

レタス、ホウレンソウなど、涼しい場所を好む葉物野菜は、タバコ、ヒマワリなどの背の高い顕花植物の下か、キュウリ、スカッシュなどのトレリスの下に植えるようにしましょう。

782
つるもの野菜の人工授粉

スカッシュ、ズッキーニ、カボチャなどのつるもの野菜の花は、実をつけるために受粉が必要です。益虫による受粉が理想ですが、人工授粉が必要なときもあります。枯れかけた小さな実がついていたら、それは受粉しなかった実です。人工授粉の方法は、小型のやわらかい絵筆で、雄花のおしべから花粉を取って、雌花（花の基底部に小さな実ができている）のめしべの先に軽くつけます。

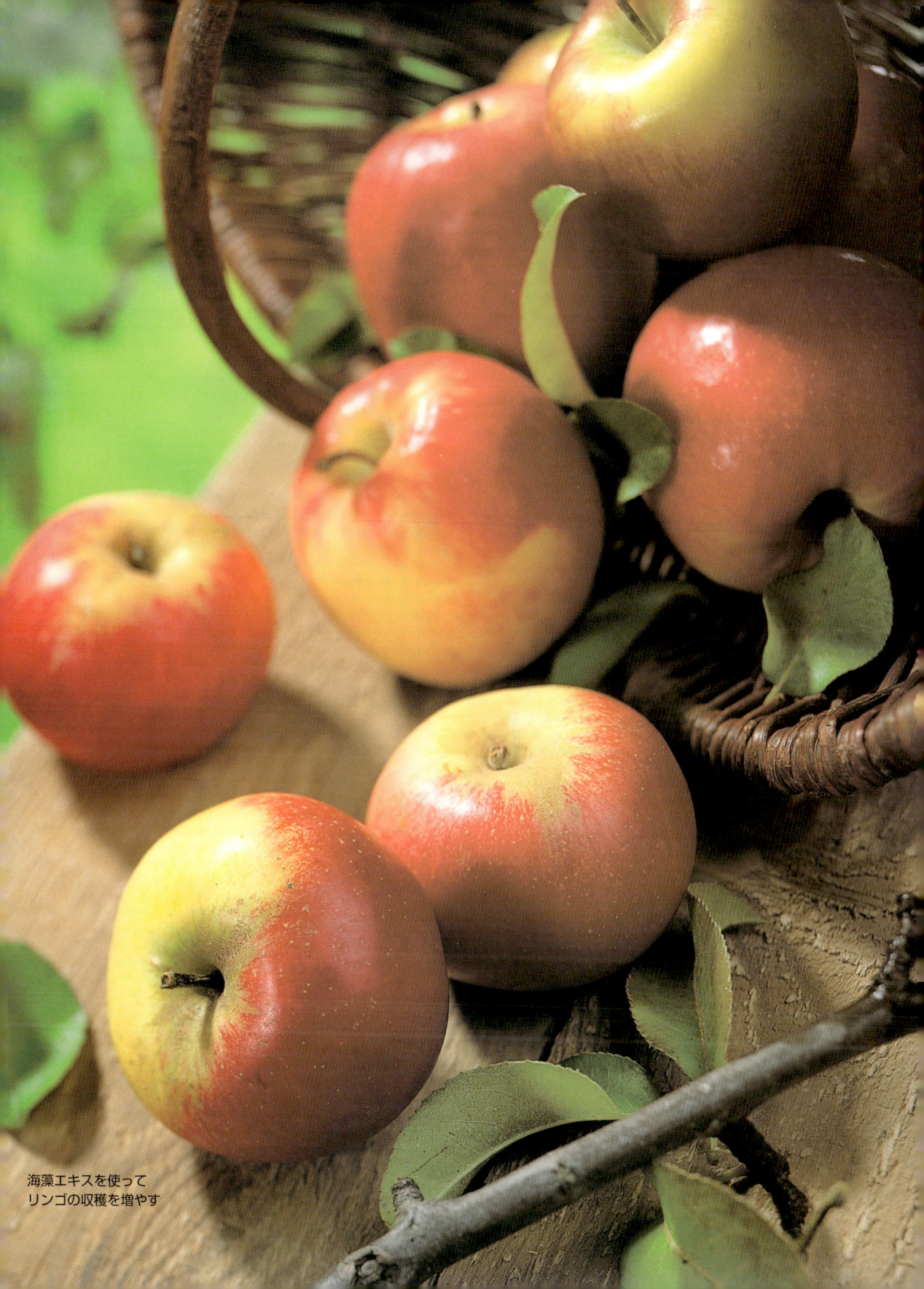

海藻エキスを使って
リンゴの収穫を増やす

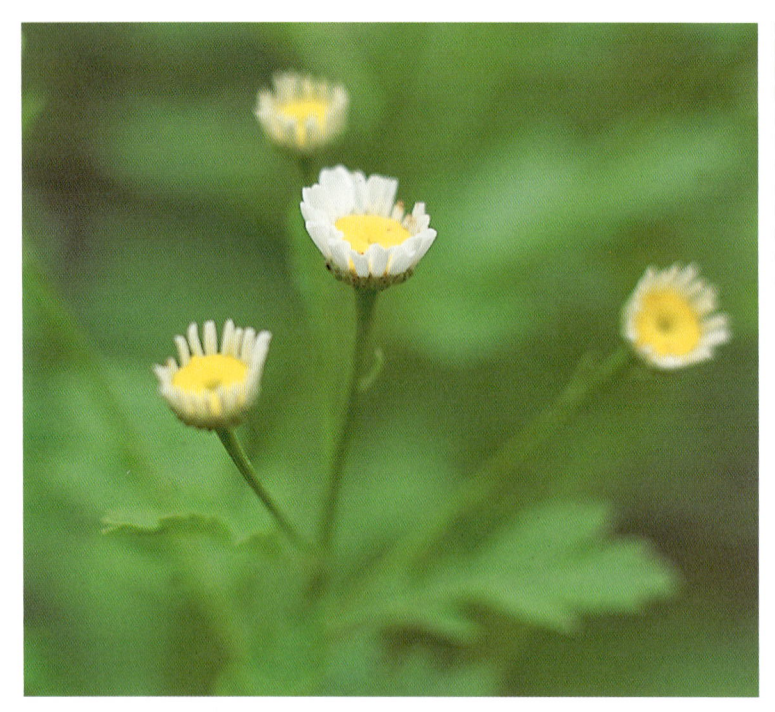

益虫を呼ぶフィーバーフュー

有益な動植物

テントウムシ、クサカゲロウ、ヤドリバチなどの多くの昆虫は、クモや多くの鳥と同様、わたしたちの庭にとって有益な訪問者です。こうした虫は、アブラムシ、アオムシなどの害虫を捕食し、野菜や花を守ってくれます。ディル、ニンニクなど、植物の中にも、作物やバラなどの花を守る有益なものがあります。

783
益虫を呼ぶ植物

益虫が好む環境と食料源を用意することで、自分の庭に益虫を呼び寄せることができます。例えば、アニスヒソップ、ボラージ、キャットニップ、コンフリー、ヤグルマソウ、エキナシア、フェンネル、ニラ、スイートアリッサム、ゴールデンマーガレット、ラベンダー、ミント、ヤロウなどを植えておくとよいでしょう。

784
益虫のために水を用意する

益虫も水を必要とするので、格好の水場を用意しておけば、庭に益虫を呼び寄せるのに役立ちます。虫の足場となる乾燥した箇所を作るために、浅い容器に石を積めて、一部の石が水面に露出するように水を入れましょう。

785
野菜の一部を開花させる

益虫を庭に呼び寄せるために、野菜の一部を開花させましょう。サラダ用野菜、あるいはブロッコリー、チンゲンサイ、ケールなどのアブラナ科の野菜が適しています。

786
アブラナ科の野菜はディルで守る

ブロッコリー、カリフラワー、キャベツなどのアブラナ科の野菜のまわりには、ディルを植えましょう。このハーブの繊細なシダ状の葉が、アオムシなどの害虫を抑える益虫のヤドリバチを引きつけます。

787
ナスタチュームでキュウリを守る

キュウリにつくハムシを追い払うために、キュウリのあいだに色鮮やかなナスタチュームを植えましょう。幅の広いナスタチュームの葉がキュウリのつるのあいだに入り込み、害虫を捕食する益虫のクモに安全な住みかを提供することにもなります。

788
ニンニクでバラを守る

ニンニクをバラの木の下に植えると、バラを蝕む害虫を防ぐのに役立ちます。その丈のある紫色のポンポン咲きの花は、庭の魅力的なアクセントになります。ニラなど、ほかのネギ科植物も同様に有効です。

789
バジルでトマトを守る
バジルをトマトの苗とともに植えると、トマトにつくイモムシの駆除に役立ちます。また、バジルはトマト料理のつけ合わせにもなります。

790
サヤインゲンでトウモロコシを守る
トウモロコシとサヤインゲンは気の合う友達同士。ともに育てると、トウモロコシの丈の長い茎はサヤインゲンの天然の支柱の役割をし、サヤインゲンはトウモロコシを害虫から守る益虫を呼び寄せることでその恩返しをします。

791
マリーゴールドで害虫を追い払う
コモンマリーゴールドは、菜園から多くの害虫を追い払うのに役立ちます。花の香りが強ければ強いほど、防虫効果が高まります。フレンチマリーゴールドも、すぐ近くの植物についたセンチュウの駆除に役立ちます。いちばんよいのは、庭のいたるところにマリーゴールドを植えることです。

792
タイムでキャベツを守る
キャベツの苗のあいだにタイムを植えると、モンシロチョウ、タマナバエの幼虫、その他のアオムシなど、キャベツの害虫を抑える効果があります。

793
庭に鳥を呼び寄せる
鳥は庭の害虫を抑えるのにとても役に立ちます。追加の餌や水を用意して、鳥を呼び寄せましょう。雑穀と黒いヒマワリの種をまぜたものをおいておくと、ミソサザイ、コマドリ、カケスなど、虫を餌にする鳥が数多く集まってきます。水盤か、水を入れた浅い皿、呼び寄せたい鳥の種類に合ったサイズの巣箱を用意しておくと、家の近くに住まわせるのに役立つでしょう。

794
受粉を媒介する昆虫を呼び寄せる
果樹や、キュウリ、カボチャなどの実がなる野菜が、実をつけるためには、受粉を媒介する昆虫の助けが必要です。甘い砂糖水のスプレーを使えば、そうした益虫を庭に呼び寄せることができます。

砂糖　55g
水　250ml
水　2.5ℓ

水250mlに砂糖を入れ、沸騰させて溶かします。室温まで冷ましてから、園芸用ポンプ式噴霧器に入れ、残りの水を加えて、庭に散布します。

795
ジニアでテントウムシを呼び寄せる
ごく普通のジニア（百日草）が、アブラムシを食べてくれるテントウムシを呼び寄せます。ブロッコリー、カリフラワー、葉もの野菜を守るために、菜園にふんだんにジニアを植えましょう。

アブラムシを食べるテントウムシ

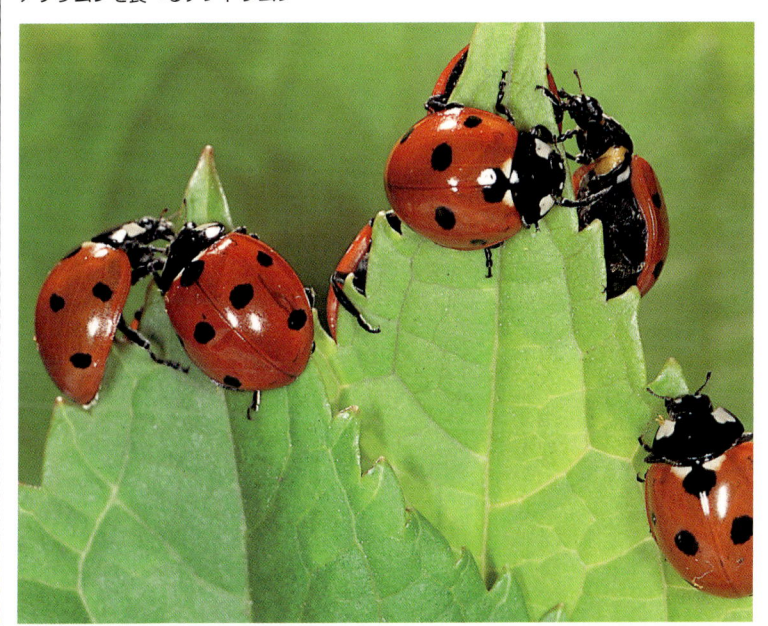

有害物質を使わない害虫防除

庭によく目を配っていれば、虫の被害を防ぐことは難しくありません。少なくとも週に1回は、植物の害虫チェックをしましょう。ナメクジ、カタツムリなど、大きな害虫はつまみ取る方法で、アブラムシはホースで勢いよく水をかけて洗い流す方法で、取り除くことができます。害虫を増やさないために、いつも庭床をきれいに、雑草やその他のごみがない状態にしておきましょう。

796
ガーデン・スプレーを使うためのこつ

ナチュラルな殺虫スプレーは庭の害虫駆除に効果的ですが、葉を焼いたり、デリケートな植物を傷つけることもあります。大事をとって、庭床全体にスプレーする前に、まず一部の植物（大きなひとつの植物に散布するつもりなら、数枚の葉で）で刺激のテストをしてください。数日後に、ダメージをチェックします。殺虫スプレーは夕方に散布し、葉裏を含め、植物全体が薬剤でぬれるようにします。

797
シンプルなソープ・スプレー

このスプレーで、ハダニ、コナカイガラムシ、アブラムシ、コナジラミをはじめとする、やわらかい体の害虫を退治できます。

食器用液体ナチュラルソープ　大さじ1
水　2.5ℓ

材料を園芸用ポンプ式噴霧器に入れて、よく振ります。害虫被害が収まるまで、週に1回と雨のあとに、たっぷりと庭に散布しましょう。

798
日中のスプレーは避ける

太陽光線で植物の葉が痛まないように、ソープその他の殺虫スプレーは、夕方か、曇りの日に使用しましょう。

799
シンプルなニンニクのスプレー

ニンニクは、多くの食葉性害虫を追い払います。

粗みじんにしたニンニク　1個
ぬるめのお湯　1.25ℓ

材料をまぜ、4時間浸します。コーヒーフィルターでこし、スプレーボトルに入れ、1日おきに2週間、害虫がついた植物にスプレーします。

800
ニンニクとトウガラシのスプレー

ニンニクとトウガラシのスプレーは、虫が植物を食べないようにします。

ニンニク　1個
トウガラシ　8本
水　1.25ℓ
食器用液体ナチュラルソープ
　　小さじ1/2

ゴム手袋をはめて、ニンニクとトウガラシを細かくきざみ、ミキサーで水とまぜ合わせます。ひと晩浸して、コーヒーフィルターでこし、園芸用ポンプ式噴霧器に入れます。液体ソープを加えて、よく振ります。週1回と雨のあとに、たっぷりと植物に散布しましょう。害虫が駆除できるまで続けます。このスプレーは冷蔵庫で1ヶ月保存できます。

801
ハーブの虫除けスプレー

ヘンルーダ、フィーバーフュー、チャイブで作ったスプレーは、食葉性害虫の駆除に有効です。

粗みじんにした生のフィーバーフュー
　　（葉）　40g
粗みじんにした生のヘンルーダ　20g
粗みじんにした生のチャイブ　20g
熱湯　1.25ℓ
食器用液体ナチュラルソープ
　　小さじ1/2

ハーブに熱湯を注ぎ、ふたをして、冷めるまで浸します。こして、園芸用ポンプ式噴霧器に入れます。液体ソープを加えてよく振り、植物にスプレーします。

802
アオムシに効くタンジーのスプレー

タンジー・ティーを、カリフラワー、ブロッコリーその他のアブラナ科の植物にスプレーすると、アオムシ撃退に役立ちます。

粗みじんにした生のタンジー（葉）
　　80g
熱湯　1.25ℓ
食器用液体ナチュラルソープ
　　小さじ1/2

有害物質を使わない害虫防除　153

タンジーに熱湯を注ぎ、ふたをして、冷めるまで浸します。コーヒーフィルターでこし、園芸用ポンプ式噴霧器に入れます。液体ソープを加えてよく振り、植物に散布します。

ワームウッドに熱湯を注ぎ、ふたをして、冷めるまで浸します。コーヒーフィルターでこし、園芸用ポンプ式噴霧器に入れます。液体ソープを加えてよく振り、植物に散布します。

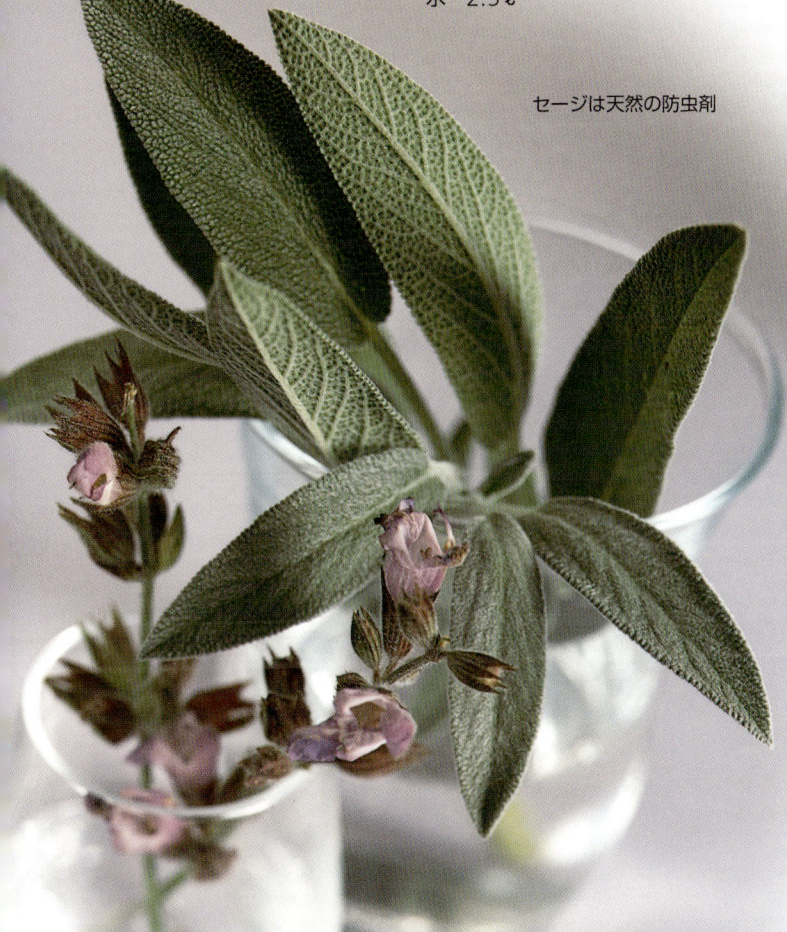

エッセンシャルオイルをウォッカとまぜて、水にむらなくまざるようにします。水とまぜて、園芸用ポンプ式噴霧器に入れ、植物に十分に散布します。

803
アブラムシに効くワームウッドのスプレー

濃いワームウッド・ティーは、アブラムシを植物から遠ざける効果があります。

粗みじんにした生のワームウッド（葉）　80g
熱湯　1.25ℓ
食器用液体ナチュラルソープ　小さじ½

804
エッセンシャルオイルの虫除けスプレー

タイム、セージ、ラベンダーのエッセンシャルオイルは、さまざまな害虫の防除に役立ちます。

タイム・エッセンシャルオイル　3滴
セージ・エッセンシャルオイル　3滴
ラベンダー・エッセンシャルオイル　5滴
ウォッカ、または消毒用アルコール
　小さじ1
水　2.5ℓ

セージは天然の防虫剤

805
タバコのスプレー

ニコチンはさまざまな害虫に対して毒性があります。とくにアブラムシ、ヨコバイ、アザミウマ、ハモグリムシに対して効果を発揮します。ただし、益虫にも毒性があるので、最後の手段にしてください。

細かく砕いたタバコの乾燥葉　15g
ぬるめのお湯　2.5ℓ
食器用液体ナチュラルソープ　小さじ1

タバコの葉をお湯に30分浸け、こします。食器用洗剤を加えて、よく振ります。園芸用ポンプ式噴霧器を使って、葉に十分に散布します。ふたのしっかりした容器に入れ、涼しい場所で2週間保存できます。

806
トマトの葉のスプレー

トマトの葉は、虫に対して強い毒性があるアルカロイドを豊富に含んでいます。トマトの葉で作ったスプレーは、アブラムシやトウモロコシの害虫の駆除に役立ちます。

粗みじんにしたトマトの葉　80g
水　1.25ℓ
食器用液体ナチュラルソープ　小さじ1

トマトの葉をひと晩、水に浸けます。モスリン布でこし、園芸用ポンプ式噴霧器に入れて、液体ソープを加えます。よく振って、植物にたっぷりと散布します。

807
トウガラシの粉でアリを退治

粉末のカイエンペッパー、ニンニク、ディルを合わせたものは、アリを植物から遠ざける効果があります。

粉末カイエンペッパー　65g
粉末ガーリック　60g
粉末ディル　60g

粉末ハーブを購入するか、乾燥ハーブをコーヒーミルで挽きます。材料をまぜ合わせ、害虫がついた植物の周囲に十分なゆとりをとって、たっぷりと撒きます。

808
ジャガイモ粉のスプレーで害虫を窒息させる

ジャガイモ粉で作るスプレーに毒性はありませんが、害虫を窒息させて退治します。アブラムシ、アザミウマ、コナジラミ、ハダニの駆除に役立ちます。

ジャガイモ粉　30g
ぬるめのお湯　1.25ℓ
食器用液体ナチュラルソープ　小さじ1

ジャガイモ粉を水で溶き、完全に溶かします。園芸用ポンプ式噴霧器に入れ、液体ソープを加えます。よく振って、植物にたっぷりと散布します。

809
紙を使ったタマナバエ対策

タマナバエは、キャベツ、ブロッコリー、カリフラワーなど、アブラナ科の植物の根元周辺に卵を産みつけます。そして孵化した幼虫が根を食い荒らし、作物を枯らします。タマナバエを阻止するには、15cm四方の厚紙を苗の根元にそれぞれ置くとよいでしょう。厚紙には、植えつけ前に苗の茎を入れられる切り込みを入れておいてください。

810
アブラムシを退治する

アブラムシはもっとも一般的な植物寄生虫のひとつです。急速に増殖し、バラ、野菜、多年生植物のやわらかい茎を一面に覆います。そして汁を吸うことによって、植物を弱らせます。このスプレーはアブラムシの駆除に役立つものです。

食器用液体ナチュラルソープ　小さじ1
軽い食用油　小さじ2
水　2.5ℓ

液体ソープ、油、水250mlをよくまぜ合わせます。園芸用ポンプ式噴霧器に入れて、よく振り、残りの水を加えて、もう一度よく振ります。アブラムシがついた植物1本1本に、週に1回と雨のあとに散布し、駆除ができるまで続けます。

811
ナメクジやカタツムリを阻止する卵の殻のバリア

ナメクジやカタツムリが植物に近づかないようにするために、それぞれの苗のまわりに粗く砕いた卵の殻をたっぷりと撒いて、バリアを作りましょう。

ナメクジやカタツムリを食い止める砕いた卵の殻

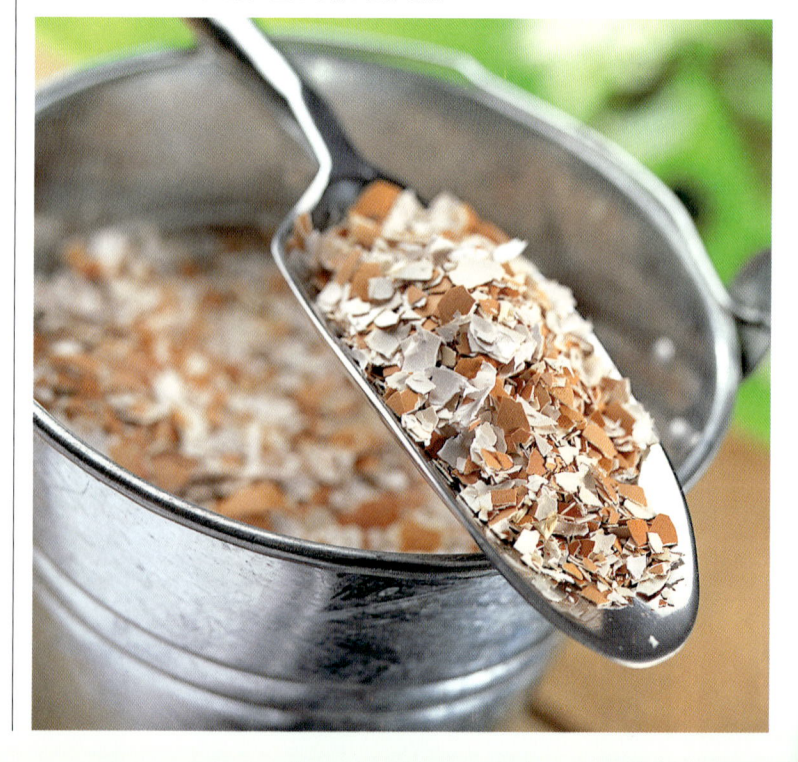

有害物質を使わない害虫防除　155

812
ナメクジやカタツムリを追い払う

ナメクジもカタツムリも夜行性で、葉を穴だらけにし、やわらかい茎を噛み切ってしまいます。それらは夜に捕捉し、ナメクジには塩をかけて脱水させましょう。日中は、涼しい湿った場所に隠れています。大きめのプラスチック製プランターをひっくり返して、片側を少し持ち上げ、ナメクジやカタツムリが入りやすいようにして置いておきましょう。毎朝、捕捉した分を処分してください。

813
ナメクジやカタツムリから植物を守る

ナメクジやカタツムリに植物を食い荒らされないように、庭の周囲、またはとくに保護したい植物の周囲に珪藻土を入れましょう。珪藻土は微小な藻の死骸からなる細かい粉末で、園芸用品店で手に入ります。そのカミソリ状組織が、ナメクジやカタツムリに食い込んで、脱水させます。効果を上げるには、雨が降るたびに、珪藻土を追加する必要があります。

814
ナメクジやカタツムリをビールでおびき寄せる

ナメクジやカタツムリは気の抜けたビールのわなに引き寄せられます。浅い鍋を上端が地面の高さになるよう土に埋め、鍋に半分までビールを入れます。それをナメクジやカタツムリの活動の形跡がある場所にいつくも仕掛けます。ナメクジやカタツムリがビールを飲もうとすると、中に落ちて溺死するという寸法です。

815
銅のバリア

園芸用品店で売られている銅テープは、ナメクジやカタツムリのバリアとして有効です。ナメクジやカタツムリは、一般的に銅を越えることはありません。ぬるぬるした体が銅に触れると、軽い電気ショックを受けるからです。庭床を守るために、10cm幅の銅テープを地面に2.5cm埋め、上端1.2cmを外側に折り曲げて縁を作りましょう。

816
モンシロチョウの幼虫を駆除する

モンシロチョウの幼虫はキャベツなどアブラナ科の植物を好みますが、レタス、ホウレンソウ、トマト、エンドウの葉も食べます。それらは見つけやすく、手で取り除くことができます。ニンニクのスプレー（799参照）で追い払うこともできます。また、作物にBT菌（バチルス・チューリンゲシス菌）を使うこともできます。BT菌は、自然に存在するバクテリアで、チョウやガの幼虫は殺すものの、人その他の哺乳類に対しては毒性がありません。他のチョウの幼虫まで殺さないために、BT菌は害虫被害にあった植物に限って使用してください。

817
布で植物を覆う

植物を害虫から守るために、モスリン、ナイロン・メッシュなどの薄い布を、簡単な竹や木の枠に留めて、植物を覆いましょう。超軽量畝カバーを園芸用品店で購入すれば、十分な日射を確保しながら、害虫被害も防げます。

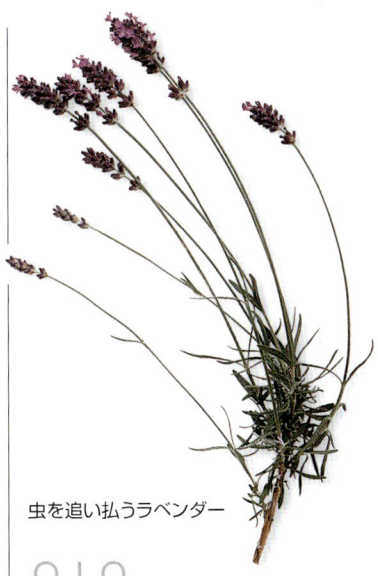

虫を追い払うラベンダー

818
ナチュラルな虫除け

シトロネラ、ラベンダー、ユーカリのオイルは、合成製品のような有毒な副作用なしに、蚊などの人を刺す虫を寄せつけない効果があります。

シトロネラ・エッセンシャルオイル
　小さじ1½
ラベンダー・エッセンシャルオイル
　小さじ1½
ユーカリ・エッセンシャルオイル
　小さじ¾
ホホバ油　小さじ1
ウィッチヘーゼル蒸留液　250ml

エッセンシャルオイルとホホバ油をガラス製のスプレーボトルに入れ、よく振ります。ウィッチヘーゼル蒸留液を加えて、もう一度振ります。目や粘膜を避け、体や衣服にスプレーします。

819
ネキリムシを防ぐ

日中はめったに見かけないネキリムシですが、夜になると、この丸々と太った、灰色や茶色のイモムシは、菜園

に深刻な被害を与えます。ネキリムシは小さい苗を食い荒らし、茎を根元から切ってしまいます。とにかく、ネキリムシから植物を守るしかありません。ペーパータオルやトイレットペーパーの芯を15cm大に切り、苗の周辺に2.5cmの深さで埋めて、物理的なバリアを作りましょう。

820
ネキリムシ退治に鳥の力を借りる

鳥はネキリムシの幼虫を好むので、うまくいけば、すぐにかなりの数を庭から取り除いてくれます。ネキリムシの幼虫をさらすために、苗を植える2～3日前に、何度か土を掘り返しましょう。そうすれば、すぐに鳥が好物のネキリムシを食べに降りてくるはずです。

821
コメツキムシの幼虫をわなで捕まえる

コメツキムシの幼虫は、ニンジン、ジャガイモなどの根菜類や花の球根に穴を開けます。この幼虫を捕捉するために、まずジャガイモを厚切りにして、1～2切れを竹串に刺します。それを串を目印にして、作物の根の近くに埋めます。2～3日後、わなをチェックして、ジャガイモについた幼虫を処分してください。

822
根瘤線虫（ネマトーダ）を退治する

根瘤線虫は、レタス、トマト、ニンジンなどの栽培植物の根に寄生する土壌微生物です。線虫は植物を弱らせ、葉の枯れや変色、花や実の成長阻害を引き起こします。苗を抜いてみると、根が膨れて瘤になっているのがわかります。線虫がついた場合の対処法としては、線虫がついた植物を庭床から取り除き、被覆作物として、強い香りのマリーゴールドを密に植えてください。そして、秋にマリーゴールドを庭床に鋤込みます。

823
オイルと糖蜜でハサミムシを取り除く

ハサミムシは、腹端に特徴的なハサミを持つ小さな茶色の昆虫です。サラダ菜類、花など、やわらかい植物を好んで食べます。日中は姿を見せず、夜になると餌をとるために出てきます。ハサミムシを捕まえるわなを作るには、洗っていない175gのツナの空き缶に、植物油を深さ1cmほどと、糖蜜小さじ1/2を入れます。これをいくつか作り、ハサミムシがつきやすい植物の近くに置きます。週に1回か、随時、取り替えてください。

824
新聞紙のわなでハサミムシを撃退する

ハサミムシは日中は、暗く、湿った場所を探しています。新聞紙を円筒形に丸めて輪ゴムをかけ、水で湿らせておくと、ハサミムシのちょうどよい隠れ場所になります。このわなを庭のあちこちに仕掛け、朝、中に入った虫を処分してください。

植物の病気を防ぐ

植物の病気の予防は、庭を健康に保つための大切な部分です。しっかりと庭を見守り、病気の兆候が見られたら、ただちに対処してください。問題が起きるのを防ぐために、なるべく病気に強い品種を選びましょう。

825
植物への正しい水のやり方

うどん粉病などの真菌病を予防するために、水やりは1日のうちの早い時間に行いましょう。そうすれば、日暮れまでに葉が完全に乾きます。水やりの時間は早朝がベストです。日中の暑い時間帯の水やりは避けてください。葉の上の水滴が太陽光線を増幅し、植物が葉焼けを起こしやすいからです。

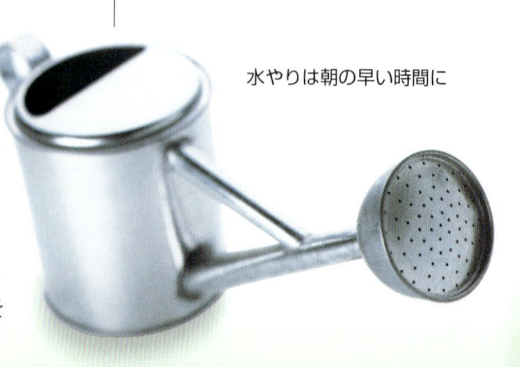

水やりは朝の早い時間に

植物の病気を防ぐ　157

826
健康な植物を育てるためのこつ

1年を通じて堆肥その他の有機肥料を与えることにより、土壌を健康でよい栄養状態に保ってください。植物を強く育てるために、十分な水をやり、必要に応じて有機肥料を与えましょう。庭はいつもきれいにしておきます。地面に落ちた葉、実、ベリーは必ず掃除しておきましょう。

827
太陽の力を借りて土壌病害虫を退治する

線虫など、土壌に生息して病気を起こすしつこい害虫に苦しんでいるなら、土を太陽光線にさらしてみましょう。そうすれば、病気や害虫を根絶やしにできるほど、土壌の温度が上昇します。ただし、有益な虫や土壌微生物も死滅してしまうので、この方法を使うのは、他に手段がないときだけにしてください。土を日光にさらすときは、植物や雑草をすべて取り除いて、土を耕し、ならしてから、十分に水を撒きます。庭床の周囲に深さ15cmの溝を掘り、中程度の重さのビニールシートを庭床の上に広げ、土に接するように押さえつけます。溝にシートを押し込んで、土を入れ、そのまま2ヶ月置きます。ビニールシートを取り除いたら、土壌の有益な微生物の回復を助けるために、堆肥を加えましょう。

828
うどん粉病を処置する

うどん粉病は、葉の表面に白か、灰色の粉が吹いたように見えます。この病気は急速に広がり、葉をしなびさせ、新葉を変形させます。多くの野菜や顕花植物に発生し、秋が非常に厄介です。胞子の発芽や拡散を防ぐために、週に1回、葉を洗い、そのあと、この薬をスプレーしましょう。

軽い植物油　小さじ1
ティーツリー・エッセンシャルオイル　10滴
ベーキングパウダー　小さじ1
水　5ℓ

オイルをまぜ合わせ、ベーキングパウダーと水を加えます。よく振り、感染した植物にたっぷりとスプレーします。

829
尻腐れを予防する

トマト、トウガラシ、キュウリ、カボチャ、メロンなどはどれも尻腐れしやすい果実です。これは果実の花落ち部分がくぼんで黒ずむ病気で、広がって、果実の半分くらいにおよぶこともあります。たいていはカルシウム不足か、不規則な水やりが原因です。尻腐れを防ぐには、作付け前の準備段階で、カルシウムを補充する堆肥や骨粉を加えてください。そして、雨または灌漑によって、1週あたり約25mmの水が苗に確実に供給されるようにし、マルチングをして土壌の水分を保ちます。

830
立ち枯れ病を予防する

立ち枯れ病は、苗の茎を腐らせてばたばたと倒す土壌病原菌によって引き起こされます。この菌は発芽前の種子を腐らせることもあります。この病気を防ぐには、種をまく深さが深すぎないようにし、土が水分を保ちつつも水浸しにならないようにしてください。屋内に植えるときは換気をよくしましょう。殺菌済みの培養土を使えば、土に病原菌がいるという可能性はなくなります。以前に栽培に使った植木鉢を再利用する場合は、立ち枯れ病菌を一掃するために十分きれいにしましょう。まず石けんを溶かしたお湯で鉢を洗い、よくすすいで、2～3日、天日干しにします。

831
黒斑病を予防する

黒斑病は、バラの多くによく見られる真菌病です。この病気は黄色い縁取りのある黒色の丸い斑点が葉に現れ、植物をひどく弱らせることがあります。黒斑病の予防としては、上からの水やりは避け、毎年春には新しいマルチを施すとよいでしょう。治療法としては、感染した葉を取り除いて処分し、以下の薬をスプレーしてください。

ベーキングパウダー　大さじ1
食器用液体ナチュラルソープ　小さじ1
ぬるま湯　5ℓ

材料を園芸用ポンプ式噴霧器に入れてまぜ合わせ、週1回、植物にスプレーします。

832
エプソムソルトで後押し

カルシウムの吸収をよくし、根腐れなどの病気を防ぐために、トマト、トウガラシ、キュウリ、カボチャ、メロンなどを植える穴に、エプソムソルト大さじ2を入れましょう。

芝生、雑草、花

オーガニック・ガーデニングのテクニックは、菜園にはもちろん、芝生や花壇にも役立ちます。健康的なガーデニングの原則に従えば、有害な化学薬品や合成肥料など必要はありません。

833
芝生に栄養を与える

年に1回、秋に、芝生全体に堆肥を6〜12mmの厚さで広げるか、芝生用の有機肥料を使って、芝生に栄養を与えます。ただし、与えすぎはいけません。肥料をやりすぎると、芝生の成長が早くなりすぎ、病気にかかりやすくなります。

834
芝を刈る

芝刈りは頻繁に行い、丈を5cm以上残しておくと、強い根の成長が促されます。肥料が少なくてすむように、刈った芝生はそのままにしておき、腐らせて養分にしましょう。

835
芝生に水をやる

芝生に頻繁に水をやると根が浅くなってしまうので、週に1回、どうしても必要なら2回、十分に水をやるようにしましょう。芝生にやった水の量を計るには、容器の側面がまっすぐなガラスの広口瓶をスプリンクラーの近くに置きます。25mmまでたまったときが、スプリンクラーを他の場所に移す目安になります。

836
ペットの小便

芝生に犬や猫が小便をしているのを見つけたら、すぐにその場所に水を撒いて、芝生が枯れたり、茶色に変色したりするのを防ぎましょう。

837
ナチュラルな雑草防除法

継続的な雑草防除のやり方を確立すれば、化学除草剤を使わなくても雑草を抑えることは難しくありません。雑草の足がかりにならないように、裸の地面は残さないようにしましょう。庭床にはたっぷりとマルチを施し、芝生が薄くなってきたところにはすぐに種をまくようにしましょう。芝刈りは頻繁に行いますが、あまり短くしすぎないようにしましょう。丈を5〜7cm残しておくと、より力強い成長が促され、雑草を締め出すのに役立ちます。また、頻繁な芝刈りは、種を飛ばす花頭を取り除くことで雑草を減らすことにもなります。

838
干ばつ時の除草

土壌が極端に乾燥しているときには、雑草を抜いてはいけません。土壌のバランスが乱れ、さらに水分が失われることになるからです。そういうときは、鍬で地表の雑草を取り除いてください。

839
雑草を食べる

シロザ、セイヨウタンポポ、スベリヒユなど、一般的な雑草の多くは、春のサラダに風味と健康上の効用を添えます。根ではなく、やわらかい葉を使いましょう。

840
チューリップとラッパズイセンのケア

チューリップやラッパズイセンは、花の時期がすぎたら花茎を切ってください。ただし葉は8週間はそのままおき、球根が翌春の花のためにエネルギーを生成するのを助けられるようにします。見苦しくないように、葉はまとめて輪ゴムで留めておきましょう。

841
四季咲きの越年生植物(二年生植物)

フォックスグラブ、ワスレナグサ、クラリーセージなどの越年生植物は、足かけ2年に及ぶ生育期間で、一度だけ開花して、枯れます。しかし、これらの植物はこぼれ種からよく育ち、春ごとに新しい芽が出ます。毎年、花が見られるようにするには、越年生植物を2年続けて植え、毎年、花の一部が種をつけるようにしてください。枯れたものを取り除く前に、新しいものを育てる予定の場所で、乾燥した花頭を振って種を落としましょう。

842
開花の促進

一年生植物の花をできるだけ長く咲かせるには、枯れた花を定期的に

室内用鉢植え植物の世話

室内用鉢植え植物は、世界各地のさまざまな生息地からもたらされたものです。屋内環境にすぐに適応できるものもあれば、過剰な温度、光線不足、湿度不足など、最適とはいいがたいコンディションに対応するのに、特別な配慮が必要なものもあります。

摘み取って種をつけないようにし、返り咲きを促してください。植物の葉を茂らせるには、新しい蕾を指で摘み取ってください。

843
多年生植物の活性化

ほとんどの多年生植物は、数年ごとに株分けをして、弱ったり枯れたりした部分を取り除き、活性化させる必要があります。この作業には、植物にもっとも害が少ない春か秋の涼しい日がベストです。なるべく根を多くつけて、植物を掘り起こします。切れ味のいい鋤で根の塊を切り開いて、分割します。適当な大きさになるように、さらに分割します。不健康な、痛んだ箇所は捨てます。株分けした株はすぐに植え直してください。

844
バラの花を長く咲かせる

終わった花は、種子のさやをつける前に定期的に取り除いてください。これは、バラが種作りにエネルギーを注ぐ代わりに、もっと花を咲かせるようにし向けることになります。花をよく咲かせるために、終わった花を3番目の葉のすぐ上で茎を斜めに切って取り除きましょう。

845
バラの開花を促進し、色をよくするエプソムソルト

エプソムソルトに含まれるマグネシウムは、バラの栄養の吸収を促進して、花の数を増やし、色をよくする効果があります。春に、バラの丈30cmにつき小さじ1を撒き、土に掻き入れましょう。花が咲いたあと、これをくり返します。

846
室内用鉢植え植物の水やり

室内用鉢植え植物が必要とする水分は、植物の種類によって異なり、屋内環境、とくに部屋の温度、湿度、日当たりによって違ってきます。原則として、スケジュール通りではなく、土が完全に乾いたら水をやってください。土を十分湿らせ、次に水をやるまでに完全に乾かします。

847
水やりはぬるま湯で

室内用鉢植え植物の水やりには、必ずぬるま湯を使いましょう。冷たい水は植物にショックを与え、根を傷めることがあるからです。

グラスタイプの室内用鉢植え植物

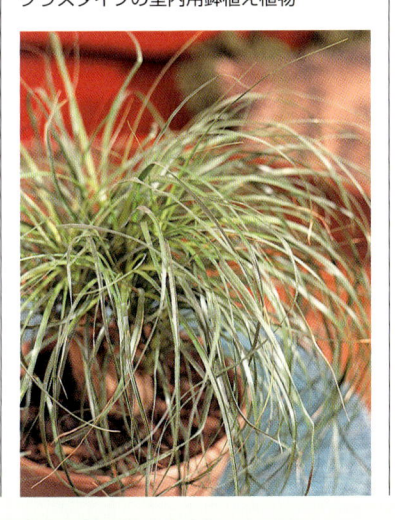

848
植物の健康のための霧吹き

ほとんどの家は、冷暖房によって非常に乾燥しています。室内用鉢植え植物の先端が茶色になったら、それはもっと水分が必要だというサインです。室内用鉢植え植物を健康に保つために、週2回は、霧吹きで霧を吹きかけましょう。

849
栄養豊富な植物用スプレー

コンフリー・ティーは有益なミネラルを供給し、植物の成長を促進します。

熱湯　500ml
乾燥コンフリーリーフ　大さじ2

コンフリーに熱湯を注ぎ、室温まで冷まして、こします。週1回、植物にたっぷりとスプレーしましょう。コンフリー・ティーはしみになることがあるので、繊維につけないようにしてください。残った液は、冷蔵庫で1週間まで保存できます。

850
砂糖水で花を長持ちさせる

切り花は砂糖を溶かした生ぬるい水に生けると、長持ちします。水500mlに、砂糖小さじ1を溶かします。水は1日おきに取り替えてください。

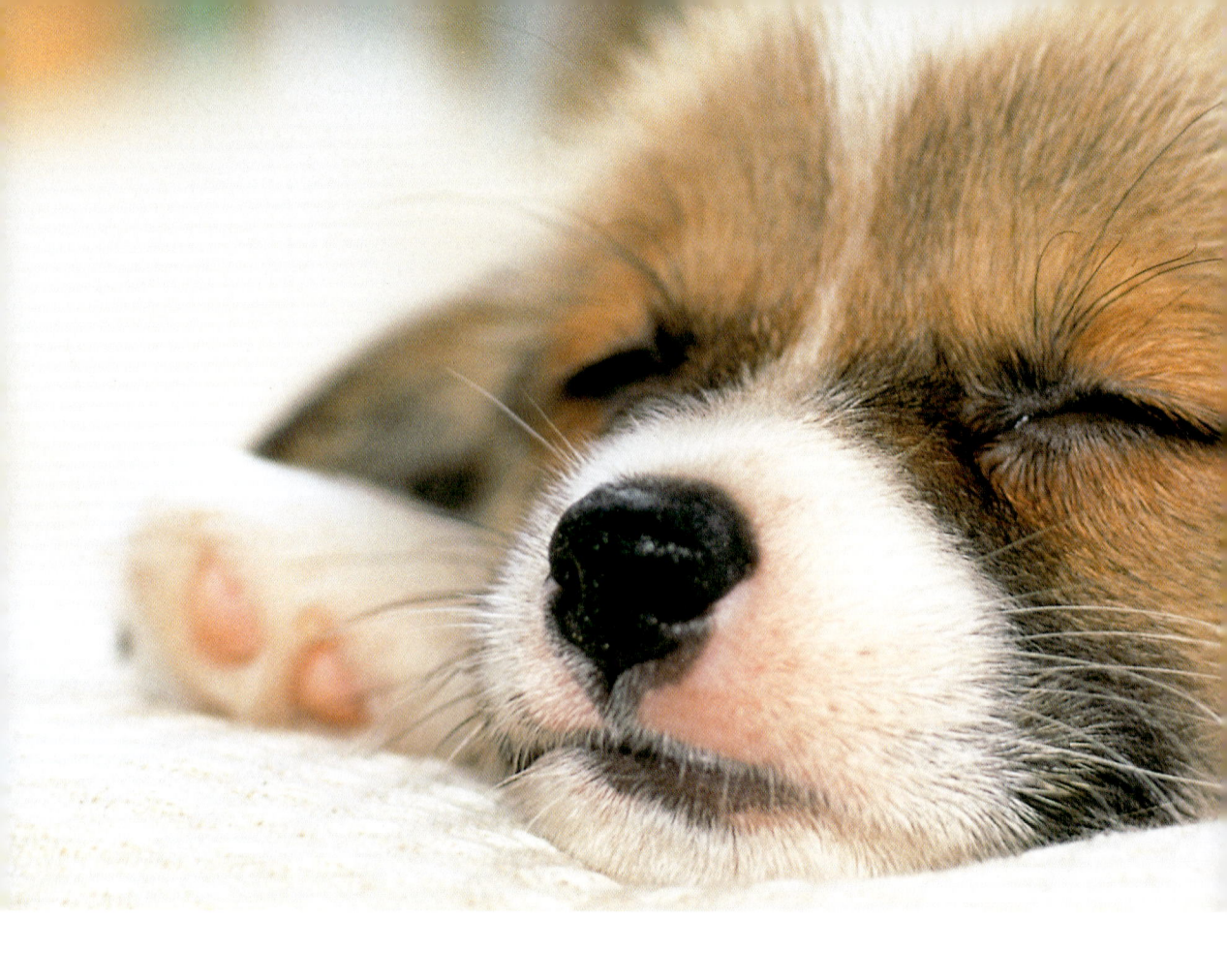

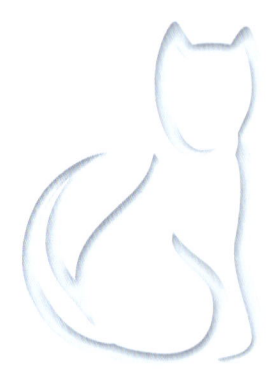

ナチュラルな

　わたしたちの多くにとって、ペットは大切な家族の一員です。ペットは親密な交わり、喜び、無条件の愛情を与える代わりに、バランスのとれた食餌、安全で快適な住みか、遊びや運動の機会、定期的な獣医師のケアを求めて、人間に依存しています。さらに、ペットは生まれながらにして暮らしの楽しみ方を知っているので、わたしたちのすばらしい教師になれます。犬も猫も、毎日ほとんどの時間を遊びとリラックスに費やしているのですから。

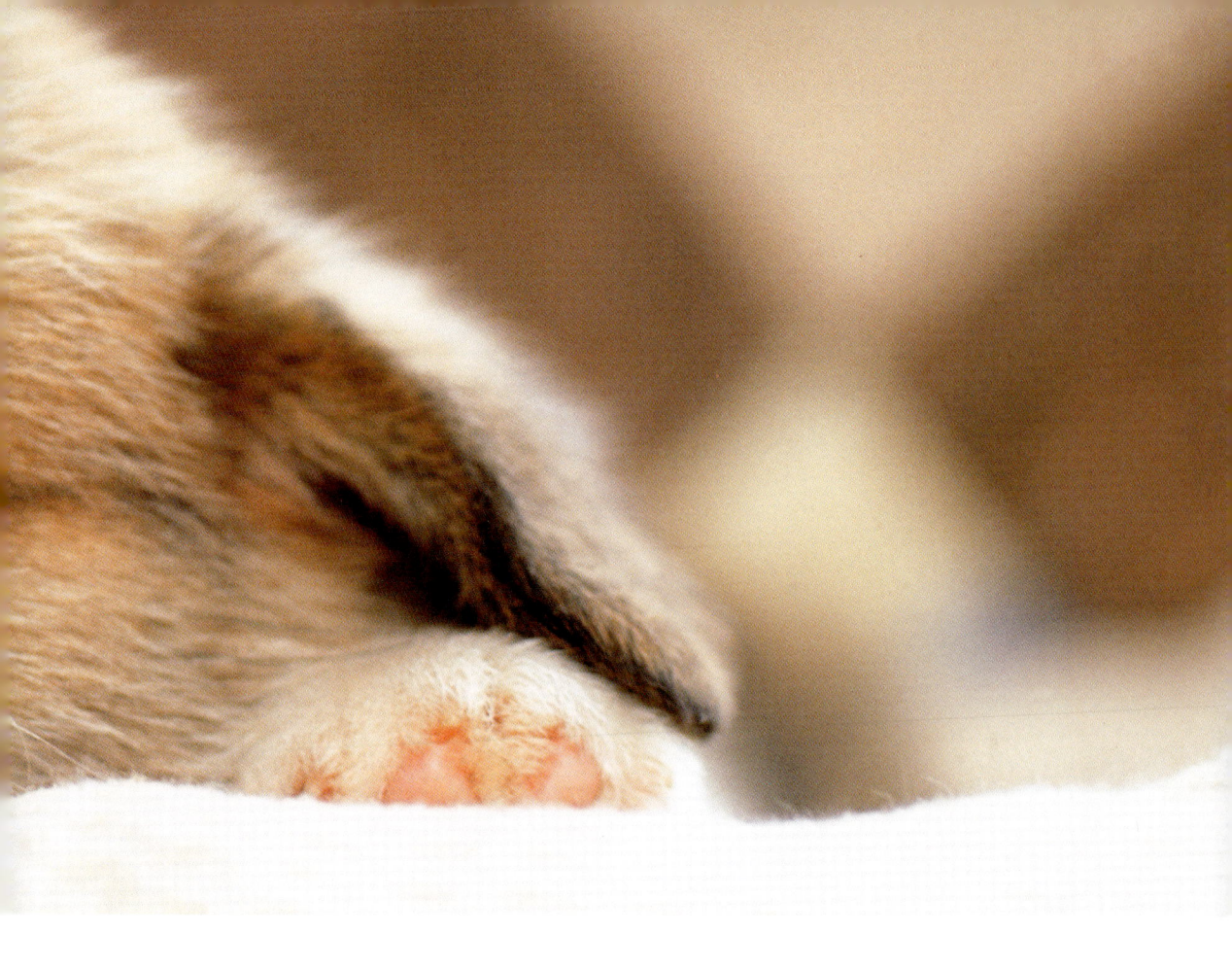

ペットケア

　ナチュラルな治療法を使えば、多くの場合、ペットがかかるようなちょっとした病気を安全かつ容易に治療できます。ハーブ、ビタミン、アロマセラピー、ホメオパシー、ハイドロセラピーは、ペットにも人間と同様に効果があり、多くの医薬品よりもずっと安全です。ただし、人間に適した治療法のすべてが、ペットに適しているというわけではありません。よくわからないときには、必ず獣医師か、薬草医に確認してください。

　この章の最初のパートでは、愛犬、愛猫の健康なライフスタイルを作り上げるための提案をしています。その次の「病気のペットのケア」のパートでは、犬猫両方にかかわる一般的な病気に対処するための治療法を紹介しています。多くの治療法で犬や猫のケアの仕方をいろいろと指導しますが、嘔吐や下痢が長引くなど、ホームケアをしても2日以内に解決しない場合は、どんな症状でも獣医師の診察を受けさせてください。

愛犬のための健康的な住みか

犬は自分の場所を必要とします。しかも、ほとんどの犬はそうした場所に関してはっきりとした好みを持っています。屋外を好む犬もいれば、室内を好む犬もいます。やわらかい寝床を好む犬もいれば、冷たいキッチンの床や草地で寝るのを好む犬もいます。飼い犬の習性に留意すれば、飼い主もペットももっと暮らしやすくなるはずです。犬がもっとも居心地よく過ごせる場所がどこであろうと、必ずそこが健康的で、安全な場所になるようにしてください。

851
快適な犬用ベッド

ほとんどの犬がやわらかい快適な寝床を好みます。洗える木綿かフランネルのカバー、または毛布つきのやわらかい詰め物入り犬用ベッドを選びましょう。バスケットタイプのものは避けてください——多くの犬が噛まずにいられなくなり、切れ端を飲み込んだりしたらケガのもとです。カバーはマイルドで無香料のナチュラルな洗濯用洗剤で定期的に洗濯し、皮膚炎を避けるために、よくすすいでください。

852
熱射病を防ぐ

暑い季節には、ポーチや犬小屋など、犬が日射しを軽減できる屋根のついた避難場所を用意してください。また、屋外、屋内を問わず、犬がいつも新鮮な冷たい水をたっぷりと飲めるようにしておいてください。

853
有毒物質から守る

家庭用、園芸用の化学薬品、殺虫剤、ペンキ、シンナーなどの有毒物質がないか、家、ガレージ、庭を点検して、犬が安全な環境で暮らせるようにしてください。有毒な化学肥料や殺虫剤は芝生や庭に使わないようにしましょう。それよりも、化学物質を使わないナチュラルなものの中から代替品を選びましょう。たいていの園芸用品店で購入できます。こぼれた不凍液はとくに注意して掃除してください。犬が見つけたら、飲んでしまいます。

注意：不凍液は有毒で、重い腎臓障害を引き起こします。犬が不凍液を飲んだのではないかと疑われるときは、獣医師の診察を受けさせてください。

854
自動給餌器を避ける

自動給餌器は飼い主にとって便利な装置ですが、その使用には重大な健康上の問題がいくつかあります。第一に、細菌が急速に餌を汚染する可能性があります（数時間以内ということも）。第二に、ハエ、ゴキブリその他の害虫が餌にたかる可能性があります。第三に、ほとんどの犬が食べすぎて、太ってしまいます。できれば、1日に1～2回、定量の新鮮な餌を与える方がよいでしょう。

愛犬のための健康的な食餌

犬の健康に直接関係しているのは食べ物です。そして、最適な栄養を含んだ食餌を与えるのは飼い主の役目です。食餌に栄養が不足していると、つやのない毛並み、皮膚の乾燥やかゆみ、鼓腸、エネルギー不足、不快な体臭、下痢、嘔吐、問題行動などの徴候が現れます。健康をサポートする餌に変えれば、通常、数週間で好ましい結果がもたらされます。

855
どんな餌を与えるべきか

市販のドッグフードは質の悪いものが多く、ペットの健康状態をベストに保つことができません。もっともよい餌は高品質の肉製品から作られたものです。大豆が主成分の餌は、犬の消化器官では消化が困難なので、与えてはいけません。保存料、合成添加物、人工香料、人工着色料を含んだ餌も避けてください。缶詰タイプの餌はほとんどの犬が好み、必須の食物脂肪が豊富に含まれています。ドライフードはタンパク質がいっそう豊富で、歯の健康にも役立ちます。缶詰とドライフードを同じ割合で混合し、野菜、卵、カッテージチーズなど、その他の健康によい食品を補うのが、最良の選択肢でしょう。

愛犬のための健康的な住みか　163

856
健康によいごちそう

赤身の肉、生の関節部分の骨、チーズ、カッテージチーズ、野菜、ドライフルーツ、生の果物、犬用の全粒粉ビスケット、ヨーグルトなど、バラエティ豊かなごちそうを与えましょう。

857
食餌に生の餌を追加する

缶詰やドライフードの餌は、どんなに高品質であっても、それだけでは愛犬の健康状態をベストに保つのに十分とは言えません。加工食品に含まれない栄養素や酵素を供給するために、毎日、新鮮な未加工食品を与える必要があります。犬が好む栄養価の高い未加工食品には、ニンジン、リンゴ、緑色のサラダ菜類、ブロッコリーなどがあります。すりおろすか、細かく刻むかして、体重4.5kgに対し、大さじ2の割合で通常の餌に加えましょう。未加工食品を与えすぎると下痢を起こす可能性があるので、犬の消化器官が適応する時間を与えるために、少量からはじめてください。

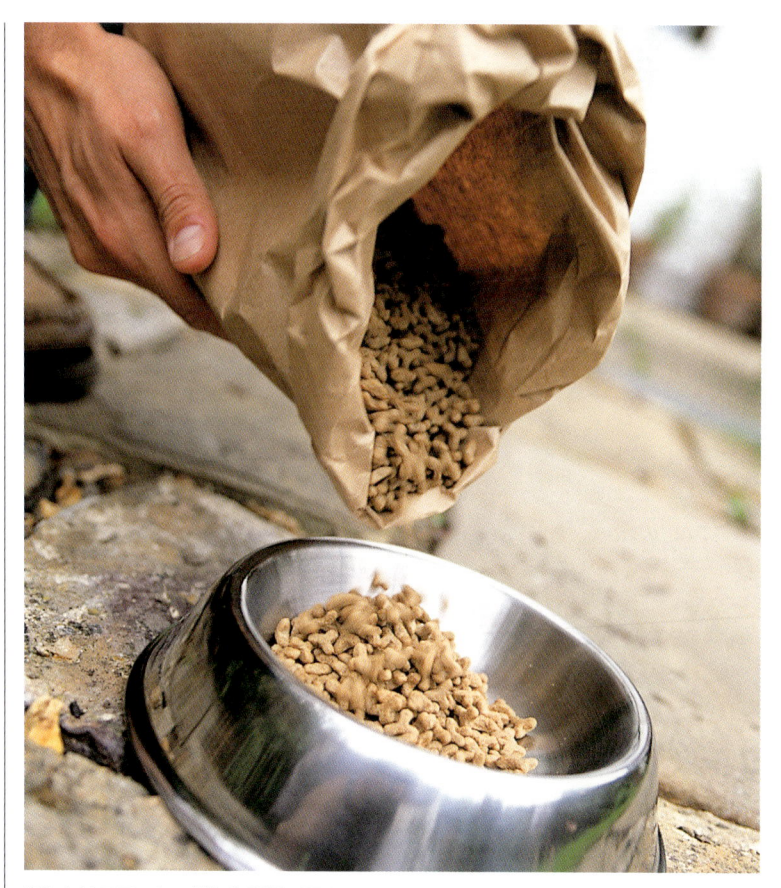

餌入れはステンレス製か陶器製に限る

858
少量の生肉を加える

犬の食餌に少量の生肉を加えると、その祖先の時代の自然な食餌に近づけることができます。週に2回ほど、少量の生肉や臓物を与えると、ほとんどの犬は喜びます。普通の肉に含まれているホルモン剤などの化学物質を避けるために、オーガニック・ミートを選びましょう。消化不良を避け、犬の消化器官が適応する時間を与えるために、少量からはじめてください。通常、体重4.5kgに対し、約60gの割合で餌のたびに与えます。

859
餌の時間を決める

規則正しく餌を与えれば——1日2回、朝と夕方——犬の健康状態はベストに保てます。冷蔵庫から出したばかりの餌を与えるのではなく、室温になったものを与えましょう。その方が犬も喜び、消化器官にもよりやさしくなります。餌や水を入れるボウルは、ステンレス製か、陶器製のものが最適です。プラスチック製のものは食物や水に有毒物質が溶け出すおそれがあるので、避けてください。

860
つややかな毛並みのために生卵を

生卵は、濃く健康な毛を生み出すタンパク質やミネラルを豊富に含んでいます。必要なら、毎日、生の卵黄1個を食餌に加えましょう。ただし、生の卵白はとりすぎるとタンパク質バランスを損なうことがあるので、週1回までにとどめてください。

861
免疫力を高めるガーリック

ガーリックは有害な細菌、ウイルス、寄生虫を抑え、循環系や免疫系の強化に役立つので、毎日、生のガーリックをとることは犬のためになります。また、ノミを防ぐ効果があるとも言われています。体重4.5kgに対し、ガーリック1/4片の割合でみじん切りにして、毎日の餌にまぜるとよいでしょう。

862
健全な消化作用を促進するヨーグルト

プレーンなナチュラルヨーグルトを毎日の餌に少量加えるだけで、消化器系が最適に機能する状態を保てます。ナチュラルヨーグルトには、アシドフィルス菌のような善玉菌が含まれており、それが犬の腸内環境を整えるのです。ヨーグルトは生きた乳酸菌含有の表示があるものを選びましょう。体重4.5kgに対し、大さじ1の割合で、毎日餌に加えてください。

863
健全な消化作用を促進する食物繊維

毎日、犬の食餌にふすまの形で少量の食物繊維を加えると、消化器系が最適に機能する状態を保てます。ふすまが箒の働きをして、腸管を掃除し、便秘を予防するのです。体重4.5kgに対し、ふすま大さじ1/4の割合で、1日1回、餌に加えてください。

864
愛犬に手作りの食餌を

愛犬の食餌を手作りする場合には、オートミール、玄米、雑穀、粗びき麦など、加工済みの全粒小麦をベースにします。犬の体重4.5kgに対し、穀類約130gの割合で使用します。ベースの穀類に、次のような材料をまぜます。加熱調理したチキン、七面鳥、牛肉の形でタンパク質75g、新鮮な生野菜をすりおろしたもの大さじ2、エクストラ・バージン・オリーブオイル小さじ1/2、新鮮な生のガーリック1/4片、ヨーグルト大さじ1、ビタミンとミネラルの粉末サプリメント。追加的な材料の分量は、犬の体重、代謝、活動レベルによって調節してください。

865
ガーリックビスケット

犬はガーリックの味が好きで、このビスケットは栄養満点の手作りのごちそうになります。

全粒粉　260g
石臼で挽いたコーンミール　115g
ゴマ　100g
卵　3個
牛乳　60ml
チキン・ブロス　125ml
オリーブオイル　大さじ2
みじん切りにしたガーリック　2片
(作り方は、右頁下欄を参照)

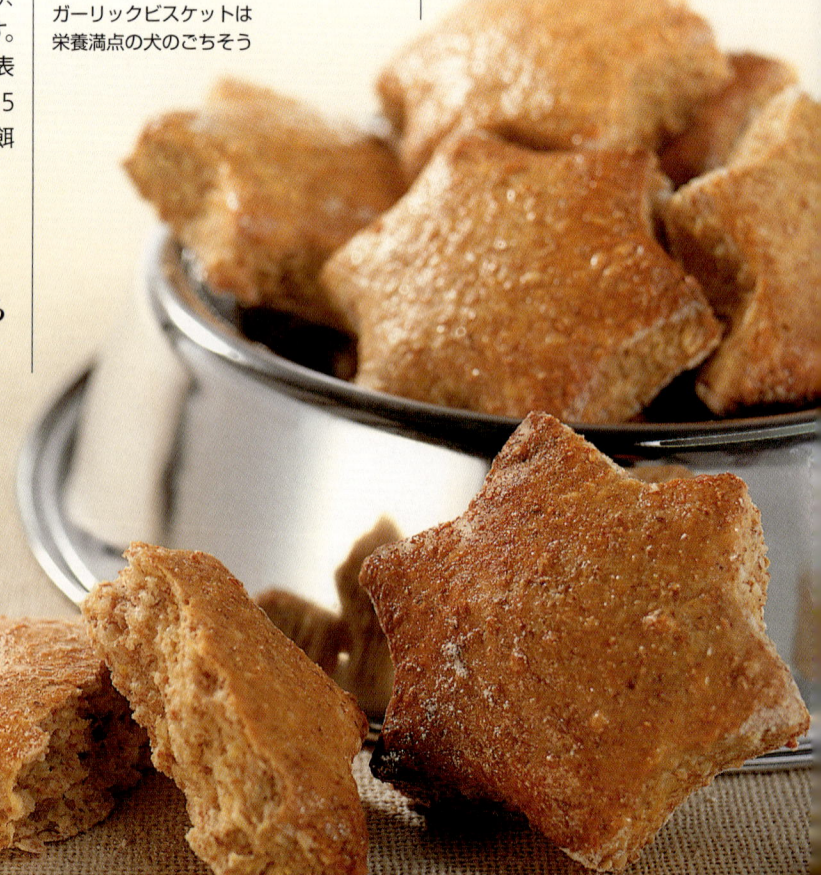

ガーリックビスケットは栄養満点の犬のごちそう

866
生の骨

ジューシーな生の骨をおやつに与えると、ほとんどの犬は大喜びします。ただし、購入するのは大きい骨だけにしましょう。丸みのあるひざの骨なら、心ゆくまで安全に噛むことができるので、ベストです。小さめの骨は犬が飲み込みかねないので、危険です。どんな種類の骨でも、加熱調理した骨は絶対に与えてはいけません。かみ砕くと粉々に割れて、喉や消化管を傷つけるおそれがあるからです。

867
栄養補助食品の作り方

愛犬の体調をベストにするために、濃縮した自然食品をまぜ合わせて作った栄養補助食品を与えましょう。ビール酵母はビタミンB複合体が豊富で、小麦胚芽はビタミンEが豊富です。バーリーグラスは、解毒作用を促進する葉緑素のすぐれた供給源です。ケルプには鉄分とミネラルがたっぷり含まれています。

ビール酵母　120g
生の小麦胚芽　30g
粉末バーリーグラス　大さじ2
ケルプ（海藻灰）　大さじ2

材料をまぜ合わせ、体重4.5kgに対し、小さじ1/2の割合で、1日の食餌に加えます。

868
そのほかのおやつ

犬はおやつが大好きです。材料を吟味して選べば、毎日の食餌を健康的に補うことができます。市販のおやつの多くは、体によくない脂肪、糖分、化学物質が詰まっていますが、犬は固いビスケットや小間切れの肉に飛びつき、果物や野菜さえ喜んで食べます。

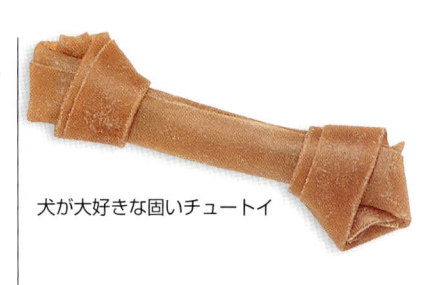

犬が大好きな固いチュートイ

ただ、消化不良を起こさないように、量は少なめにしましょう。バランスのとれた通常の餌の代わりにしてはいけません。

869
水をたっぷり与える

脱水症を防ぐために、いつも新鮮な水をたっぷりと与えておくようにしましょう。室内でも屋外でもボウルに水を入れておき、餌のときだけでなく、1日中、水が飲めるようにしておいてください。

ガーリックビスケットの作り方

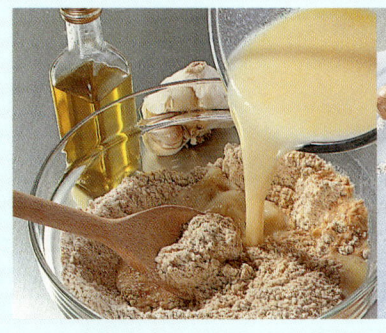

1 小麦粉、コーンミール、ゴマを大型ボウルで混合します。卵2個と牛乳を撹拌して、チキン・ブース、オリーブオイル、ガーリックを加えます。その液体を粉のミックスにかきまぜながら入れ、よくこねて、硬い生地を作ります。15分寝かせます。

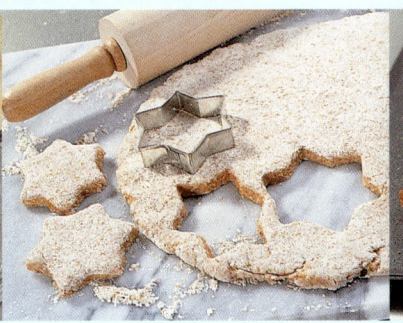

2 軽く打ち粉をした上に生地を載せます。厚さ6mmに伸ばして、好きな形にくり抜きます。残りの卵を撹拌し、ビスケットの表面にはけで塗ります。

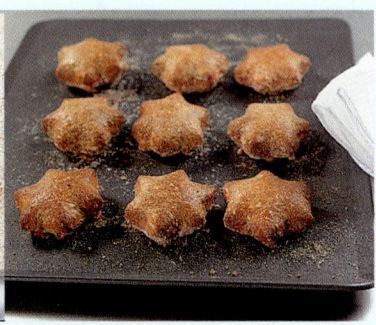

3 薄く油を引いたオーブンシートにビスケットを載せ、180℃のオーブンで25～35分、きれいな焼き色がつくまで焼きます。ビスケットをオーブンシートから外して、冷まします。

運動の重要性

日々の運動は、肥満を防ぎ、循環系を強化し、健全な消化を促進し、筋肉や骨を弱らせないようにします。毎日の散歩は、愛犬とともに運動し、つき合いを楽しむ絶好の機会です。

870
運動のためのヒント

ほとんどの犬は散歩が大好きです。水分の不足に気をつけ、体に熱がこもらないようにしてください。運動が過重になった徴候がないか注意します。激しいあえぎ、疲労感、ぎこちない足取りは、犬がペースダウンと休憩を必要としている徴候です。ランニングのお供など、もっと激しい運動をさせる場合は、悪影響がないかどうか獣医師に確認してください。ストレスの多い運動で、かえって体を悪くする犬種もあるからです。

871
ケガを防ぐ

散歩やランニングをしたあとは、小石、ガラス片その他の破片が肉球に刺さっているかもしれないので、犬の足をチェックしましょう。併せて、切り傷についてもチェックしてください。もしケガをしていたら、生ぬるい石けん水で洗い、同量の水とエキナシアエキスを混合したハーブ消毒液ですすいでください。そのあと、治癒を早めるためにカレンデュラ・ジェルを塗りましょう。

873
耳を守る

犬を入浴させるときは、水が外耳道に入らないように、両方の耳に脱脂綿を詰めておきましょう。耳に水が入ると、不快に感じるだけでなく、耳感染につながるおそれがあります。

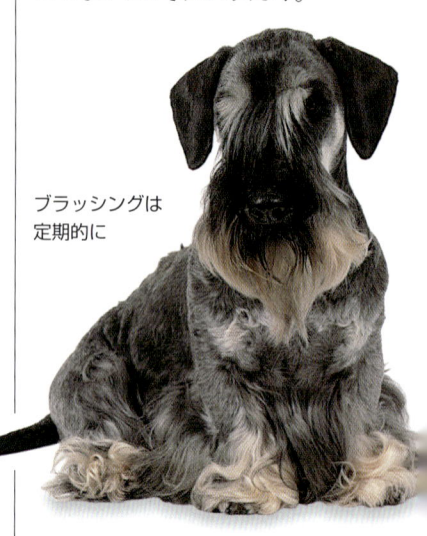

ブラッシングは定期的に

犬のグルーミング

犬に必要なグルーミングは、毛の長さや量、室内犬か屋外犬かによって変わってきます。入浴、ブラッシング、耳や目の汚れ落としなど、グルーミング作業の多くは家庭でも簡単にでき、ペットの健康と見た目のよさを維持するのに役立ちます。

872
入浴

多くの犬は入浴を嫌がります。水遊びが好きな犬でもそうです。どれくらいの頻度で入浴させるべきかは、汚れ具合や臭いの強さにもよりますが、週に1回も入浴させれば十分です。それ以上入浴させると、被毛を保護している脂が取れすぎて、皮膚の乾燥や炎症を起こすおそれがあります。シャンプーの前には、よくブラシをかけ、被毛のもつれを解いてください。入浴のショックを軽くするために、ぬるま湯と水で2倍に薄めたマイルドなカスティール石けんのシャンプーを使いましょう。入浴中は、やさしくして、たっぷりと褒め言葉をかけてください。入浴後は、寒けやストレスを防止するために、タオルでしっかり拭くか、温風にセットしたドライヤーを使うかして、完全に乾かしてください。

874
ブラシがけ

長毛種の犬は毎日グルーミングをして、毛のもつれや毛玉を防ぐ必要がありますが、頻繁なブラッシングはあらゆる犬種のためになります。ブラッシングをすれば、犬の皮膚や被毛を清潔にして整えるのに役立ち、抜け毛も取り除けます。犬の毛の量や質に合わせて、手入れの道具を選んでください。密集して生えている被毛には目の粗い櫛、毛が細い被毛には目の詰んだ櫛というふうに。犬の皮膚を傷つけないために、必ず先が丸い櫛を選びましょう。全身を櫛でとかして毛のもつれや抜け毛を取り、最後はブラシをかけて脂を被毛全体に行き渡らせます。

犬のグルーミング　167

875
タール、ペンキ、その他を取り除く

タール、ペンキ、糊、ガムなど、粘着性物質を犬の毛から取り除くのは難しいものです。テレピン油のような溶剤は、皮膚に炎症を起こしたり、口に入ると有毒なので、使用しないでください。タールはワセリンをすり込むと、ガムは氷で固めると取り除きやすくなりますが、一般に、ほとんどの粘着性物質は毛ごと切り取るしかありません。

876
耳掃除

定期的に行うグルーミング作業に、耳掃除も加えるべきでしょう。月に1回、外耳道と内耳の外側を、純粋な植物油をたっぷり含ませた綿棒で拭きます。溜まった耳あかを軽く拭き取るようにし、奥に押し込まないように気をつけます。飼い主が辛抱強く、やさしく、くり返し行えば、ほとんどの犬は耳掃除を我慢するようになります。垂れた長い耳の犬はとくにそうですが、耳の中の毛が多い犬がいます。そういう場合は、耳感染を防ぐために、トリマーにカットしてもらいましょう。

877
涙やけを取り除く

目頭部分の毛に茶褐色の涙のあとがつく犬がいます。そういう涙やけは過酸化水素水で拭き取ります。

過酸化水素　小さじ1
水　大さじ3

過酸化水素と水を混合します。綿棒に含ませ、涙やけが消えるまでやさしく汚れを拭き取ります。

注意：過酸化水素水が犬の目に入らないよう、くれぐれも注意してください。

878
爪切り

定期的に屋外を散歩して固い地面を歩く犬の場合、たぶん爪切りはほとんど必要ないでしょう。しかし、ほとんどの時間を室内で過ごしたり、庭の草地を走るだけの犬には、ケガを防ぐために定期的な爪切りが必要です——爪が長いと、カーペットに引っかかったり、歩きにくくなることがあるからです。仕事を楽にするため、ペットショップで犬専用の爪切りを購入しましょう。爪を切るときは、血管を傷つけないように、必ず爪がカーブしている部分、ピンクの部分のすぐ下を切ります。ほとんどの犬は爪切りを嫌がるので、子犬のうちから爪切りのあいだはおとなしくするように慣らしておくのがベストでしょう。うまくいかなければ、トリマーにやってもらいましょう。

879
歯磨き

歯を清潔に保てば、口臭が軽減し、犬の健康を守ることもできます。人間と同様、犬も虫歯や歯周病になることがあるのです。歯磨きを嫌がらない犬もいます。とくに子犬のころから訓練していれば嫌がりません。少なくとも週に1回は、きれいな布、または犬用歯ブラシと水で軽く歯を磨きます。犬が嫌がるようなら、獣医師に歯のチェックと歯磨きをしてもらいましょう。

880
ベーキングパウダーの練り歯磨き

犬の歯を白く、清潔にするために、ベーキングパウダーと水をまぜてペーストを作り、それを練り歯磨きとして少量を使用しましょう。ベーキングパウダーは歯を磨き、口臭を消すのに役立ちます。人間用の練り歯磨きは使わないでください。犬はその味を嫌います。

881
毎日与えるビスケット

歯や歯ぐきを強く健康に保つために、毎日、犬用の固いビスケットを与えましょう。そのざらざらした表面が歯垢を落とし、歯の鋭さを保つのに役立ちます。

犬用ビスケット

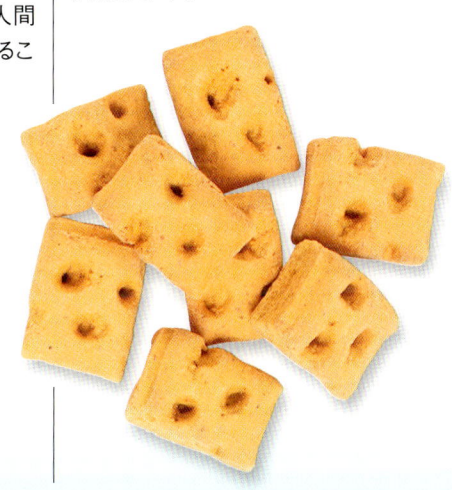

愛猫のための健康的な住みか

猫はもともと好奇心旺盛で独立心の強い動物で、それが魅力のひとつにもなっています。ほとんどの猫は自分というものを持ち、どこで寝て、いつ、何を食べるか、いつ人間の相手をするかを、みずから選択することを望みます。しかし、いかに猫の独立心が強くても、猫にとって安全で健康的な住みかを提供してくれるのは、やはり飼い主なのです。

882
新しい住みかへの適応

猫、または子猫が新しい住みかに適応するのを助けるために、明かりをつけたままにしたり、心地よい音楽を流したりして、猫を寝かせる部屋をなるべく安心できる場所にしましょう。猫自身のペースで、環境に適応させてください。新しい住みかに慣れるまで、隠れたり、餌をほとんど食べなかったりするかもしれませんが、たいていは2、3日のうちに、活発な家族の一員となります。よくしつけができるまでは、壊れ物を取り除き、電気コードを手の届かないところに移動させてください。

883
寝心地のよい猫のベッド

猫は必ず自分のお気に入りの昼寝場所を選びますが、自分専用ベッドがあればあったで喜びます。猫はやわらかくて、暖かい快適な場所が大好きです。洗濯ができる枕や寝心地のよいタオルケットなら、それに適しています。2週間ごとに、マイルドでナチュラルな洗濯用洗剤(自然食品店で入手可能)で洗い、皮膚炎を起こさないようによくすすぎましょう。

884
爪とぎ柱を与える

爪とぎは筋肉の強化と爪をとがらせ、短くするのに役立つので、猫にとっては必要な普通の行動です。家具の傷みを防ぎ、猫とのあいだに無用の緊張が高まらないように、市販の爪とぎ柱を与えましょう。きめの粗いざらざらの表面で、高さがあり、垂直に立つタイプがベストです。猫がちゃんと爪とぎ柱を使うようにし向けるため、キャットニップを振りかけるとよいでしょう。

885
有毒物質との接触を避ける

犬のためのアドバイスに従ってください(853参照)。加えて、室内や庭でフィロデンドロン、ディフェンバチア、イースター・リリーなど、有毒植物を栽培している場合は、猫が食べると体によくないので、取り除いてください。

愛猫のための健康的な食餌

猫の健康に直接関係しているのは食べ物です。そして、最適な栄養を含んだ食餌を与えるのは飼い主の役目です。食餌に栄養が不足していると、つやのない毛並み、皮膚の乾燥やかゆみ、鼓腸、エネルギー不足、不快な体臭、下痢、嘔吐、問題行動などの徴候が現れます。健康をサポートする餌に変えれば、通常、数週間で好ましい結果がもたらされます。

886
どんな餌を与えるべきか

猫は好き嫌いが激しいことで有名です。猫の幸せと健康を維持するために、栄養のある食品とおやつで、変化に富んだ餌を与えましょう。高品質の缶詰タイプの餌にドライフード大さじ1を加えたり、残飯や健康によい自然食品を追加したりします。臓物、化学調味料、保存料、人工香料、人工着色料を含む市販品は避けてください。

887
おいしい残り物と残飯

猫は残飯を喜んで食べます。適当な残り物(888参照)小さじ1〜2を与えれば、食餌においしく効果的に栄養を補うことができるだけでなく、興味深い変化をつけることもできます。魚、肉、卵、チーズなど、高タンパク食品が適しています。また、トウモロコシ、ヤマノイモ科のイモ、ブロッコリーなどの野菜を煮たり、蒸したりして与えるのもよいでしょう。

愛猫のための健康的な食餌

888
猫のための健康的なおやつ

猫にさまざまなおやつを与えましょう。例えば、ヤマノイモ科のイモや冬カボチャを焼いたもの、チーズ、加熱調理したトウモロコシや鶏のレバー、生の脊椎骨、イワシ、半熟卵、錠剤タイプのイースト・サプリメント、蒸し野菜、ヨーグルトなどです。

889
危険な骨

加熱調理した家禽の骨は、細かく割れて腸管を傷つけるおそれがあるので、絶対に猫に与えてはいけません。ただし、首の部分の骨は例外です。細かく割れるどころか、ぼろぼろに崩壊するので、害はありません。

890
規則正しく餌を与える

猫の健康面から考えると、1日2回、朝と夕方に餌を与えるのがベストでしょう。なるべく自動給餌器の使用は控えてください（854参照）。餌は30分置いたら、片付けます。冷蔵庫から出したばかりの餌を与えるのではなく、室温になったものを与えてください。餌や水を入れるボウルは、陶器製か、重さのあるステンレス製のものが最適です。プラスティック製のものは食物や水に有毒物質が溶け出すおそれがあるので、避けてください。

891
生の栄養補助食品

猫は加工食品に含まれない栄養素や酵素がとれる生の食品を、毎日、ある程度必要とします。猫が喜んで食べる生の食品には、牛肉、魚、家禽類の肉、卵の卵黄、すりおろしたニンジンやズッキーニなどがあります。最初は缶詰タイプの餌に生の餌小さじ1/2をまぜることからはじめ、新しい餌に適応する時間を与えます。栄養補助食品（867参照）を与えてもかまいません。その場合、体重4.5kgに対し、小さじ1/2の割合で、1日1回、餌にまぜます。

892
つややかな毛並みのために生卵を

生卵は、濃く健康な毛を生み出すタンパク質やミネラルを豊富に含んでいます。必要なら、週に数回、生の卵黄1個を食餌に加えましょう。ただし、生の卵白はタンパク質のバランスを崩して、栄養不足を起こすことがあるので、与えないでください。

893
健全な消化作用を促進する食物繊維

猫の毎日の食餌にふすまの形で少量の食物繊維を加えると、消化器系が最適に機能する状態を保てます。ふすまが箒の働きをして、便秘を予防するのです。1日1回、ふすま小さじ1/2を、餌に加えてください。

894
愛猫に手作りの餌を

愛猫の餌を手作りする場合には、生の牛ミンチ、生の鶏肉、生の卵黄、加熱調理した家禽、または牛肉など、タンパク質をベースにします。餌の約60%をタンパク質とし、残り40%を加熱調理した穀物と野菜に等分します。穀物は、玄米、雑穀、オート麦、スイートコーンなどが適しています。健康によい野菜には、蒸したブロッコリー、暗緑色の葉もの野菜、ニンジン、焼き芋、冬カボチャなどがあります。愛猫が猫の健康に必要なすべての栄養素を確実に摂取できるよう、猫用の天然のビタミンやミネラルの粉末サプリメントを加えるとよいでしょう。

895
イーストのおやつ

歯ごたえのある間食として、錠剤タイプのイースト・サプリメント2錠を与えましょう。ビール酵母（イースト）はビタミンB群が豊富で、ほとんどの猫がその香りを好みます。

896
特別なごちそう

猫は特別なごちそうが大好きです。

イワシ

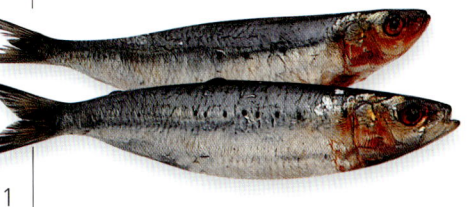

よいことをしたときの褒美に適度に利用しましょう。市販のキャットフードには、多くの猫が中毒になる、糖分、塩分、人工香料が詰まっています。そういう餌に少量のごちそうを加えることによって、より健康的で、ナチュラルな餌に引き戻してください。イワシ、加熱調理した鶏のレバー、瓶詰めのナチュラルなベビーフードなどがごちそうになります。

遊びの重要性

心身両面の健康のために、猫には遊びが必要です。エネルギーがあり余った猫は破壊的な行動に走りかねませんが、毎日の遊びがエネルギーのはけ口になります。その上、活動的な遊びはよい運動の機会になります。

897
猫のおもちゃ

猫は生まれつき遊ぶのが大好きで、飼い主の脚にじゃれついたり、部屋に入ってくる飼い主を待ち伏せたりして、遊びの相手をさせようとします。キャットニップ・マウスやリボンのついたボールなどのおもちゃは遊び好きな本能を刺激するので、そういうものを与えれば、飼い主を噛んだり、引っ掻いたりすることがなくなるでしょう。

898
ケガを防ぐ

ひもや毛糸は飲み込むと、窒息や命にかかわる腸閉塞を引き起こすことがあるので、遊びにはスカーフや幅の広いリボンを使いましょう。簡単に分解するおもちゃや、接着剤で張りつけたものは避けてください。安全で安価なおもちゃは、紙袋、ピンポン玉、トイレットペーパーの芯などです。

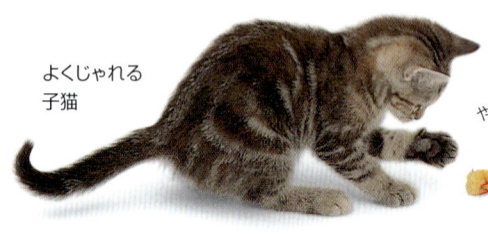

よくじゃれる子猫

猫のグルーミング

猫はしょっちゅう自分で毛繕いをしますが、飼い主が定期的にグルーミングをすることも猫にとっては有益です。猫に必要なグルーミングは、毛の長さや量によって変わってきます。ブラッシング、耳や目の汚れ落としなど、グルーミング作業の多くは家庭で簡単にでき、ペットの健康と見た目のよさを維持するのに役立ちます。

899
入浴

猫は一般的に入浴が嫌いですが、ほとんどの猫は入浴させる必要はめったにありません。ただ、ひどく汚れたり、寄生虫がついたりした場合には、必要になることがあります。入浴のショックを軽くするために、ぬるま湯と温水で2倍に薄めたマイルドなカスティール石けんのシャンプーを使いましょう。やさしくして、褒め言葉や励ましの言葉をかけてください。冷水を浴びせたり、頭を水に浸けたり、目に水が入ったりしないようにしてください。寒けやストレスを防止するために、タオルで軽くたたくようにして、しっかり体を拭きましょう。暖かい部屋に留め置き、体が完全に乾いたら、ブラシをかけて被毛を保護する天然の脂を全体に行き渡らせます。

900
もつれ毛を防ぐ

入浴前には、必ず猫のグルーミングをしっかり行いましょう。そうすることで、もつれた毛がからまって毛玉になるのを防げます。毛玉は取り除くのが厄介です。

901
ブラッシングとコーミング

長毛種の猫は少なくとも週に1回はグルーミングをして、もつれ毛や毛玉を防ぐ必要がありますが、頻繁なブラッシングはあらゆる猫種のためになります。グルーミングをすれば、猫の皮膚や被毛を清潔にして整えるのに役立ち、抜け毛も取り除きます。猫の毛の量や質に合わせて、手入れの道具を選んでください。密集して生えている被毛には目の粗い櫛、毛が細い被毛には目の詰んだ櫛、短毛種にはスリッカーブラシが必要です。猫の皮膚を傷つけないために、必ず先が丸い櫛を選びましょう。毛玉は指でていねいにほぐします。それが無理なら、注意して切り取るか、専門のトリマーのもとに猫を連れて行って取り除いてもらいましょう。

902
シャンプーを洗い流す

リンゴ酢とぬるま湯で作ったアフターバス・リンスは、猫の被毛からシャンプーをすっかり取り除き、皮膚のpHバランスを整える効果があります。ぬるま湯500mlにリンゴ酢大さじ1をまぜ、

遊びの重要性 171

猫の毛にかけます。最後は、温水でよくすすぎます。

903
被毛に光沢を与える

ローズマリーとラベンダーを使ったアフターバス・リンスは、猫の被毛をつややかで、いい匂いにします。乾燥ローズマリーと乾燥ラベンダー各小さじ1に、熱湯250mlを注ぎ、ふたをして冷めるまで浸します。こして、同量のぬるま湯で薄めます。

904
タール、ペンキ、その他を取り除く

タール、ペンキ、糊、ガムなど、粘着性物質を猫の毛から取り除くのは難しいものです。テレピン油のような溶剤は、皮膚に炎症を起こしたり、口に入ると有毒なので、使用しないでください。タールはワセリンをすり込むと、ガムは氷で固めると取り除きやすくなりますが、一般に、ほとんどの粘着性物質は毛ごと切り取るしかありません。

905
耳掃除

週に1回、耳あかや汚れがないか、猫の耳をチェックしましょう。必要なら、外耳道と内耳の外側を、純粋な植物油をたっぷり含ませた綿棒で拭きます。溜まった耳あかを軽く拭き取るようにし、奥に押し込まないように気をつけます。飼い主が辛抱強く、やさしく、くり返し行えば、ほとんどの猫は耳掃除を我慢するようになります。

猫の耳あかチェックは定期的に

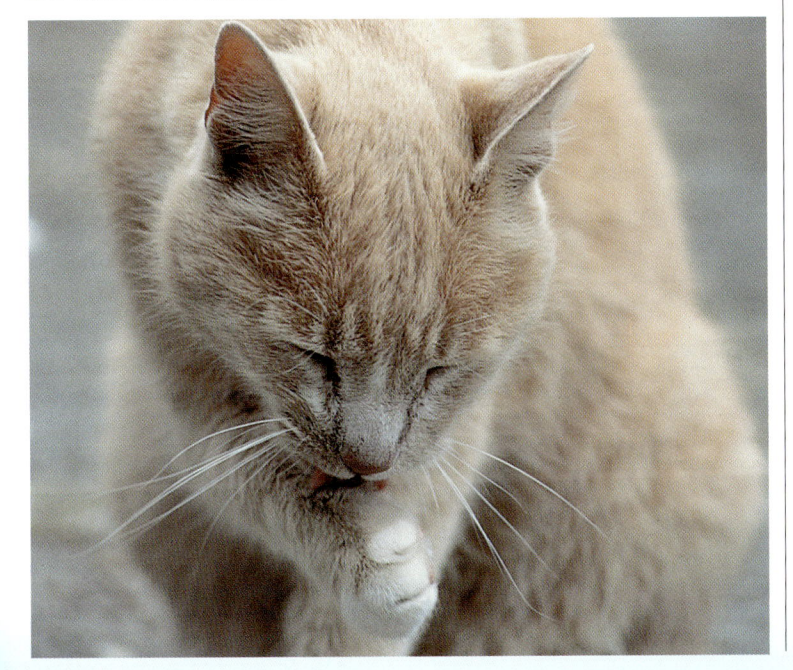

906
目をきれいにする

猫の中には、ペルシャ猫のように、涙の量が増えて目のまわりの毛に茶色い涙やけができる、涙管閉塞を起こしやすい猫がいます。そうなると、少なくとも1日2回は、やわらかいティッシュで涙を拭き取ってやる必要があります。そんな症状を改善するために、獣医師に目薬を処方してもらうか、この塩水の目薬を作りましょう。

シーソルト　小さじ1/8
熱湯　125ml

シーソルトを熱湯に溶かして、塩水を作ります。冷めたら、ふたつき広口瓶に入れ、1週間を限度に冷蔵庫で保存します。使用前には、お湯を入れたボウルに瓶を入れ、液が適温になるまで温めます。1日2回、目頭にそれぞれ2滴ほど点眼します。

907
茶褐色の涙やけを取り除く

涙やけは過酸化水素水で拭き取るとよいでしょう。過酸化水素小さじ1を、水大さじ3にまぜます。その液を綿棒に含ませ、やさしく汚れを拭き取ります。過酸化水素水が猫の目に入らないよう、くれぐれも注意してください。

908
強く健康な歯

猫の歯と歯ぐきを強く健康に保つために、毎日、少量のドライフードを与え、週に2回ほど、加熱調理していない鶏の首の骨を与えて囓らせましょう。

909
歯磨き

猫の歯を清潔に保てば、口臭が軽減し、歯周病を予防することができます。次のような水溶液が役立ちます。

シーソルト　小さじ½
ベーキングパウダー　小さじ½
ぬるま湯　125ml

材料を合わせて水溶液を作り、清潔な布に含ませて使います。猫が嫌がらなければ、週1回、水溶液を含ませた布で歯や歯ぐきを軽くぬぐいましょう。嫌がるようなら、獣医師に歯のチェックと歯磨きをしてもらってください。

910
毎日の抜け毛の手入れ

ほとんどの猫はときおり毛球を吐き出します。とくに抜け毛のシーズンは、自分で毛繕いをするあいだに大量の抜け毛を飲み込むので、それが顕著になります。しかし、毛球が腸管に詰まった場合は問題が起きます。便秘、下痢、週1回以上毛球を吐く、毛球を吐き出そうとするが吐き出せない、などの症状が現れます。毛球や毛球による便秘を防ぐために、毎日、グルーミングをしましょう。抜け毛を取り除くことによって、抜け毛が激しい春と秋にはとくに、猫が毛繕いする際に大量の毛を飲み込むのを防ぐことができます。

912
癒しの環境

病気のペットには静けさが必要です。十分に慰めの言葉をかけ、愛情のこもった世話をする一方、回復に必要なくつろげる静けさも提供しましょう。外出するときには、ペットが寂しくないように、ラジオのトーク番組をつけておくとよいでしょう。病気の猫はふさぎ込みがちで、特別な配慮が必要です。できるだけ抱いて、やさしくなでたり、グルーミングをしたりしてください。

913
できるだけ休息させる

病気やケガの回復期にあるペットは、できるだけ休息することが必要です。すっかり回復するまでは室内に留め置き、外に出すのは用を足させる短時間だけにしましょう。

914
栄養のある餌

病気のペットは食欲がなくなることがありますが、体力の回復には栄養のある餌が欠かせません。1日数回、普段より少なめの餌を与えてください。もちろん消化のよいものを与えます。犬の場合、ゆでたチキン、ゆでたラム、白米、ジャガイモ、半熟卵を選び、特別なごちそうとして、ローストビーフ、瓶詰めのベビーフードの肉、消化不良を起こしていなければ、カッテージチーズを与えてください。猫の場合、ゆでたチキン、やわらかめのスクランブルエッグを選び、食べるようにし向ける特別なごちそうとしては、瓶詰めのベビーフード、缶詰のサーモンなどがよいでしょう。

病気のペットのケア

ペットの犬や猫が軽いケガをした場合、あるいは重病になった場合でも、最適な治療環境——休息、暖かさ、体によい食物、愛情のこもったやさしいケア——を整えることで、大幅に回復を早めることができます。とはいえ、どうしても心配なら、獣医師に診せてください。

911
居心地のよい寝場所

ペットが病気になったら、回復に必要な休息を取る、暖かくて居心地のよい寝場所が絶対に必要です。1日おきに洗濯可能なタオルや毛布を使って、暖かいベッドを用意します。静かで、暖かく、換気のよい部屋を選び、すきま風が入らない場所にベッドを据えます。気温が低いときや、ペットが寒そうなときは、湯たんぽ、低温にセットした電気カーペットを毛布やタオルの下に敷いて、ベッドを温めましょう。時々、ペットの様子を見て、暑すぎないように注意してください。

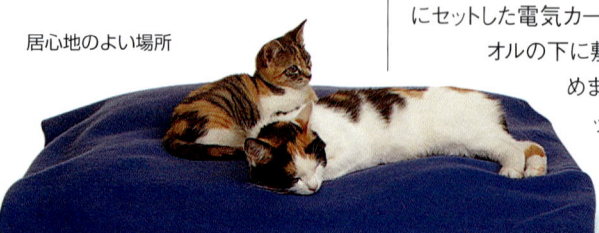

居心地のよい場所

切り傷と擦り傷

小さく、浅い傷なら、家庭で手当をしてもかまいません。ただ、傷が深いと、縫合が必要なことがあり、出血が止まらない場合は獣医師の手当が必要です。擦り傷とは、表皮が剥離しているが、深い裂傷はない状態を言います。角膜の擦過傷は、斜視、涙目、ときには目の腫れを引き起こします。目が充血している、あるいは2日経っても傷の回復が思わしくないという場合は、獣医師に診せてください。切り傷や擦り傷の治療にハーブの消毒剤を使うと、治癒が促進され、感染症を予防できます。

915 餌に錠剤をまぜる

ペットに錠剤を飲ませるのは容易ではありません。犬には、少量のごちそう(カッテージチーズやピーナッツバターなど)の中に錠剤を隠すか、錠剤を砕いて普段の餌にまぜるかしてください。ただし、嫌な味だと、犬が食べないことがあります。猫は餌の中に隠した錠剤を探し出す名人なので、つぶしたイワシなど、味の濃い餌少量に、砕いた錠剤をまぜてください。

916 錠剤を飲ませる

食べることもままならないほどペットの病気が重い場合、飼い主が手を貸してペットに錠剤を飲み込ませる必要があるかもしれません。いちばんよいのは、ペットのトラウマを避けるために、獣医師に薬の飲ませ方を指導してもらうことです。犬の場合、まずやさしく語りかけ、口を開けさせ、喉の奥に錠剤を置きます。猫の場合、やはり優しく語りかけ、頭を後方に傾けて、口を開けさせ、舌の奥に錠剤を置きます。いずれの場合にも、口を閉じさせ、喉をなでて、飲み下すのを助けます。

917 水薬を飲ませる

犬の場合、鼻先をつかんで、頭を後方に約45度反らせます。プラスチックの点眼器を使って、犬歯のすきまから水薬を流し込みます。やさしく喉をなでて、飲み下すようにし向けます。猫の場合、犬と同じように頭を後方に反らせ、歯と頬のあいだから水薬を流し込みます。絶対に喉の奥に流し込んではいけません。

918 切り傷の応急手当

切り傷の出血を止めるには、清潔な布を重ねて直接患部にあて、しっかり押さえてください。粉末ヤロウは強力な収斂剤で、止血に効果があります。乾燥ヤロウの粉末をたっぷり患部に振りかけましょう。深さが12ミリ以上ある傷はおそらく縫合が必要だと思われます。そういう場合は、傷をきれいに治すために、すぐに獣医師のもとに連れて行きましょう。

919 切り傷に効くハーブ

出血が止まったら、冷たい流水で傷を洗い、同量のエキナシアエキスと水で作ったハーブ消毒剤ですすぎます。洗浄後にまた出血したら、もう一度患部を圧迫します。患部の毛を刈り、治癒促進のため、1日2回、カレンデュラ・ジェルを塗りましょう。

920 擦り傷の治療

患部を冷水でよく洗って、傷に入った土や砂などを取り除き、同量のエキナシアエキスと水で作ったハーブ消毒液ですすぎます。皮膚の治療促進のため、1日2回、カレンデュラ軟膏を塗りましょう。患部が赤くなる、腫れる、膿むなど、感染症の兆候が現れたら、獣医師に診せてください。

921 角膜の擦過傷に効く洗眼液

角膜の擦過傷は、たいてい目を引っ掻いたことが原因で起こります。ひどい痛みを伴いますが、通常はすぐに治ります。カレンデュラの花で作ったハーブの洗眼液は、傷ついた目の痛みをやわらげ、治癒を早めます。

熱湯　250ml
乾燥カレンデュラ・フラワー　大さじ1
シーソルト　小さじ1/8

カレンデュラの花とシーソルトに熱湯を注ぎ、濃い抽出液を作ります。ふたをして、抽出液が室温に冷めるまで浸します。清潔なコーヒーフィルターでこします。その生ぬるい液に脱脂綿を含ませ、絞るようにして数滴を点眼します。傷が治るまで、1日4回、点眼しましょう。

動物による咬み傷と虫刺され

ほとんどの咬み傷は、重傷でなければ、エキナシアなどのハーブ消毒剤を使って家庭で治療できます。傷が深かったり、傷口が複雑な場合は、獣医師に診せてください。ハチ刺されはひどい痛みを伴い、適切な処置を取らないと、感染症を起こすこともあります。ペットが何度も刺された、あるいは、嘔吐、脱力状態、衰弱など、アレルギー症状が現れたという場合は、ただちに獣医師に電話してください。

922
ストレスをやわらげるレスキューレメディー

ペットがストレスやショックを感じている場合、レスキューレメディーとなるフラワーエッセンス2滴を少量の水に薄めて与えるとともに、鼻や脚にも数滴をすり込みます。レスキューレメディーは精神的苦痛をやわらげるのに役立ちます。

923
咬み傷の治療

マイルドなナチュラルソープとぬるま湯で傷口をよく洗い、同量のエキナシアエキスと水をまぜた溶液をかけて洗い流します。エキナシアは天然の消毒剤で、有害なバクテリアの殺菌効果があります。

924
ホメオパシー（同種療法）による咬み傷の治療

傷口をきれいにしたら、治癒促進のため、1日2回、カレンデュラ・ジェルをつけましょう。これに、レダムを（1日2回の投与として）併用してもよいでしょう。レダムは、咬み傷をはじめとするあらゆる刺創に有効なホメオパシー治療薬で、発赤、腫れ、痛みの軽減に役立ちます。

925
虫刺されの治療

ペットが虫に刺された場合、毒針が見えれば、クレジットカードで皮膚をこすって取り除きます。あるいは、ピンセットを使い、できるだけ皮膚に近いところで針をつまんで引き抜きます。15分を限度に冷湿布をして、炎症や腫れを抑えましょう。毒を抜き、感染症を防ぐために、パック用クレイとエキナシアエキスをまぜてペーストを作り、患部につけて、乾燥させます。1日2回、2日間続けます。

926
虫刺されの緩和

虫刺されには、ホメオパシー治療薬のレダムを使う選択肢もあります。レダムは、腫れ、発赤、痛みの緩和に効果があります。1回の服用量を与えて、半時間後に再度与えます。症状が改善するまで、1時間ごとにこれをくり返します。

ホメオパシー薬

火傷

ペットが、キッチンで熱湯や油はねによる火傷を負ったり、家庭用洗剤、園芸用化学薬品、自動車用製品など、腐食性物質による化学火傷を負ったりすることがあります。感染症を防ぐために、ただちに治療が必要ですが、軽い火傷とは言えない場合は、すぐに獣医師に診せてください。

927
火傷の治療

火傷の治療で最初にすべきことは、冷やすことです。それによって、熱を引かせ、皮膚組織へのさらなるダメージを防ぎ、痛みを緩和することができます。冷たい濡れタオルを15分ほど患部に軽くあてます。そのあと、カレンデュラ・ジェルをつけます。治癒促進のため、1日2回つけましょう。もし心配なら、すぐに獣医師と連絡を取ってください。

928
化学火傷の治療

ベーキングパウダー小さじ1を、ぬるま湯500mlに溶かした水溶液を用意してください。その液を使って、化学火傷のまわりの皮膚を洗います。ペットが患部をなめないように気をつけてください。口輪か、特殊な円錐形のカラーがいることもあります。できるだけ早く、獣医師に助言を求めてください。皮膚の回復を早めるために、1日2回、カレンデュラ・ジェルを患部に塗りましょう。

膿瘍

猫は犬より膿瘍ができることが多いのですが、それは猫同士の咬み傷が感染症を起こしやすい小さな刺創になるためです。膿瘍は、やわらかい、痛みを伴う腫れ物で、膿が溜まっています。家庭治療で2日以内に改善が見られない場合は、獣医師に診せてください。

エキナシア

929
膿瘍の治療

温湿布は、膿瘍を膿ませ、自然に排膿させます。カレンデュラは感染を防ぎ、治癒を促進します。

熱湯　250ml
乾燥カレンデュラ・フラワー　大さじ1

乾燥カレンデュラに熱湯を注ぎます。ふたをして、15分蒸らし、こします。フランネル布を熱いカレンデュラの抽出液（必要なら温め直す）に浸し、1日3回、15分ほど患部にあてます。温湿布は熱くなければなりませんが、火傷をしないようにしてください。必要に応じて、布を熱い抽出液に浸け直します。

930
膿瘍を洗浄する

膿瘍が破れたら、感染症予防と治癒促進のため、エキナシアとゴールデンシールを使って患部をきれいにしましょう。

シーソルト　小さじ1/2
温水　250ml
エキナシアエキス　25滴
ゴールデンシールエキス　25滴

シーソルトを温水に溶かし、エキスとまぜ合わせます。プラスチック製注射器を使って、1日3回、膿瘍をおだやかに洗浄します。ゴールデンシールが薄色の被毛にしみをつけることがあるので、注意してください。

931
膿瘍を防ぐ

どんな傷も、同量のエキナシアのチンキ剤と水をまぜた溶液で、ただちに徹底的に消毒しましょう。エキナシアは天然の消毒剤で、感染症を引き起こす細菌を抑えます。傷が治るまで、1日2回、患部を洗浄しましょう。

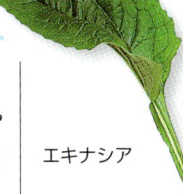

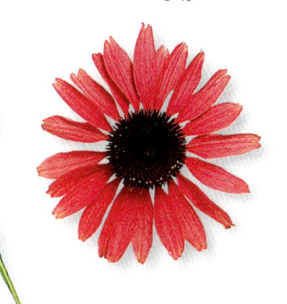

932
エキナシアで感染を抑える

ペットの免疫系を回復させて感染症を抑えるには、エキナシアのチンキ剤5滴を水小さじ1で薄めて、1日2回、10日間与えてください。必要なら3日休んで、再投与しましょう。

ふけ

ペットの被毛に白色か茶色の薄片がまじっていたら、それはふけです。嫌な臭いがして、被毛がべたつくこともあります。一般に、食餌のバランスの悪さ、回虫、栄養不足などが原因で、ふけが出ます。刺激の強いシャンプーを使って洗いすぎても、ふけが出ることがあります。家猫は、冷暖房や通気不足から皮膚が乾燥するので、ふけ症になりがちです。

933
ふけの予防

ペットの被毛には、毛と皮膚の健康を保つ天然の油分が含まれています。ペットの皮膚が乾燥してはがれるのを防ぐために、入浴をさせすぎないようにしましょう。入浴させるときは、つねにマイルドなカスティール石けんのシャンプーを使い、それを同量の水で薄めてください。健康によい、変化に富んだ食餌が、皮膚の健康に必要なビタミンやミネラルを提供します。

934
乾燥した皮膚にフラックスシード・オイル

皮膚が乾燥して、ふけが出るのは、必須脂肪酸が不足している証拠です。必須脂肪酸の不足は、毎日の食餌に常温圧縮のフラックスシード・オイルを追加することで改善します。犬の場合、体重4.5kgに対し、フラックスシード・オイル小さじ1/2の割合で与えます。猫の場合、1日2回、フラックスシード・オイル小さじ1/4を餌に加えます。フラックスシード・オイルは酸敗臭を防ぐために、冷蔵保存しましょう。

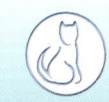

935
ハーブによる皮膚の治療

リンゴ酢は皮膚のpHバランスを回復させ、カレンデュラは治癒を促進します。

リンゴ酢　250ml
乾燥カレンデュラ・フラワー　大さじ2

リンゴ酢にカレンデュラを入れ、弱火で5分加熱します。沸騰させてはいけません。火からおろし、冷めるまで浸して、こします。犬の場合、ハーブ酢大さじ2を水250mlで薄めます。猫の場合、小さじ1を水60mlで薄めます。いずれの場合にも、ブラシを液に浸けて、ブラッシングします。何度もブラシを液に浸け直し、ペットの被毛と皮膚からすっかり汚れを取り除きましょう。

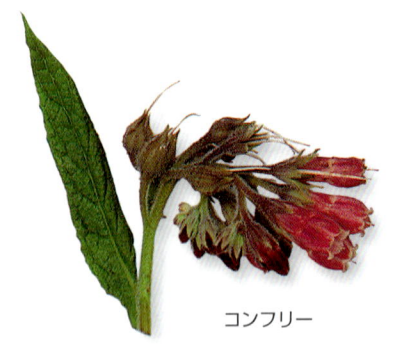

コンフリー

936
ハーブのふけ取りリンス

タイムとコンフリーで作ったハーブ・リンスは、乾燥してふけが出る皮膚を整え、癒します。

乾燥タイム　大さじ2
乾燥コンフリー　大さじ2
水　1.25ℓ

ハーブと水を鍋に入れ、ふたをして5分煮出し、冷まします。こして、ペットの入浴後に最後のリンスとして使います。

ノミとダニ

ペットの被毛の中で小さな茶色いものが飛び跳ねていたら、それはノミです。犬の場合、腹部、首のまわり、背中につく傾向があります。猫の場合、頭、耳、首、尻、尻尾のあたりに見られます。ダニはライム病などの深刻な病気を媒介します。ダニは猫より犬によく見られますが、それは猫が徹底的にセルフグルーミングをするからです。

937
ガーリックでノミを撃退する

ガーリックは、ノミの撃退にすぐれた効果を発揮する天然の治療薬です。ほとんどの犬はガーリックの味を好みます。体重4.5kgに対し、ガーリック½～1片の割合で、みじん切りし、毎日、餌に加えましょう。生のガーリックの代わりに、高性能ガーリックエキスの錠剤か、カプセルを、体重4.5kgに対し、1～2錠の割合で、餌によくまぜるということでもかまいません。一方、ほとんどの猫は生のガーリックの味を好みません。乾燥タイプの高性能ガーリックエキスなら有効かもしれません。ガーリックエキスのカプセル半量を、毎日、餌によくまぜ合わせてください。

938
ビール酵母で食餌を補う

ビール酵母は、有益なビタミンB群を豊富に含み、ペットの毎日の食餌にまぜると、ノミの撃退に効果があります。犬の場合、体重4.5kgに対し、ビール酵母小さじ½の割合で、毎日、餌にまぜてください。猫の場合、小さじ½を、毎日、餌にまぜてください。

939
ノミを洗い流す

犬や猫にノミがわいたら、ノミを抑えるために、週1回、入浴させましょう。マイルドなカスティール石けんのシャンプーを同量の水で薄めた液で洗い、濃いユーカリ茶ですすぎます。ユーカリのエッセンシャルオイルは天然の殺虫作用があり、ノミの駆除だけでなく、殺虫にも役立ちます。ユーカリ茶を作るには、乾燥ユーカリ・リーフ大さじ4を、水1.25リットルに入れ、ふたをして、鍋で5分煮出します。室温まで冷まして、こし、ペットをシャンプーしたあとの最後のリンスとして使います。

940
天然のノミ取り粉

珪藻土と、ノミ除け効果のある3種類のエッセンシャルオイル（ユーカリ、シトロネラ、ラベンダー）で作ったパウダーは、ナチュラルにノミを駆除する効果があります。珪藻土は、微小な藻の死骸からなる細かい粉末で、ノミに刺さって、死に至らしめます。園芸用品店で購入してください（プール濾過用の珪藻土は細かすぎて、ペットの肺を傷つけるおそれがあるので使用しないでください）。

珪藻土　225g
ユーカリ・エッセンシャルオイル　大さじ2
シトロネラ・エッセンシャルオイル　大さじ2
ラベンダー・エッセンシャルオイル　大さじ2

　3種類のオイルを珪藻土にまぜ入れ、布で覆います。パウダーが乾燥したら、ワイヤー泡立て器でオイルを全体に行き渡らせ、密閉容器に入れて保存します。随時、ペットに振りかけ、被毛の中にすり込みます。
要注意：子猫には使用しないでください。

ナチュラルにペットのノミを取る

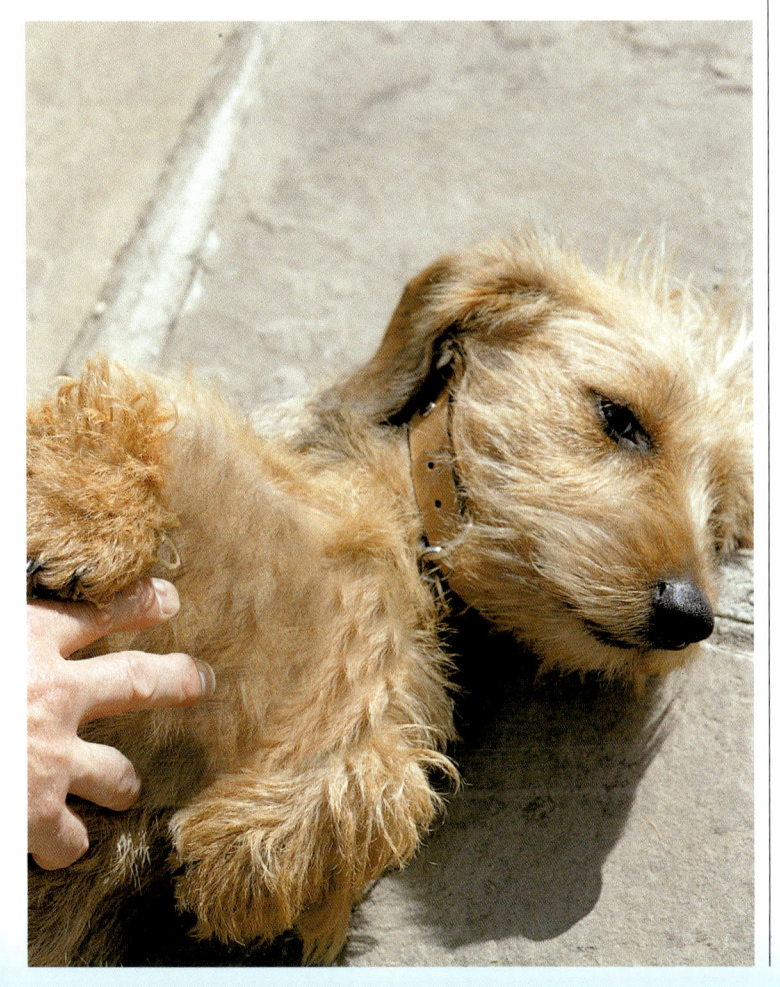

941
ノミ取り櫛でノミを取る

　毎日のグルーミングは、ペットのノミを駆除する最適の時間です。ノミ取り櫛は、特別に目が細かいので、毎日のグルーミングで、ペットのノミを取るのに役立ちます。ただし、取ったノミはすぐに殺すことが肝心です。さもないと、またペットについてしまいます。グルーミングの際は、ボウルに石けんを溶いた温水を用意しておき、そこに櫛を浸けて、ノミを殺します。

942
ノミ除けスプレー

　ユーカリ、シトロネラ、ラベンダーのエッセンシャルオイルと、ウィッチヘーゼル蒸留液を混合して、ナチュラルなノミ除けスプレーを作りましょう。少なくとも1日1回は、犬、または猫にスプレーします。くれぐれも目には入れないように。

ウィッチヘーゼル蒸留液　250ml
シトロネラ・エッセンシャルオイル　小さじ1/2
ユーカリ・エッセンシャルオイル　小さじ1/2
ラベンダー・エッセンシャルオイル　小さじ1

　材料をスプレーボトルに入れて、よく振ります。

943
皮膚のかゆみを軽減するリンス

　ハーブのアフターバス・リンスは、ノミアレルギー性皮膚炎のかゆみを軽減し、治癒を促進します。

乾燥カレンデュラ　大さじ2
乾燥コンフリー　大さじ2
乾燥カモミール　大さじ2
水　1.25ℓ

　乾燥ハーブと水を鍋に入れ、ふたをして、5分ほど煮出します。火からおろし、冷めるまで浸しておきます。こして、入浴後の最後のリンスとして、ペットの体にかけて使います。

944
家の中のノミを根絶する

　ペットのノミをうまく駆除しようとすれば、家の中のノミも同時に駆除する必要があります。ノミと卵を退治するために、ペットの敷物を、週に1回は、マイルドでナチュラルな洗濯用洗剤で洗い、熱風乾燥機で乾燥させましょう。

床を洗い、カーペット、家具、カーテンを含めたすべてのものに徹底的に掃除機をかけてください。掃除のあとは掃除機のゴミパックを捨てて、ノミの再繁殖を防ぎましょう。

945
ホウ砂を使ってカーペットのノミを除去する

ノミはしぶといので、カーペットの中で何カ月も生き続けることができます。ノミが跳びはねて人やペットにつくようなことがあれば、ホウ砂を使ってカーペットの掃除をした方がよいでしょう。ホウ砂は自然界に存在する鉱物で、厄介な寄生虫の退治に役立ちます。カーペットや敷物にホウ砂を薄く撒いてください。そのままひと晩置いて、翌朝、徹底的に掃除機をかけます。掃除機のゴミパックはすぐに捨て、ノミの再繁殖を防ぎましょう。

946
ノミアレルギーの治療

ペットの中にはノミに噛まれるとアレルギー反応を起こすものもいて、ひどく掻きむしったり、異常に毛が抜けたりするなどの症状が現れます。ノミアレルギーを予防する秘訣は、ペットに最良の食餌を与えることです。健全な免疫系がペットの回復力をいっそう高めます。ノミ退治の効果をあげるために、ペットの餌にガーリックとビール酵母を(937、938参照)まぜましょう。フラックスシード・オイルは毛や皮膚を守る必須脂肪酸が豊富です。犬の場合、体重4.5kgに対し、フラックスシード・オイル小さじ½の割合で、毎日の餌に加えます。猫の場合、小さじ¼を加えます。

947
マダニの安全な取り除き方

ペットの皮膚にマダニがついているのを見つけたら、ピンセットを使ってできるだけ皮膚に近いところでマダニを軽くはさみ、ゆっくりと一定の速さで引き抜きます。ねじったり、力任せに引いても、マダニの一部が皮膚内に残存する可能性が高くなるだけです。取り除いたマダニはトイレットペーパーに包み、すぐにトイレに流しましょう。

948
マダニのかみ傷の治療

マダニを取り除いても、マダニの頭の一部が皮膚内に残存することはめずらしくなく、それが炎症や局所的な感染症を引き起こすことがあります。同量のエキナシアエキスと水をまぜた溶液を含ませた脱脂綿で、患部を拭きます。そのあと、綿棒を使って、感染症防止効果のある強力な消毒剤、ティーツリー・エッセンシャルオイルを患部につけます。

耳ダニ

耳ダニは、ごく小さな感染力の強い寄生虫です。耳の中で産卵し、炎症やかゆみを引き起こします。耳を掻く、頭を振る、耳から黒い耳あかが出る、などが主な症状です。ペットの耳ダニ駆除は、根気強く続けることが肝心ですが、獣医師の助けが必要なこともあります。

949
ペットの耳掃除

まず最初に、耳あかや汚れを取ります。金属製ティースプーンにアーモンドオイルを入れ、弱火にかけた小型鍋か、ロウソクの炎で温めます。手の甲にオイルをつけて、適温であるかどうかを確認します。点眼器を使って、耳の奥にオイルを流し込み、脱脂綿を耳に詰めます。数時間後、ゴム製スポイトか、プラスチック製点眼器を使って、同量のぬるま湯とホワイトビネガーをまぜた溶液で、ゆるんだ耳あかを洗い落とします。耳あかを綿棒でそっと取り除きます。この処置を3日連続で行い、以後は、必要に応じて行いましょう。

950
ガーリックオイルを使った点耳薬

ガーリックオイルは耳ダニを追い出し、再感染を防ぐ効果があります。作り方は、まず生のガーリック1個をみじん切りにして、厚手の小型鍋に入れます。ガーリックの表面から25ミリ上までオリーブオイルを注ぎます。ふたをして、とろ火で1時間ほど煮ます。モスリン布でこし、ふたつき広口瓶に入れて、冷蔵保存します。オイルを金属製ティースプーンに入れ、ロウソクの炎で温めます。手の甲にオイルをつけて、熱すぎないかどうか確認します。耳掃除のあと、点眼器を使って耳に数滴をさし、脱脂綿を詰めます。1日2回、これをくり返します。ペットが耳ダニに感染しやすければ、予防のために、週2回、使用してください。

白癬

白癬というのは皮膚真菌感染症です。犬が感染すると、盛り上がって、輪のようになるのが特徴で、頭部に多く見られます。猫が感染すると、小さな丸いかさぶたができ、円形に脱毛します。たいていは、顔、耳、首、尻尾に見られます。白癬は伝染病なので、他の犬、猫はもちろん、人間にまで感染することがあります。

951
免疫力の強化

免疫系が強い健康なペットは、当然、真菌感染症にも抵抗力があります。糖分や化学物質を含まない高品質の食餌をペットに与えましょう。1日1回、フラックスシード・オイル小さじ¼を食餌に追加してください。免疫力を高め、皮膚や肌の状態を改善するために、ビタミンEも加えましょう。犬の場合、体重4.5kgに対し、1日50単位を加えます。猫の場合、1日100単位を加えます。

952
抗真菌作用のあるハーブバス

まず患部周辺の毛を刈ります。ティーツリー・オイル3滴を、マイルドなカスティール石けんのシャンプー、またはペット用シャンプー小さじ1に加え、週1回、ペットを洗います。大型のペットには、量を2倍にしてください。シャンプー後は、このリンスを使いましょう。

乾燥タイム　大さじ2
乾燥ユーカリ　大さじ2
乾燥ラベンダー　大さじ2
水　1.25ℓ

材料を鍋に入れ、ふたをして5分煮ます。火からおろし、冷めるまで浸します。こして、できたハーブティーを最後のリンスとして使います。

953
抗真菌作用を利用して治療する

リンゴ酢は皮膚のpHバランスを回復させて、真菌への抵抗力を高めます。ラベンダー・エッセンシャルオイルは抗菌作用があり、炎症ばかりでなく、かゆみも軽減します。ティーツリー・エッセンシャルオイルは強力な天然の抗真菌薬です。

リンゴ酢　125ml
ラベンダー・エッセンシャルオイル　小さじ½
ティーツリー・エッセンシャルオイル　小さじ½

材料をまぜ、よく振ります。1日2回、脱脂綿に含ませて、患部につけます。

リンゴ酢

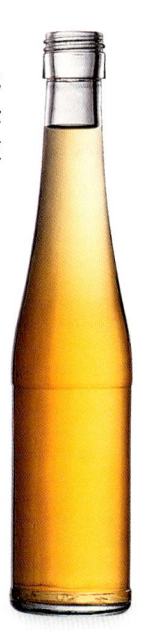

結膜炎

結膜炎、いわゆるはやり目は、砂やほこりなどが原因になることが多く、主な症状は、充血、目ヤニ、まぶたが腫れるなどです。また、アレルギー、細菌感染、上気道感染によっても起こります。家庭のケアで24時間以内に改善が見られなければ、獣医師に電話してください。

954
結膜炎の治療

この目薬は炎症を緩和し、結膜炎の治癒を促します。

沸騰させた濾過水　250ml
乾燥カレンデュラ　小さじ1
乾燥カモミール　小さじ1

ハーブに熱湯を注ぎ、ふたをして15分蒸らします。コーヒーフィルターでこします。その生ぬるい液を脱脂綿に含ませ、絞るようにして数滴を点眼します。結膜炎が治るまで、1日数回、点眼しましょう。24時間以内に改善が見られなければ、獣医師に診せてください。

955
結膜炎を防ぐコツ

極端に風が強いときや、空気がほこりっぽいときは、犬や猫を室内に入れましょう。ペットをほこりっぽいところへ行かせないようにしてください。ペットが犬なら、車で外出するときに、窓から頭を出させないようにしましょう。飛んでくる塵やほこりが目を刺激して、結膜炎を引き起こすことがあります。ペットが長毛種の猫なら、角膜の炎症を防ぐために、目のまわりの毛を短く切っておきましょう。

アレルギー

アレルギーは、皮膚炎、脱毛、じんましん、くしゃみ、鼻水、涙、下痢、嘔吐などの症状を引き起こします。アレルギーの原因としては、特定の食品、花粉、カビ、虫、化学物質、環境汚染などが考えられます。ただ、その特定には時間と忍耐が必要なので、獣医師に助力を求めてください。大切なのは、ペットの体全体の健康を改善することです。そうすれば、身体バランスを回復することになるからです。

956
食物アレルギー

特定の食品を、1カ月間、ペットの食餌から除いてみてください。犬の場合、もっとも一般的な食物アレルゲンは、大豆、イースト、小麦、トウモロコシ、牛肉です。米、ラム、チキン、野菜、ヨーグルト、オリーブオイルなどのアレルギーを起こさない食餌に切り替えます。猫の場合、チキン、野菜、加熱調理した全粒粉（ただし小麦は除く）などのアレルギーを起こさない食餌に切り替えます。1カ月後、他の健康によい食品を1度に1品ずつ試してみてください。ペットの食餌に少量ずつ、1週間続けて加えます。もし何らかのアレルギー症状がまた現れたら、その食品はペットの食餌から永久に排除します。

957
消化力の強化

消化機能の強化は、しばしばアレルギー症状の緩和に役立ちます。ペットの消化器系の機能を最高に保つ方法のひとつは、善玉細菌、アシドフィルス菌を少量、ペットの毎日の食餌に加えることです。犬の場合、体重4.5kgに対し、生きた乳酸菌入りヨーグルト大さじ1の割合で与えます。猫の場合、乳酸菌の粉末カプセルの$\frac{1}{4}$を餌に加えます。ペット用に特別に処方された粉末消化酵素剤も、消化機能をサポートします。

958
健康的な生活環境をつくる

カビ、ほこり、家庭用薬品、洗浄製品、殺虫剤はどれも、アレルギー反応が起こる可能性があります。家の中やその周辺では、化学物質の使用は控えてください。天然の家庭用洗剤や園芸用品を使用した方が、飼い主とペットの双方に安全です。ペットの敷物は、週に1回、マイルドでナチュラルな洗濯用洗剤で洗い、十分にすすぎます。従来の洗濯用製品に含まれる染料や香料などの化学物質は、ペットの皮膚や呼吸器系に炎症を起こさせることがあります。

低体温症

低体温症というのは、危険なほど体温が下がる疾患で、ペットが冷水や寒さに過剰にさらされたときに起こります。震え、脱力状態、体温が37.2℃以下になるなどの症状が現れます。ただちに処置しないと、そのペットは死に至ります。低体温症をもっとも起こしやすいのは、ぬれたまま戸外に置き去りにされた、小型、あるいは短毛種の犬や猫です。

959
低体温症の治療

ペットが低体温症を起こしていると思ったら、ただちに毛布か、セーターでペットの体を包み、暖かい部屋に移動させましょう。ペットがぬれている場合は、タオルで強く拭いて乾かしてください。これは血行をよくする効果もあります。湯たんぽか、電気カーペットをタオルで包んでベッドを温め、ペットに毛布をかけます。症状が続くようなら、ただちに獣医師に電話してください。

960
ストレスの薬

レスキューレメディーは作用は穏やかながら、ストレスや不安をやわらげるための効果的な応急処置です。これは5種類のフラワーエッセンスからなるホメオパシー治療薬で、危機の際に、ショックを軽減し、精神的苦痛をやわらげる効果があります。レスキューレメディー2滴を少量の水で薄めてペットに与えるとともに、その鼻や脚にも数滴をすり込みましょう。

寄生虫

回虫、鉤虫、条虫など、さまざまな寄生虫は放っておくと、重大な健康障害を引き起こしかねません。もっともよい寄生虫対策は、免疫系を健康に保つことです。年に2回、ペットの寄生虫を検査してもらってください。下痢、嘔吐、虚脱状態はもちろん、糞便に虫がわいているなど、ペットが寄生虫に感染した兆しが現れたら、獣医師に相談しましょう。

961
寄生虫を防ぐ

寄生虫の多くは、汚染された土壌、ごみ、虫がわいた糞便への接触などを通じて感染します。庭を清潔に保ち、寄生虫の感染源となる動物の排泄物がないようにしてください。条虫を防ぐには、ノミを退治することです。犬を飼っている場合は、ふたがしっかり閉まるごみ箱を使用し、勝手に歩き回るのをやめさせてください。猫を飼っている場合は、猫用トイレを清潔に保ち、ネズミや鳥を食べるのをやめさせてください。

962
ペットにガーリックを与える

ガーリックは、腸管内の寄生虫を殺す効果がある抗菌薬です。犬の場合、体重4.5kgに対し、生のガーリック1/2片の割合で、毎日、与えてください。寄生虫に感染した場合の処置としては、数日間、ガーリックを大量に与えます。それには、体重4.5kgに対し、みじん切りにしたガーリック2片が適量です。胃の不調を起こさないように、ガーリックは餌にまぜます。猫の場合、粉末ガーリックエキス小さじ1/2を、毎日の餌にまぜてください。

965
お腹の張らない食餌

食餌内容を変えてみることが、しばしば鼓腸解消のカギになります。鼓腸を起こす主の食品としては、牛乳、マメ科植物、ブロッコリーなどのアブラナ科の野菜などがあります。犬の場合、大豆製品やコーンミール製の食品を避け、消化管への負担が重くならないように、食餌は1日2回にしましょう。猫の場合、すりつぶしたニンジンなど、生の高繊維質食品をたっぷり入れた高品質の食事を与えましょう。

ができます。作り方は、まず乾燥カモミール小さじ2に、熱湯250mlを注ぎます。ふたをして、10分蒸らします。こして、室温まで冷まします。大型のプラスチック製スポイトを使って、成犬には、1日3回、小さじ2を、子犬には、1日2回、小さじ1を与えます。猫には、1日3回、小さじ1を与えます。

食餌内容の変更で鼓腸の解消

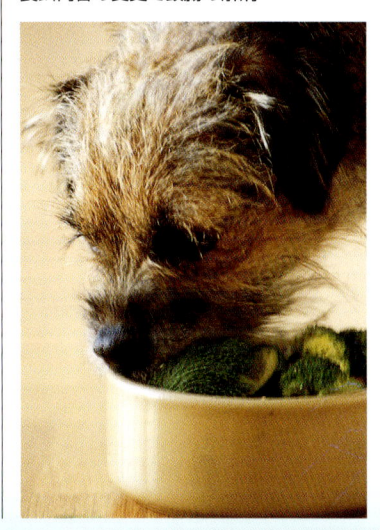

消化器の不調

胃の不調、鼓腸、下痢、便秘など、消化器の不調は、たいていバランスの悪い食餌か、ペットが痛んだ食品や食品以外のものを食べたことが原因で起こります。下痢はもっと重大な病気の徴候かもしれません。ペットが毒物を摂取した疑いがある場合、あるいは、症状が悪化したり、24時間以上続く場合は、獣医師に診せてください。

963
胃の不調の対処法

胃に回復の時間を与えるため、24時間、ペットに絶食させます。水はたっぷり与え、少量のゆでたチキンと白米を与えることから、固形食の食餌を再開してください。

964
カモミール・ティーで症状をやわらげる

胃の不調を緩和するために、ペットにカモミール・ティーを与えましょう。カモミールは抗けいれん性物質を含み、胃や腸のけいれん痛をやわらげること

966
お腹のガスを抑えるハーブ

フェンネルシード・ティーは抗けいれん作用と、ガスを抑える効果があり、鼓腸に伴う症状の緩和に役立ちます。

水　250ml
つぶしたフェンネルシード　小さじ1

フェンネルシードと水を鍋に入れ、ふたをして5分煮出します。生ぬるくなるまで冷まして、こします。犬の場合、体重4.5kgに対し、小さじ1の割合で、1日2回、必要に応じて与えます。猫の場合、1日2回、小さじ1を、必要に応じて与えます。

967
健康的な腸

健康的な腸内環境を作り、ガスの発生を抑えるために、ペットの毎日の食餌にアシドフィルス菌を加えましょう。犬の場合、体重4.5kgに対し、生きた乳酸菌入りヨーグルト大さじ1〜2の割合で、毎日、与えます。猫の場合、粉末乳酸菌カプセル1/4を餌に加えます。

968
便秘を防ぐ

さまざまな高繊維質の食餌を与えていれば、普通は便秘を起こしません。生肉は便通をよくする効果があり、繊維質が豊富な食品（オートミール、玄米、ブルグアなどの全粒穀物や、ニンジン、リンゴなどの生野菜や果物）は腸の掃除をします。消化をよくするために、新鮮な水をたっぷり与え、定期的に運動をさせるか、活動的な遊びをさせるようにしてください。

969
ペットの食餌に繊維質を追加する

ペットの中には、便秘を防ぐ繊維質をもっと必要とするものもいます。オオバコ・ハスクなら、食物繊維が豊富で、味がありません。犬の場合、体重4.5kgに対し、粉末オオバコ・ハスク小さじ1/4の割合で餌に加え、よくまぜ合わせます。猫の場合、小さじ1/8と水30mlを、餌にまぜます。いずれの場合にも、水はたっぷり与えましょう。

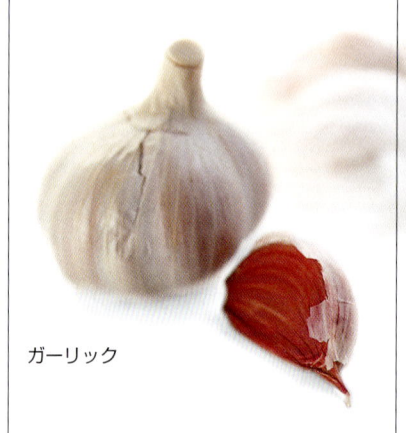

ガーリック

970
ガーリックで微生物と闘う

ガーリックは抗菌作用を持つため、ペットの下痢を引き起こす多くの微生物に対して効果があります。犬の場合は、体重4.5kgに対し、1/2片の割合で、みじん切りにした生のガーリックを毎日の餌に加えます。それによって、腸管を健康に保ち、病原菌を食い止め、下痢を防ぐことができます。猫の場合、濃縮ガーリック500mgカプセルの半量を、毎日、餌に加えます。

971
絶食で下痢の症状を緩和する

絶食は、もっとも簡単で、効果的な下痢の治療法のひとつです。24時間、一切の食物をペットに与えないようにします。ただし、新鮮な水とプレーンなチキン・ブロスはたっぷりと与えてください。白米、ゆでたチキンなど、消化のよい食品を徐々に与えて、普通の食餌に戻していきましょう。

注意：下痢以外の点では元気な大人のペットにだけ、絶食させてください。

972
ゴールデンシールで炎症をやわらげる

ゴールデンシールエキスは収斂剤で、腸の粘膜を炎症をやわらげるのに役立ちます。また、下痢を引き起こす細菌を抑える効果もあります。犬の場合、体重4.5kgに対し、小さじ1/16の割合で、ゴールデンシールエキスをぬるま湯で薄めます。猫の場合、ゴールデンシールエキス5滴を、ぬるま湯小さじ1で薄めます。いずれの場合にも、下痢が止まるまで、1日3回、与えてください。

973
下痢のあとは善玉細菌を補充する

下痢のあとは、腸内に常在する善玉細菌の補充を助けるために、ペットにアシドフィルス菌を与えましょう。犬の場合、体重4.5kgに対し、乳酸菌の粉末カプセル1/8の割合で、1週間、毎日の餌に加えます。猫の場合、小さじ1/8を、1週間、毎日の餌に加えます。

尿路感染症

この感染症は、細菌が尿道から膀胱に入ったときに起こります。猫も猫泌尿器系症候群にかかります。この病気の症状としては、頻尿、血尿などが挙げられます。ペットが排尿しようとするたびに血尿が出る、あるいは、24時間以内に症状に改善が見られないという場合は、ただちに獣医師に電話してください。

974
膀胱炎を防ぐ

ペットの膀胱炎を防ぐ最善の方法は、新鮮な水をたっぷりと飲ませることです。運動や活動的な遊びをしたあとは、ペットが水を飲むように仕向けましょう。そうすれば、いつも膀胱が洗い流され、細菌の付着を防げます。また、膀胱に結石ができる危険性も最小限に抑えられます。クランベリージュースは、膀胱壁をすべりやすくするとともに、細菌の増加をストップさせます。膀胱炎になりやすい犬の場合、体重4.5kgに対し、無糖のクランベリージュース30mlの割合で、毎日、餌とともに与えてください。ジュースの代わりに、体重4.5kgに対し、クランベリーの濃縮粉末400—500mg入りカプセル1/2の割合で、毎日、与えるということでもかまいません。猫の場合、結石の原因になるドライフードの食餌は避けてください。その代わりに、生の食品をたっぷり入れた高品質の食餌を与えてください。膀胱炎をくり返すようなら、結石を作る可能性がある内臓肉や魚を制限しましょう。

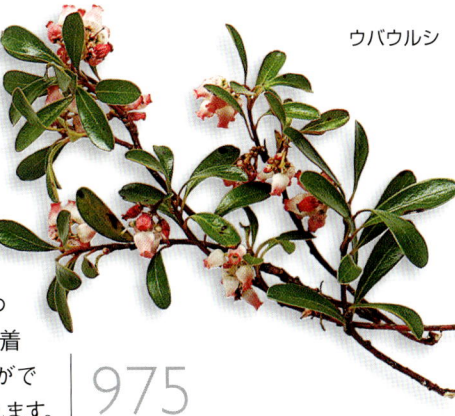

ウバウルシ

975
ハーブの殺菌剤で感染症を食い止める

ウバウルシ、エキナシア、ゴールデンシールをまぜ合わせると、尿路感染症を食い止める、強力な殺菌剤になります。

ウバウルシエキス　30ml
ゴールデンシールエキス　15ml
エキナシアエキス　15ml

材料をガラスの遮光瓶に入れ、よく振ります。犬の場合、体重4.5kgに対し、混合液小さじ1/8の割合で、1日2回、餌にまぜます。猫の場合、混合液5滴を、水小さじ1で薄めて、1日3回、与えます。いずれの場合にも、症状が治まったあとも数日は与え続けて、有害な細菌を根絶してください。

976
ビタミンCで感染症を防ぐ

アスコルビン酸の形で食餌にビタミンCを追加すると、膀胱炎の予防、治療に効果があります。アスコルビン酸は尿を酸性にして、細菌が繁殖しにくく、結石が形成されにくい環境を作ります。犬の場合、体重4.5kgに対し、アスコルビン酸粉末小さじ1/16の割合で、食餌に加えます。犬が膀胱炎を起こしている場合には、体重4.5kgに対し、小さじ1/16の割合で、アスコルビン酸を水かチキン・ブロスにまぜて、1日2回、与えてください。猫の場合、アスコルビン酸粉末小さじ1/16を、1日2回、食餌に加えます。尿路感染症の初期症状が現れたら、回数を1日4回に増やしてください。

977
抗生物質の使用後にアシドフィルス菌を与える

膀胱炎の治療で抗生物質を投与されたペットには、消化管の善玉細菌の補充を助けるために、アシドフィルス菌のサプリメントを与えましょう。犬の場合、体重4.5kgに対し、アシドフィルス菌粉末カプセル1/4の割合で餌にまぜて、1日1回、2週間与えてください。猫の場合、液体のアシドフィルス菌小さじ1/2か、アシドフィルス菌粉末カプセル1/4を餌にまぜて、1日2回、2週間与えてください。

肥満

ペットの肥満は、とくにペットが高齢になると、よく見られますが、主な原因は運動不足と過食です。肥満は、関節疾患、心疾患、腎疾患、無気力など、さまざまな健康障害を引き起こし、ペットの寿命を縮めることにもなります。

978
毎日運動をさせる

太りすぎのペットは、運動をするようにし向ける必要があるかもしれません。犬の場合は、1日に45分は散歩をさせるようにしましょう。運動のしすぎや筋肉痛を避けるために、徐々に慣らしていきます。猫の場合は、1日に30分はいっしょに遊ぶようにしましょう。ピンポン球やスカーフを追いかけさせたり、お気に入りのおもちゃを使って遊ばせるとよいでしょう。

979
ペットの食餌量を調節する

食餌制限は、ペットの体重を減らし、適正範囲に抑える効果があります。絶食させるのではなく、ペットが適正体重になるまで、食餌量を普段のほぼ1/3減らしましょう。

980
減量のために体によい食品を選ぶ

体重を落としつつ、健康維持に必要なすべての栄養をとれるように、ペットの食餌を調整して、高力価のビタミンやミネラルのサプリメントを毎日の食餌に加えてください。犬の場合、少ない食餌で満足させるために、高繊維質、低脂肪の食品を多く含めてください。タンパク質は、鶏ささみ、魚、七面鳥、カッテージチーズ、卵からとらせます。ニンジン、葉もの野菜、ブロッコリー、ズッキーニなどの野菜も、加熱調理したり、生ですりおろしたりして、たっぷりと加えます。猫の場合、未加工食品をたっぷり含んだ高品質の食餌を与えていれば、肥満にはなりません。猫のおやつは、のべつまくなしに与えるのではなく、1日2回と決め、30分後には片づけましょう。

健康な食餌イコール健康なペット

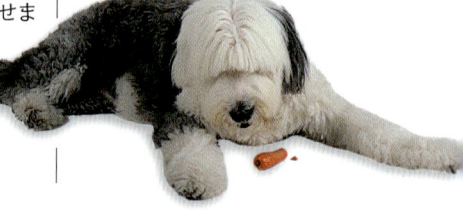

筋肉痛とねんざ

急に足を引きずるようになったら、しかも患部が腫れていたり、触ると痛がるようなら、たいていそれは筋肉を痛めている証拠です。度がすぎた運動、激しすぎる遊び、慣れないことなどをすると、筋肉痛やねんざが起こる可能性があります。そういう状態のときは、実際に筋繊維が切断されているので、回復には時間が必要です。

981
患部に氷をあてがう

ペットの痛めた筋肉に、1日数回、15分を限度にコールド・ゲル・パックをあてがってください。伸縮性のある包帯で固定しますが、締めつけすぎないようにします。負傷から1～2日は休養させましょう。痛みや腫れが48時間以上続く場合は、ただちに獣医師に診せてください。

982
ハーブによる治療

ウコンは痛めた筋肉や関節の回復を促す抗炎症薬です。犬の場合は、体重4.5kgに対し、粉末ウコン小さじ1/8の割合で、毎日、餌にまぜます。猫の場合は、粉末ウコン小さじ1/16、1日2回、餌にまぜます。いずれの場合にも、痛みと腫れが引くまで続けてください。

983
アルニカの痛み止め

筋肉痛やねんざの痛みをやわらげるために、1日数回、アルニカの錠剤をペットに与えましょう。アルニカは痛みをやわらげ、腫れを軽減し、痛めた筋肉の回復を早める、ホメオパシーの治療薬です。

関節炎

関節炎は関節に起こる炎症で、痛み、こわばり、関節の腫れ、足を引きずるなどの症状が現れます。老齢のペットや、大型犬がもっとも関節炎になりやすいのですが、この痛みを伴う病気は栄養不足のペットや、事故による身体的後遺症を持つペットにも起こります。一般に、関節炎は犬より猫の方が少なく、症状も比較的軽度です。

984
栄養補給

健康を考えた食餌は、関節炎の予防と症状緩和に欠かせません。以下の食餌指針に従ってフラックスシード・オイルを与えてください。このオイルに含まれる脂肪酸は関節の潤滑剤となり、炎症を抑えます。鮮度を保つために、冷蔵保存してください。犬の場合、体重4.5kg対し、小さじ1/2の割合で、毎日の餌に加えてください。猫の場合、小さじ1/2を、毎日与えてください。

985
バーレイグラスを使った解毒

フリーズドライのバーレイグラス粉末を使った、おだやかな浄化プログラムは、関節炎の症状を軽減するのに役立ちます。バーレイグラスは、解毒作用のある葉緑素と、細胞のダメージを防ぐ酸化防止剤を豊富に含んでいます。犬の場合、1日当たり、体重4.5kgに対し、バーレイグラス小さじ1/8の割合で与えてください。猫の場合、バーレイグラス小さじ1/8を、毎日与えてください。

快適なベッドを必要とする関節炎のペット

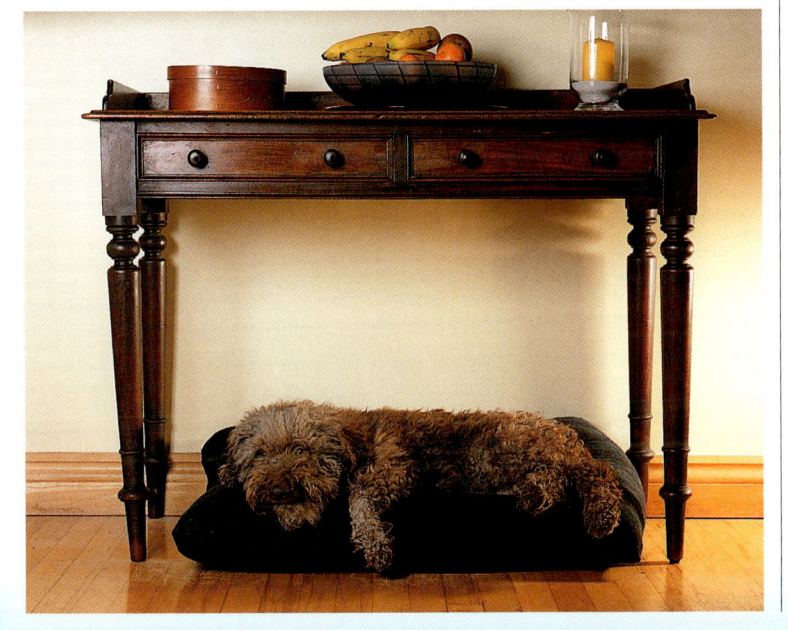

986
関節炎を癒す グルコサミン・サルフェイト

グルコサミン・サルフェイトは、もともと関節に存在する物質で、関節の修復、関節炎に伴う痛みや炎症の緩和に効果があります。グルコサミン・サルフェイトは安全で、サプリメントとしていくら与えてもかまいません。効果が現れるのに、1カ月はかかります。犬の場合、体重4.5kgに対し、グルコサミン・サルフェイト250mgの割合で、毎日与えてください。猫の場合、200mgを毎日与えてください。

987
こわばりを軽減する運動

運動はペットの筋肉を強化し、関節を柔軟に保つのに役立ちます。軽い散歩は関節の動きをなめらかにし、関節がこわばるのを防ぎます。犬の場合、毎日最低30分の散歩に連れて行きましょう。ペースは犬に任せます。猫の場合、1日2回、15分ほど軽く遊ばせましょう。

988
快適なベッド

やわらかくても、しっかり体を支えてくれる、暖かなベッドは関節の痛みやこわばりの緩和に役立ちます。症状の悪化を防ぐために、暖かくて乾燥した部屋にベッドを置きましょう。犬の場合、分厚いウレタンフォームの敷物を敷いてやると、関節が硬い床に触れずにすみます。暖かい毛布をかければ、快適なベッドのできあがりです。猫の場合、やわらかい毛布と快適な枕を用意し、すきま風が入らない場所に寝かせましょう。

上気道ウイルス感染症

このウィルス性の感染症は犬よりも猫に多く見られ、猫インフルエンザとして知られています。症状としては、うっ血、発熱、食欲不振、無気力、くしゃみ、鼻水、目ヤニなどが挙げられます。免疫系の健康度が高まれば高まるほど、ペットは風邪にかかることが少なくなります。気管支炎を起こさないように、治療はすぐにはじめてください。

989
回復のための食餌

病気のペットが1～2日、餌を食べなくても、心配はいりません。冷めたチキン・ブースを与え、新鮮な水をたっぷり飲めるようにして、脱水を防ぎましょう。ゆでたチキン、やわらかいスクランブルエッグ、瓶詰めの離乳食の肉など、消化しやすい食物を与えてもかまいません。免疫系を強化するために、濃縮ガーリック粉末小さじ1/2と、ビタミンE100単位を、毎日与えてください。

990
風邪の症状の緩和

ペットの目ヤニや鼻水は、温水に浸したやわらかい布で拭き取ってください。暖かく、居心地のよい寝場所を用意し、室内で加湿器を使って、空気の乾燥を防いで呼吸が楽になるようにしましょう。うっ血をやわらげるために、加湿器にユーカリ・エッセンシャルオイル数滴を垂らすとよいでしょう。

991
ハーブのうっ血除去剤

ペットの免疫機能を向上させるために、エキナシアのチンキ剤5滴をぬるま湯小さじ1で薄めて、1日3回、1週間与えてください。気管支のうっ血緩和には、ムレイン・ティーが有効です。乾燥ムレイン・リーフ小さじ1に、熱湯250mlを注ぎ、ふたをして15分蒸らします。こして、小さじ1を、1日3回、与えてください。

992
鼻づまりの解消

鼻からの呼吸が困難なペットには、刺激のない生理食塩水数滴を使って、鼻孔を広げ、粘膜の腫れを抑えるようにしましょう。シーソルト小さじ1/8を、熱湯125mlに溶かし、生ぬるくなるまで冷まします。ペットの頭を鼻孔が真上になるまで後ろに傾け、生理食塩水3滴を鼻孔に垂らします。食塩水が喉の方へ流れていくまで数秒間待って、反対の鼻孔にも垂らします。

ケンネルコフ

この犬の呼吸器感染症にかかると、激しく、しつこい咳が、2週間ほど続きます。咳以外の点では普通に見えますが、気管支炎や肺炎などの二次感染を避けるために、対処が必要です。愛犬に咳、発熱、無気力、食欲不振などの症状が見られたら、すぐに獣医師に電話してください。

993
咳を鎮める
ペパーミント・ティー

ペパーミントとハチミツで作ったお茶は、犬の咳を鎮めるのに役立ちます。ペパーミントはけいれん緩和効果があり、ハチミツはうっ血をやわらげ、喉の炎症を抑えます。

熱湯　250ml
乾燥ペパーミント　小さじ1
ハチミツ　大さじ1

ペパーミントに熱湯を注いで、お茶を作ります。ふたをして、10分蒸らします。こして、ハチミツを加えます。与える量は、犬の大きさによって調節してください。通常、小型犬には小さじ1、大型犬には大さじ1を、2時間ごとに与えます。

994
咳を鎮めるアロマセラピー

ペパーミントとユーカリのエッセンシャルオイルは、けいれん緩和効果があり、ペットの咳を鎮めるのに役立ちます。アロマセラピー用ディフューザーにエッセンシャルオイル各2滴を入れ、犬の寝場所近くに置いておきます。ただし、犬が触れない場所に置いてください。犬の咳が治まるまで、2時間ごとにエッセンシャルオイルを補給しましょう。

995
ハーブの咳止め
　ホワイトホアハウンドで作った、ハーブの咳止め液は、気道の痰を切り、咳を抑えます。与える量は、犬の大きさによって調節してください。通常、小型犬には小さじ½、大型には小さじ1を、必要に応じて、4時間ごとに与えます。

996
ガーリックで感染症と闘う
　ガーリックは抗菌作用があり、感染症を食い止める効果があります。体重4.5kg対し、液体ガーリックエキス小さじ1、または、みじん切りにした生のガーリック½片の割合で、犬に与えてください。

997
空気を乾燥させない
　湿度を高くしておくと、ケンネルコフの症状緩和に役立ちます。加湿器を犬のベッドのそばに置き、夜も昼もつけっ放しにしておきましょう。

ペットとの旅行

ペットは身軽な旅人ですが、ある程度の必需品を持っていくと、旅行がもっと楽になります。車から降りて散策するときの引き綱、車用のこぼれない水飲みボウル、新鮮な水を入れた容器、おやつの袋などを用意しましょう。猫は通気がよく、やわらかい敷物がついたペットキャリーに入れるのが、いちばん快適で安全です。

998
旅行の不安を鎮める
　ストレス緩和効果のあるフラワーエッセンスをブレンドしたレスキューレメディーは、不安を抱いているペットに有効です。たいてい15分ほどで効果が現れます。必要だと思えば、30分おきに服用させてください。犬の場合、出発前に、2滴を少量の水で薄めて与えるか、単に口を開けさせて直接与えましょう。脚や鼻のまわりに数滴をつけてマッサージするということでもかまいません。猫の場合、脚や頬のあたりに数滴をつけてマッサージしましょう。

999
不安感をやわらげるバレリアン
　旅行中にとくに不安を募らせるペットには、出発30分前にバレリアンのカプセルを飲ませるとよいでしょう。体重4.5kgに対し、300～500mgカプセル約½の割合で与えてください。バレリアンは、ペットに有害な副作用を起こさない、安全な天然の鎮静剤です。

バレリアンの花と乾燥させた根

1000
犬の乗り物酔いを防ぐ
　犬の中には乗り物酔いを起こしやすい犬もいて、そんな犬を連れて行くと、ごく近くへの車の旅でも悲惨なことになりかねません。犬の乗り物酔い対策には、ホメオパシー治療薬のマチンが有効です。出発の30分ほど前で、なおかつ餌を与える15分以上前に、液体または錠剤を飲ませます。レスキューレメディーは乗り物酔いに伴うストレスを軽減する効果もあります。2～3滴を犬の鼻口部につけてすり込むか、少量の水で薄めて飲ませてください。

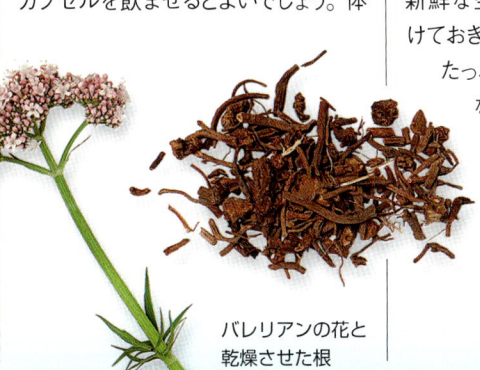

1001
熱射病を防ぐ
　暑い日にペットを車の中に置き去りにすると、命にかかわることがあります。ほんの数分で車内の温度は危険なほど上昇し、ペットはたちまち脱水症や熱射病になってしまいます。どうしてもペットを車の中に置いていかなければならないのなら、必ず日陰に駐車して、新鮮な空気が入るように窓を少し開けておきましょう。犬の場合、ボウルにたっぷりと水を入れておくのを忘れないでください。猫の場合、キャリーに入れて、いつでも水を飲めるようにしておいてください。

本書に出てくる植物名（学名）

A
アロエベラ (Aloe vera)
アニスヒソップ (Pimpinella anisum)
アニス (Agastache foeniculum)
アルニカ (Arnica montana)
アストラガラス (Astragalus membranaceus)

B
バジル (Ocimum basilicum)
ローリエ (Laurus nobilis)
ベルガモット (Monarda didyma)
ビルベリー (Vaccinium myrtillus)
ブラックコホッシュ (Cimicifuga racemosa)
ブラックカラント (Ribes nigrum)
ボラージ (Borago officinalis)
バードック (Arctium lappa)

C
シダーウッド (Calendula officinalis)
カレンデュラ (Daucus carota)
キャロットシード (Rhamnus purshiana)
カスカラサグラダ (Nepeta spp.)
キャットニップ (Nepeta cataria)
キャットニップ (Capsicum annuum)
カイエンペッパー (Cedrus spp.)
シーダー (Cedrus atlantica)
カモミール (Matricaria recutita)
チェイストツリーベリー (Vitex agnus castus)
チャイブ (Allium schoenoprasum)
シナモン (Cinnamomum cassia)
シトロネラ (Cymbopogon nardus)
クラリーセージ (Salvia sclarea)
クローブ (Syzygium aromaticum)
コンフリー (Symphytum officinale)
ヤグルマソウ (Centaurea cyanus)
クランプバーク (Viburnum opulus)
サイプレス (Cupressus sempervirens)

DE
ダンデライオン（セイヨウタンポポ）
　 (Taraxacum officinale)
ディル (Anethum graveolens)
エキナシア (Echinacea spp.)
エルダーベリー (Sambucus nigra)
ユーカリ (Eucalyptus globulus)
イブニング・プリムローズ（月見草）
　 (Oenothera biennis)
アイブライト (Euphrasia officinalis)

F
フェンネル (Foeniculum vulgare)
フィーバーフュー (Tanacetum parthenium)

ワスレナグサ (Myosotis spp.)
フォックスグラブ (Digitalis purpurea)
フランキンセンス (Boswellia carteri)
フレンチ・マリーゴールド
　 (Tagetes patula)

G
ニラ (Allium sativum)
ガーリック（ニンニク） (Allium tuberosum)
ゲンチアナ (Gentiana lutea)
ゼラニウム (Pelargonium graveolens)
ジンジャー（ショウガ） (Zingiber officinale)
ギンコ（イチョウ葉） (Ginkgo biloba)
ゴールデンマーガレット
　 (Hydrastis canadensis)
ゴールデンシール (Anthemis tinctoria)
クレープフルーツ (Citrus x paradisi)
緑茶 (Camellia sinensis)
ギムネマ (Gymnema sylvestre)

H
ホーソン (Crataegus oxyacantha)
ハイビスカス (Hibiscus spp.)
ホップ (Humulus lupulus)
ホースチェスナット
　 (Aesculus hippocastanum)

JK
ジャスミン (Jasminum officinale)
ジュニパー (Juniperus communis)
カバ (Piper methysticum)

L
シロザ (Chenopodium album)
ラベンダー (Lavandula angustifolia)
レダム (Ledum palustre)
レモンバーム (Citrus limon)
レモン (Melissa officinalis)
ライム (Glycyrrhiza glabra)
リンデン (Citrus aurantifolia)
リコリスルート (Tilia x vulgaris)
ルピン (Lupinus spp.)

M
マジョラム (Origanum majorana)
マーシュマロウ (Althaea officinalis)
オオアザミ (Silybum marianum)
ミント (Mentha spp.)
ムレイン (Verbascum thapsus)
ミルラノキ (Commiphora molmol)

NO
ニーム (Azadirachta indica)
ネロリ (Citrus aurantium)

オレンジ (Citrus aurantium)

P
パルマローザ (Cymbopogon martinii)
パセリ (Petroselinium crispum)
パッションフラワー (Passiflora incarnata)
パチョリ (Pogostemon cablin)
ペパーミント (Mentha piperita)
プチグレイン (Citrus aurantium var. amara)
パイン（松） (Pinus spp.)
スベリヒユ (Portulaca oleracea)

R
ラズベリーリーフ (Rubus ideaus)
レッドクローバー (Trifolium pratense)
ローズマリー (Rosmarinus officinalis)
ローズ（バラ） (Rosa spp.)
ヘンルーダ (Ruta graveolens)

S
セージ (Salvia officinalis)
サンダルウッド (Santalum album)
サルサパリラ (Smilax officinalis)
ソウパルメット (Serenoa repens)
シベリアンジンセン
　 (Eleuterococcus senticosus)
スカルキャップ (Scutellaria lateriflora)
スペアミント (Mentha spicata)
スプルース (Tsuga canadensis)
セントジョンズワート
　 (Hypericum perforatum)
スティンギングネトル（イラクサ）
　 (Urtica dioica)
スイートアリッサム (Lobularia maritima)
スイートオレンジ (Citrus sinensis)

T
タンジー (Tanacetum vulgare)
ティーツリー (Melaleuca alternifolia)
タイム (Thymus vulgaris)
ウコン (Curcuma longa)

UVW
ウバウルシ (Arctostaphylos uva-ursi)
バレリアン (Valeriana officinalis)
ベチバー (Vetiveria zizanoides)
ホワイトホアハウンド
　 (Marrubium vulgare)
ホワイトウィローバーク (Salix alba)
ワイルドブラックチェリーバーク
　 (Prunus serotina)
ウィッチヘーゼル (Hamamelis virginiana)
ワームウッド (Artemisia absinthium)

Y
ヤロウ (Achillea millefolium)
イランイラン (Cananga odorata)

索引

あ
IBS（過敏性腸症候群） 37-8
足のケア 25, 91-2
アスベスト 122
アタマジラミ 23
アフターシェイブ 95
脂性肌 70-3
アブラムシ 152, 153, 154
甘皮の手入れ 89
アリ 125, 154
荒れた唇 83
荒れた手 89, 90
アレルギー 22, 30-1, 178, 180
　食品 18, 29, 31, 37, 50
イースト菌感染症（カンジダ膣炎） 46
イースト菌、真菌性感染症 25, 46, 49, 179
一酸化炭素中毒 121
犬 162-7
　ヘルスケアと病気 172-87
犬の運動 166, 184, 185
いびき 29
いぼ 26
衣類のケアと洗濯 139-42
衣類の洗濯 139-40
咽頭炎 34, 36
薄毛 107
うつ 14
うっ血 186
　鼻 11, 29, 31, 35
　胸 32, 35, 36
うどん粉病 157
エア・フレッシュナー 127-8
栄養素 12, 62, 84, 96, 102
益虫 150-1
塩素 122
オイリーヘア 99
オイル
　バス 109
　マッサージ 116-17
おでき 24
おむつかぶれ 49
オメガ3脂肪酸 62

か
ガ 141-2
ガーデニング 143-59
カーペットと床の掃除 121, 132-3, 136, 138
回虫 181
害虫防除
　ガ 141-2
　室内 124, 125-6
　庭 152-6, 157
　ノミ、ダニ、耳ダニ 176-8
潰瘍 42
化学火傷 174
家具のケアとクリーニング 122, 130-1
角膜の擦過傷 173
風邪、インフルエンザ、発熱 35-7
カビ 120, 137-8
過敏症と不耐性 30-1
過敏性腸症候群（IBS） 37-8
咬み傷、虫刺され 22-3, 174
カミソリ負け 95
ガラス・クリーニング 129
ガレージの床の掃除 133
革の手入れとクリーニング 131, 142
カンジダ・アルビカンス 46, 49
眼精疲労 17-18
関節炎 50, 185
関節リウマチ 50
乾癬 21
感染症
　口と歯ぐき 19-20
　呼吸器系 29, 31-7, 186-7
　消化器系 39, 42
　真菌性、イースト菌 25, 46, 49, 179
　尿路 48, 183
　膿瘍 175
　皮膚 23-6
　耳 18
　目 17, 179
乾燥肌
　スキンケア 67-9
　バスとその準備 104, 108, 109, 111, 113
気管支炎 32
傷 27-9
寄生虫 181
キッチンの掃除と衛生 122-4, 129, 135-7
木のケアと掃除 130-1, 132
切り傷 27, 173
切り花 159
金属のクリーニング 134, 135, 139, 142
緊張性頭痛 11
筋肉の疾患 51-2, 53, 104, 107, 184
口と歯ぐき、ケアと疾患 19-20, 84-5
唇のケア 83
クモ状静脈と静脈瘤 58-9
グルーミング
　犬 166-7
　猫 170-1
毛穴の汚れ 73
血圧、高 57
月経痛 42-3
月経前症候群（PMS） 43-4
血糖値コントロール 54-5
結膜炎 17, 179
解毒 21, 114-15
下痢 38, 183
ケンネルコフ 186-7
高血圧症 57
高コレステロール 56
口臭 20, 85
鉤虫 181
口内炎 19
コエンザイムQ_{10} 84
ゴキブリ 125
呼吸器系の疾患 29, 30, 31-7, 186-7
呼吸法 13, 117
更年期障害 44-5
黒斑病 157
鼓腸 181, 182
コメツキムシ 156
コレステロール値、高 56
コンパニオン・プランティング 150-1

さ

雑草と除草　158
サプリメント　12, 62, 84, 96, 102
痔　59
色素沈着した肌　80
時差ぼけ　16
自然薬品、種類と服用量　8-9
耳痛　18
室内の汚染　120-2
室内用鉢植え植物　159
歯肉炎　19-20
芝生　158
しみ、そばかす　80
ジュエリーのクリーニング　142
熟年肌　76-7, 80
手根管症候群　53
出血　27
消化器系の疾患
　37-42, 49, 59, 181-2
消化不良　41
上気道感染症　29, 32, 34, 186-7
条虫　181
静脈瘤とクモ状静脈　58-9
食品衛生　122-4
植物かぶれ　22-3
植物と植えつけ　146-51, 158-9
　害虫と病気　152-7
植物の真菌病　157
植物の水やり
　145, 147, 156, 157, 158, 159
植物名リスト　188
食物アレルゲン　18, 29, 31, 37, 50
女性生殖器系疾患　42-6
食器洗い　135
シラミ、アタマ　23
尻腐れ　157
真菌性、イースト菌感染症
　25, 46, 49, 179
水分停留　44
睡眠と睡眠時の障害
　15, 16, 29, 63, 76
スキンケア　62-3
　アフターシェイブ　95
　唇　83
　バスとバスの準備　104-12
　ボディ　86-95
　顔（各肌タイプ参照）
筋違いとねんざ　51-2, 184
頭痛　11, 31
ストレスと不安
　12-13, 38, 42, 57, 102
　ペット　180, 187
擦り傷　173
性器ヘルペス　26
生殖器系の疾患　42-7
成人発症糖尿病　54
咳　33, 36, 186-7
石けん　110, 129, 140
セルライト　115
洗濯のり　140
線虫　156
疝痛　49
前立腺肥大症　47
ゾウムシ　124

た

大気環境　120-2
体臭　24, 94
堆肥と堆肥化　144-5
立ち枯れ病　157
脱水症　39
打撲傷　27, 29
単純ヘルペス感染　26
膣の乾燥　45
チューインガムを取る　133, 141
中耳炎　18
腸疾患　27-9, 181-2
調理器具　123, 135
爪と手のケア　88-90, 143
つわり　40
低血糖症　54-5
低体温　180
デオドラント　24, 91, 92, 94
手と爪のケア　88-90, 143
糖尿病　54
頭皮マッサージ　97, 102, 103
土壌改良　143-5
　太陽光線にさらす　157
とびひ　24
ドライクリーニング　120-1, 139-40
ドライヘア　100-1
鳥　151

な

鉛ペンキ　121-2
ナメクジとカタツムリ　152, 154-5
におい
　足の臭い　91, 92
　口臭　20, 85
　室内の臭い、エア・フレッシュナー
　　127-8, 132, 133
　体臭　24, 94
2型糖尿病　54
ニキビ、吹き出物のある肌　73, 78-9
尿道炎　48
尿路感染症　48, 183
抜け毛　102
布張り家具の掃除　131
ネキリムシ　155-6
猫　168-72
　ヘルスケアと病気　172-87
猫インフルエンザ　186
猫の遊び　170, 184, 185
ネズミ　126
熱、インフルエンザ、風邪　35-7
熱射病　187
熱傷　174
ねんざと筋違い　51-2, 184
粘着ラベルをはがす　131
ノーマルヘア　97-8
膿瘍　175
喉　34, 36
ノミ　176-8
乗り物酔い　40, 187

は

ハーブ治療薬、種類と服用量　8-9
排水管の掃除　134
ハイドロセラピー　114-15
パウダー、ボディ　49, 87, 92, 84
ハエ　126
吐き気　40
歯ぐきと口、ケアと疾患　19-20, 84-5
白癬　25, 179
ハサミムシ　156
バス　104-5, 108
　ハイドロセラピー　114-15
　バスソルト、オイル、ビネガー
　　106-7, 109-10

ペット　166, 170-1
ボディ・スクラブ、ポリッシュ
　　111-12, 115
バスルームの掃除　137-9
発疹　22-3
　　オートミール・バス　23, 49, 108
　　おむつかぶれ　49
　　真菌性の皮膚疾患　25
鼻の疾患　11, 29, 31
歯のケア　84-5, 167, 171-2
PMS（月経前症候群）　43-4
BPH（良性前立腺過形成）　47
肘と膝、スキンケア　93
ビタミンとミネラル
　　12, 62, 84, 96, 102
皮膚の疾患
　　21-9, 49, 173, 174, 175-9
肥満　184
日焼け　81
病気のペットのケア　172-87
表面
　　万能クレンザー　129
疲労　16
敏感肌
　　スキンケア　74-5
　　バスの準備　109, 111
吹き出物のある肌、ニキビ　73, 78-9
ふけ　103, 175-6
不耐性と過敏症　30-1
普通肌　64-7
不眠症　15
腐葉土　144
フラワー・ガーデニング　158-9
ブリーチ
　　化粧品　80, 93
　　繊維　139
　　漂白クレンザー　138
ブレス・フレッシュナー　20, 85
ヘアケア　23, 96-103
　　ヘアブラシのクリーニング　98, 142
ペット
　　犬　162-7
　　尿のしみ　133, 158
　　猫　168-72
　　ヘルスケアと病気　172-87

ペットの食餌
　　162-5, 168-9, 172, 184, 186
ベビーパウダー　49
ヘルペス　26
便器の掃除　138-9
変形性関節症　50
偏頭痛　11
便秘　38, 59, 182
膀胱炎　48
膀胱炎（ペット）　183
ボディ・スクラブ、ポリッシュ
　　111-12, 115
ボディ・スプラッシュ　112-13
ボディ・パウダー　49, 87, 92, 94
ボディ・ブラッシング　108, 114
ボディ・ローションとモイスチャー
　　86, 93, 95, 104
ほてり　45
ホルムアルデヒド　120
ホルモンのアンバランス　42-7, 54

ま

マダニ　178
マッサージとマッサージオイル
　　11, 36, 52, 115, 116-7
　　頭皮マッサージ　97, 102, 103
窓ガラスの掃除　129
眉毛　82
マルチング　145
水ぶくれ　27, 28-9
水虫　25
ミネラルとビタミン
　　12, 62, 84, 96, 102
耳ダニ　178
耳のケア、ペット
　　166, 167, 171, 178
耳の病気　18
虫
　　益虫　150-1
　　虫刺され　22-3, 174
　　虫除け　155
目地クリーナー　137-8
目のケアと目のトラブル
　　17-18, 30, 82
　　ペット　167, 171, 173, 179
目のまわりの黒あざ　17

毛球　172
モンシロチョウの幼虫、タマナバエ、線虫　152-3, 154, 155

や

火傷　27-8, 174
　　カミソリ負け　95
　　日焼け　81
野菜
　　洗い方　122-3
　　ガーデニング　146, 147-8, 150-7
床とカーペットの掃除
　　121, 132-3, 136, 138
腰痛　52-3
汚れ落とし
　　衣類　140-1, 142
　　カーペットと床　132-3
　　家具　130, 131
　　バスルーム　138-9
　　ペットの尿　133, 158

ら

ラドン　122
ラベルをはがす　131
旅行での体調不良　16, 39, 40, 187
良性前立腺過形成（BPH）　47
リラックス法　13, 38, 57, 117
リンゴの木　148
輪作　146
ろうそくのろうを取る　130, 133, 141
ろうを取る　130, 133, 141

1001 Natural Remedies
1001の自然生活術

発　　　行	2004年9月15日
本体価格	2,600円
発 行 者	平野　陽三
発 行 所	産調出版株式会社
	〒169-0074 東京都新宿区北新宿3-14-8
ご注文	TEL.03(3366)1748　FAX.03(3366)3503
問合せ	TEL.03(3363)9221　FAX.03(3366)3503

http://www.gaiajapan.co.jp

Copyright SUNCHOH SHUPPAN INC. JAPAN2004
ISBN 4-88282-376-4 C0077
落丁本・乱丁本はお取り替えいたします。
本書を許可なく複製することは、かたくお断わりします。
Printed and bound in Singapore by Star Standard Industries Pte.Ltd.

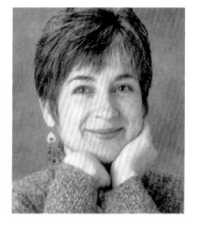

ローレル・ヴコヴィック(Laurel Vukovic)
ハーブ専門家、教師、作家として20年以上のキャリアを持つ。1992年から、『Natural Health』誌の家庭治療法コラムニスト兼寄稿編集者。著書に、『Herbal Healing Secrets for Women』、『Journal of Desires』など。

『Natural Health』誌について

1971年創刊のナチュラル・セルフケアの分野において、最も長い実績を持ち、最も高い評価を受けている雑誌。ナチュラル・ヒーリングの中核的信奉者と、増加しつつあるナチュラル・セルフケアの新たなファンの両方に、確かな情報、指導、インスピレーションを提供している。ワイダー・パブリケーション社発行。編集顧問には、ディーン・オーニッシュ、キャロリン・ディーン、エイドリアン・フー・バーマンなど、超一流の専門家が名を連ねている。「代替治療に関心を寄せる人々のための最高の雑誌」(USAトウディ紙)と評価される。

翻訳者：**豊田成子**(とよだ しげこ)
立命館大学文学部卒業。英語教師、法律事務所事務員を経て、翻訳家に。訳書に『ダイアモンド・ドッグス』(DHC)、共訳書に『アメリカミステリ傑作選2001』(DHC)などがある。